U0052400

中西醫結合

中醫婦科診治心法

◆新觀念
◆新思想
◆新治法
◆實際臨床經驗傳承

中醫師 鄭淑鎂——著

新北市中醫師公會 發行

詹益能理事長 推薦序

婦科一直是中醫臨床治療的強項，台灣婦女長期被許多婦科疾病所困擾，舉凡少女時期的月經問題、不孕、不育、胎前產後調理及更年期等諸多病症，都是婦女尋求中醫協助的原因。

中醫對於婦女調養由來已久，對於不同的病症，或是產後身體的負擔，我們需要用最審慎的態度來考慮，同時隨著不同的體質來決定用藥。中醫強調個人的「辨證論治」，例如《黃帝內經•素問•上古天真論》有云：「女子三十五歲的時候，身體開始走下坡，足陽明胃經的氣血不再旺盛，表現為面部開始憔悴出現眼袋，嘴邊肌肉鬆弛，頭髮開始脫落。」但臨床實務上，我們時常看到未屆此年齡，卻已氣衰血弱。現代社會的作息不規律、精神壓力等因素，都是診斷上需要考量的因素，同時也是中醫可貴的精神。

本書羅列了婦科諸證、雜病、併發症，甚至腫瘤等疾病，臨症論治配合鄭淑鎂醫師豐富的經驗，皆詳列其中。此書不僅有中醫精華的淬鍊，也因應社會發展，考量到中西結合照護的優越性，融會各家，不拘一法；正如同書中所揭示以新觀念、新思想、新治法，是一本充滿了實戰性的「臨床精華用書」。本書中您將可以看到中醫四診、西醫診斷流程、儀器數據評估、衛教叮囑等，宏觀上縱覽全貌，微觀上深入研究，代表了當代中醫婦科學所達到的學術水準。

鄭淑鎂醫師擔任公會理事及中醫臨床診治研究委員會主委，同時也身兼中華民國中西結合神經醫學會監事長，在診忙之餘，仍傳道解惑，於公會繼續教育授課，著書立說。本書付梓更造福維護民眾的健康，深具意義。

新北市中醫師公會

詹益能 理事長

中華民國110年1月6日

李政育教授　推薦序

鄭博士淑鎂教授，係目前台灣中醫與中西醫結合界，最為勇猛精進人士之一，近日又完成其巨著《中西醫結合 中醫婦科診治心法》，丐序於我。綜攬全書之後，發現其對婦科與跨婦科的多學科疾病，下工夫於理論之探討、學理之研究、臨床經驗之豐，與深入細微觀察，並非目前號稱「部定」教授者，僅以一、二篇文章即升等，並驕之於同儕者，迥然不同；其胸藏中西醫學之精細，綿密自如，組合成一極為細膩之著，竊思在目前全世界婦科醫學界為之僅有，可作為婦科跨學科之理論與臨床之教材。

醫學基礎教育與醫學臨床是完全不同的兩種體系，基礎教育可在學校完成，臨床教育則為純「師徒制」，必須極具臨床經驗與再進階的學理探討、研究，並能綜合二者，且在有專精者之老師身邊，一邊醫、一邊學，這就是「醫學」二字之來源。所以現代西方醫學界才在臨床分級中，有見習醫師、實習醫師、住院醫師、總住院醫師、主治醫師、主任醫師、教授醫師或指定繼承醫師之制度設計，在門診中亦有「教學診」之設計，希望一位未來的醫療從業者，能自青澀的「新手」，成為對疾病的各種症型與症狀變化，能充分駕馭的「大醫」。這種自「新手」到能對該學科的各種疾病，包括慢性病、難治病、危急重症、加護病房的疾病，皆能有效控制，並整理、歸納出完整系統性的著作，給予同儕與後世醫者做學習者，即進入「大醫」之境。

個人在臨床上常說「什麼病皆有藥可以醫，只是在於您所找的醫師，有沒有下工夫去學習或研究，或創造出醫這種病的方法與藥方」而已，可是市面上的中西醫同道，皆稱個人為那位「什麼病皆有藥可以醫」的中醫師，不敢連著下半句皆說出。當然，醫師也世人，人皆有惰性，能輕鬆、愉快看病賺錢就好了，何必那麼辛苦繼續學習、研究，筍日新，日日新，又日新呢？當然，各行各業能辛苦不斷的下苦功，學習新知，詳細歸納，進而創新的人才本就極少，能成一家以為同儕與後世依循者更是少之又少，淑鎂醫師是目前台灣中醫界與中西結合醫學界中，後起之秀中之佼佼者。讀完全書，發現在書中所探討諸問題，皆實際可供醫界臨症當場立即翻閱，施治之醫理與方藥俱全。

個人早期從事中醫時，皆抱定一個方針，為學習一門醫術，就寫它一本書，搜羅上下古今醫籍，分析、歸納，提出個人看法，所以先由純中醫學理、文獻，進入臨床，再由純中醫臨床，進入學習西醫，再進入中西醫結合，再由住院病人、危急重症、加護病房的臨床，創新出以純中醫為主、西醫為輔，依西醫的各種實驗診斷、影像診斷，即可依病情需要做診治，進而進入跨國病患診斷、遠距診斷，並求出中西醫結合治病中，如何協助病患將西藥減量與戒停，並將目前西方現代醫學盲點予以突破，或帶病延年、或無病延年、或真的痊癒。這中間當然包括各種西藥的副作用的消除在內。

婦科主要研究範圍為經、產、孕、乳，但在中醫致病「五因」中，內因為先天與七情，此即基因與心身精神所致疾病；外因為外感細菌、病毒、微生物，及其所遺留之餘熱未盡的免疫過亢或不足在內；不內外因之飲食、起居、作息、勞倦、房室等在內的營養、睡眠、運動、保暖、居住環境之空氣、濕度、通風、採光、水分……之調適與改善；藥因為藥物的使用不對症、或藥重病輕、或病重藥輕、藥癮、藥物長期服用的生機戕害，腦神經與五臟六腑的傷害，這一點係目前台灣中西醫界的最大鄙規所在；第五因為外力、重力、與治療的繼發性傷害，例如：車禍與工安之腦與肢體內臟之傷害、工業製品之傷害、治療疾病之傷害……皆係致病原因。所以每一疾病皆應探求其致病源頭，找出治法，這是目前台灣中醫界比西醫界在學習與臨床過程中，較西醫學子為辛苦與難學之處。

個人的臨床較粗枝大葉，精細不足，幸有前述蘇三稜、黃碧松、林寶華、鄭淑鎂等人的增益。綜合大家的成果，以鄭醫師所著最為細密，這是我對鄭博士淑鎂醫師，在本書命序之時的最大感想與自我回顧檢討。個人平時上課皆強調不要光守住已經有的結論，最好能將已有的結論再創新，並推翻個人的結論，這才能有更美好的下一代大醫出現。

不同時空而新病瀕出，醫者如守方不會變，則非我中醫界的「辨證論治」，目前西醫所謂精準醫學即為中醫的「辨證論治」，即當下量身訂做的診治與處方。疾病是活的，人是活的，沒有一種病會呆呆的站在那兒等著您來醫，不斷的傳變，必須將病症未來的變化預估在前頭，方子要在未來發展前擋下疾病的變化，才能成為一位「熟手」醫師，如追在西藥的副作用之下，或西藥的盲點之下，或疾病的傳變之後來追趕，只有「壞病」，非治病之良醫。此者亦個人常自我惕勵之處，期望醫界同道亦應切記於心。

在個人序內，自我反省與褒美鄭博士淑鎂醫師之外，亦提出個人一些期望，以後此書再版時，能將妊娠後期、或產後誘發之免疫疾病再加探討，此症在西醫雖有類固醇與血液置換、或大量輸血而緩解病情者，但致死與致殘率仍高。

另外，處方雖已極完備，但劑量的君臣佐使的君藥調整，用方的大開大闔尚須加強，尤其在危急重症與加護病房疾病的用藥，不要太過於保守，務期能趕在疾病惡化之前，大劑量的使用；或羔火之將息，小小劑量的，慢慢快速度的調整，務期「生死人而肉白骨」，這是我個人也天天在自勉之處，以此與鄭博士淑鎂醫師共勉之。

鄭博士淑鎂醫師從吾遊於「醫藝」多年，相信不會嗔我之雜唸，但期盼其一代「大醫」的成耳，亦請各位同道、讀者能原諒個人之「才大而疏，言大而誇」，共勉之。

最後謹祝各位讀者

心身安適

中華民國中西醫結合神經醫學會名譽理事長

中醫師 李政育 序於石中居

中華民國109年12月28日

作者序

傳統中醫的整體觀念與辨證論治，是中醫治療的優勢。中醫認為任何症象不是孤立存在，人體功能亦是相互聯繫、相互依存、相互約制；中醫的辨證論治係橫向思考，是疾病發生和演變過程中，某階段的反應，中醫依據證型表現，可隨時切入各階段治療，進而達到扶正祛邪，調理陰陽，回歸平衡。西方醫學係縱向思考，有具體的病因、病機、發病的特定規律性、一定的轉歸，貫穿整個病程，西醫治療疾病，須明確依病因、病理投藥，如降糖劑、降壓劑、降血脂藥……等。

然單純中醫辨證論治，可充分解決當前的症象、糾正體質偏頗、預防疾病的復發，但難以截斷如惡性腫瘤、自體免疫疾病、高血脂症、高尿酸血症……等主要病因、病理所反覆產生的矛盾。單純仰賴西醫治療，雖能抑制主要病因、病理，卻不能糾正體質偏頗、預防復發。中醫師在面對病人臨床症象表現，究竟是因證致病、或因病致證，亦或病證相因，症、證、病三者如何重新認識，個人認為須同時具備中西醫學的素養，擷取西醫明確的病因、病理、檢驗、科學診斷，並善守中醫的整體觀念及辨證論治優勢，重新整理出新的一套中西醫結合之純中醫治療，才能因應當代以西醫為主流的醫療環境，有效治療各種疾病、疑難雜症、危急重症，甚至成為西醫治療遇瓶頸的救援。

大道至簡，大醫亦然，中西醫結合之純中醫治療，是在明瞭疾病導致身體的主要矛盾及病因、病理，擬出有效的治療關鍵方藥，並考慮病人當前所表現的證型，重新賦予新的治則治法與方藥。生理病理醫理雖龐然錯雜，但處方應力求化繁為簡、剛柔並進、銳而不傷，為病人創造抗病的有利條件。書中個人的處方看似簡單，無定方、無定法，但中有大原則，每個病案立方，皆重視核心病機，生理、病理、四診、西醫診斷、中醫辨證……多方合參，考慮到各層面、環節，並思考處方架構與劑量能否達到治療效果，盡可能維護病人身體能回復陰平陽秘，虛靜含藏。此中西醫結合思想，能達到治療有效的契機，非一招一式逐末，亦非追逐特殊奇藥或複雜治法，是在本質與規律指導下嚴謹的邏輯推演，期勉我中醫同道，能靜心修習參研，齊心力為我當代中醫略盡承先啟後之綿薄，此乃個人著書之深衷。

本書共分七大篇，第一篇探討月經諸病，第二篇女性不孕，第三篇男性不育，第四篇胎前產後，第五篇更年期宗河徵，第六篇婦科雜病，第七篇婦科常見惡性腫瘤。每個篇幅都明確說明中西醫生理、病因、病機、病理、中醫治療思路、病案治療、處方解析，及基本衛教，有條理、有系統、完整性的介紹婦科疾病，雖是婦科，卻涵蓋了感染、神經、免疫、五臟、精神、內分泌、腫瘤、疑難雜症……等跨學科及各層面疾病的整體治療及調理，理論與實務兼備。

本書適合臨床多年的專業醫師臨床治療研究參考、醫學生或初階醫師的進修教材，及民眾對中醫治療婦科疾病的知識探求。修習本書，關鍵在於推演中醫治療思路、處方的佈陣架構及劑量進退，須反覆閱讀及臨床揣摩，方能領會其中的嚴謹及靈活，進而得心應手。

承蒙新北市中醫師公會林學術主委坤成醫師的邀約，於2018年開立婦科疾病帶狀課程，2020年奉詹理事長益能醫師之命，接任臨床診治研究委員會主任委員，希能進一步提升會員的中醫臨床治療水平，遂不揣己之鄙陋，將講述內容形成文稿，整理成書，謹在此對詹益能理事長、林坤成學術主委，及新北市中醫師公會團隊給予的機會與肯定，表達萬分感謝。本書之衛教編輯及審稿，誠摯的感謝臨床診治委員會團隊林坤成、莊梅林、林蓓華、李伊婷、陳禹維、楊政道等各位委員的大力協助，也感謝簡鸞瑤、曾宣靜、曾詩姍等三位中西結合神經醫學會醫師，提供最專業的意見。

觀己微功，當念師之深恩，思忖一位臨床熟練中醫師的養成，須多年且多人的教導、支持。倘若今日稍有些微心得，都要感謝醫師生涯中成就我的教授、老師、同道，感謝中西醫結合神經醫學會所有中西醫老師及好友多年的教導及扶持，感謝上天賦予醫職，父母含辛養育。然最重要的，要感謝恩師李政育教授的提攜教誨，二十年如一日，從懵懂淺視，一路引領我深入中西醫結合、危急重症、跨多學科整合治療，至今日稍具完整的思想體系，但李政育老師醫學領域及其學識格局之高遠，學生實望塵莫及，常自忖戮力畢生或可窺其一二，惟師恩終難回報，謹能以善守初心，持續精進，傳承恩師的醫學理念及精神相酬。

本書尚有個人常用藥物及處方的解說運用，留待日後著書補足，更冀望2020年已授課結束之內分泌帶狀課程、2021年惡性腫瘤帶狀課程，能陸續成書，希望能為中醫盡微薄之心力。後學才疏學淺，見識不足，文章中尚有很多思慮不周之處，懇請海內外博雅大醫，賜予詳覽指正。

中醫師 **鄭淑鎂** 序於恩慈園

中華民國110年1月6日

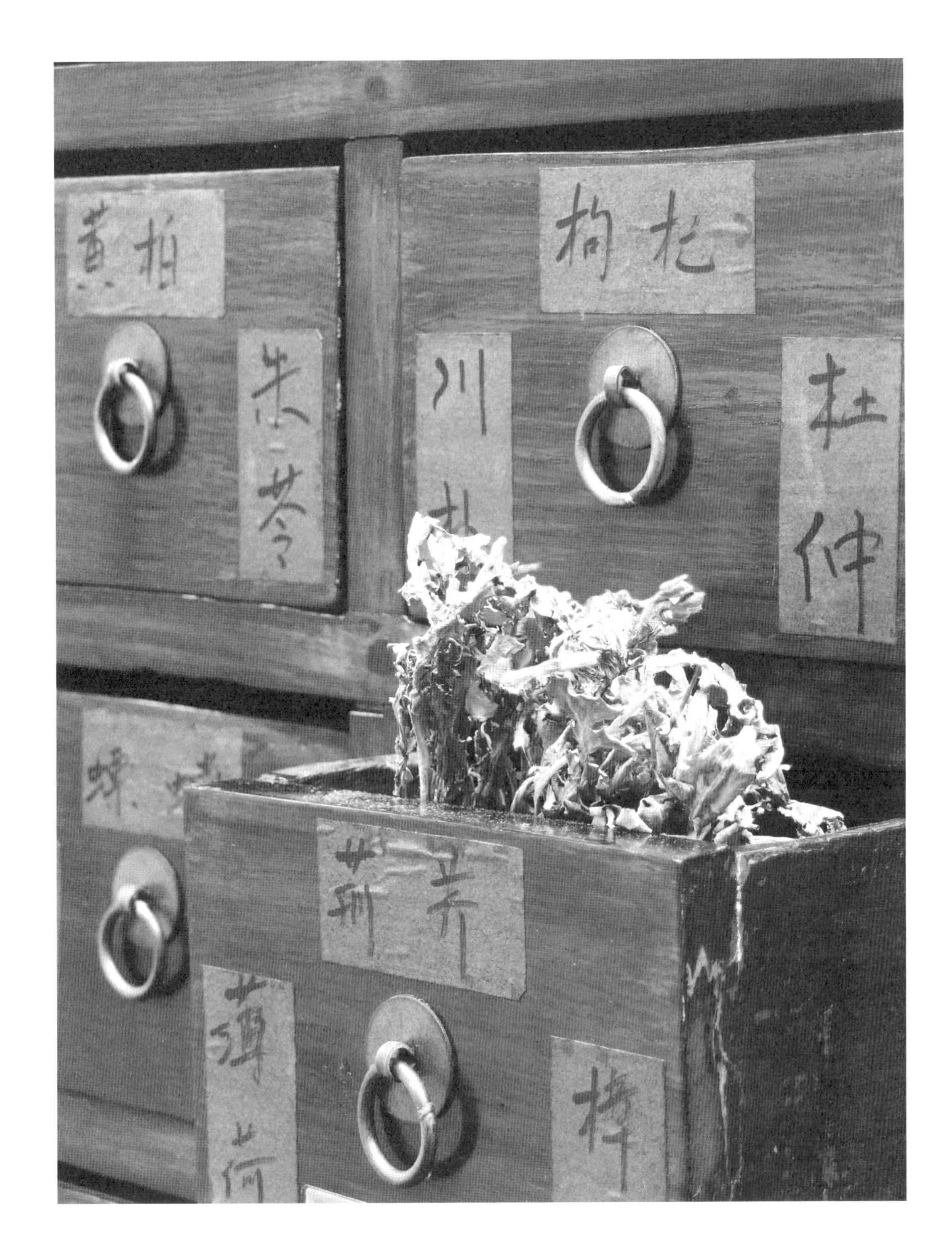
黃柏
枸杞
杜仲
荊芥
薄荷

Contents

月經諸病中醫治療

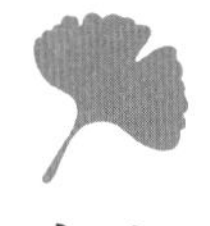

前言

女性月經正常運作，是建立在中樞神經系統、內分泌腺體和生殖器官整體協同作用的基礎上，需要整體生殖軸的功能正常運作相互協調，生殖軸涵蓋腦下垂體、下視丘、脊椎脊髓神經、自主神經、卵巢、輸卵管、子宮體、子宮內膜。

各種神經、內分泌、免疫的不足或過亢、感染、創傷、精神壓力、藥物干擾，或因全身性疾病、器質性病變、腫瘤……等，都可能會導致月經失常。

月經不調是指月經的週期、經期、經量、經色、經質的異常，或伴隨月經週期出現的症狀為特徵的疾病。包括：月經先期（提早）、月經後期（延後）、先後無定期；月經過多、過少；經期延長，經期間出血，崩漏，痛經，閉經，逆經等諸症。經前症候群包括經前精神症狀、水腫、乳痛、體痛、皮膚症狀、胃腸症狀、黏膜症狀、外感、免疫疾病、眩暈、抽搐、喑啞……等。

中醫治療女性月經疾病，除整體考量外感內傷各種致病因素外，其他如臟腑失調、情緒、作息、年齡、飲食、勞倦、孕產……等，導致體質的變異，產生各種寒熱虛實夾雜的證型，如痰飲、血瘀、肝鬱氣滯、脾虛、腎虛、氣血兩虛……等，同時辨證辨病論治，可達到調經與治病兼顧，回復健康。

第一部分 月經不調

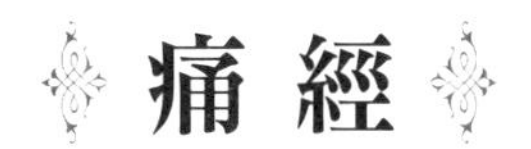

痛經

定義

婦女在經間及經期前後，小腹墜脹疼痛，或腰部疼痛，輕者僅墜脹悶痛，嚴重者伴隨噁心嘔吐，腹瀉，頭痛，冷汗，手足逆冷，甚至暈厥。

病因病機

排卵後黃體素刺激子宮內膜，合成前列腺素PGF2a，前列腺素刺激子宮收縮，會產生疼痛。

經痛主要區分為原發性經痛和繼發性經痛，原發性經痛是指生殖器官無器質性病變，繼發性痛經主要是骨盆腔內疾病所引起，如子宮肌瘤、子宮內膜異位、子宮肌腺症、子宮後傾等。

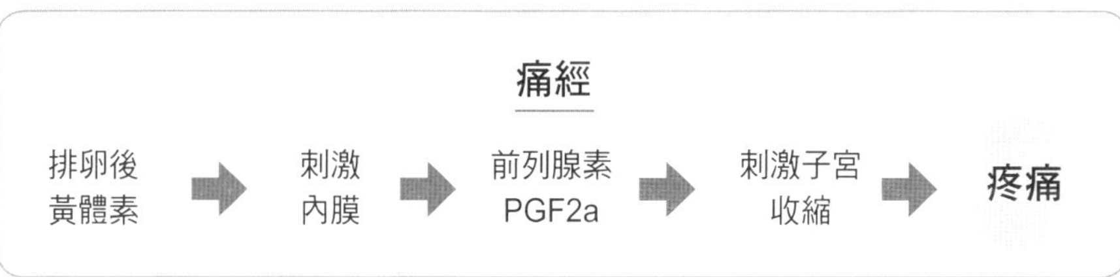

經痛的原因，可能是：

★**子宮肌痙攣性收縮**：如子宮頸狹窄、或子宮後傾，導致組織缺血。

★**子宮肌不協調收縮**：如子宮發育不良、或子宮畸形。

★**子宮內膜塊狀剝落，排出不暢**：引起子宮痙攣性收縮疼痛。

★**骨盆腔內疾病**：如子宮肌瘤，子宮內膜異位症，肌腺症，骨盆腔發炎、粘連。

★**其他因素**：如惡血留內（產後、小產、墮胎），精神過度緊張、敏感，過勞，貪涼受寒，生活作息不規律，氣血虛弱，慢性疾病……等。

中醫認為過度勞損，氣虛血虛，肝鬱氣滯，血瘀，寒凝等，均會導致痛經。

《金匱要略》：「帶下經水不利，少腹滿痛，經一月再見……」

《諸病源候論》：「婦人月水來腹痛者，由勞傷血氣，以致體虛，受風冷之氣，客于胞絡，損傷衝任之脈。」

《景岳全書》：「婦人經行腹痛，證有虛實，然夾虛者多，全實者少。實者或因寒滯，或因血滯，或因氣滯，或因熱滯；虛者有因血虛，有因氣虛。然實痛者多痛於未行之前，經通而痛自減；虛痛者於即行之後，血去而痛未止，或血去而痛益甚。大都可按可揉者為虛，拒按拒揉者為實。有滯無滯於此可察，但實中有虛，虛中亦有實，此當於形氣秉質兼而辨之，當以意察，言不能悉也。」

《傅青主女科》：「經欲行而肝不應，則抑拂其氣而痛生。」

中醫治療

中醫治療痛經，應區分虛、實、寒、熱。主要考慮不通則痛，不榮則痛。（不榮：氣血虛弱）

★痛經在經前及經間、經量多、有瘀塊、經色暗或鮮紅，多屬實。

★痛在經後、經量少或經色淡，多屬虛。

★疼痛劇烈拒按，多屬實。

★隱隱作痛，喜按喜揉者，多屬虛。

★得熱痛增，屬熱；得熱痛減，屬寒。

★絞痛、冷痛者，多屬寒。

★灼熱痛者，多屬熱。

★刺痛，或痛甚於脹，血塊排出則痛減，多屬血瘀。

★脹甚於痛者屬氣滯。

★痛在兩側少腹者須理氣疏肝。

★痛在腰際者，須補腎強筋。

痛經辨證區分

虛	經後痛、量少、色淡。 隱痛喜按。
實	經前或經間痛、量多、有瘀、色暗或鮮。 痛劇拒按。
寒	得熱痛減。 絞痛、冷痛。
熱	得熱痛增。 灼熱痛。
瘀	刺痛。 痛甚於脹，瘀出痛減。
滯	脹甚於痛。

辨證治療

氣滯血瘀

症狀：經痛，合併情志抑鬱，易怒焦躁，乳房脹痛，胸脅滿悶，心悸失眠，舌紅舌下瘀，脈弦。

治則：疏肝理氣，養血化瘀。

處方：如加味逍遙散加川芎、桃仁、香附。

熱瘀

症狀：經痛，先期，量多有瘀塊，色鮮紅，腹痛拒按，口燥渴，尿赤便秘，舌紅暗紫， 脈數。

治則：清熱活血，化瘀止痛。

處方：如芩連四物湯加丹參、沒藥、骨碎補。

寒瘀

症狀：經痛，腹痛腰痛，喜溫喜按，形寒肢冷，或平日貪食生冷，或身處寒涼，舌淡，脈細弱。

治則：溫經散寒。

處方：如四物湯加肉桂、附子、吳茱萸；十全大補湯。

● 濕熱夾瘀

症狀：經痛，曾腹腔手術，或房事不節，或清潔不當，合併免疫降低或過亢，骨盆腔粘連性腹痛。舌質暗紅苔白膩，脈濡數。

治則：補氣解表，清熱化瘀。

處方：如柴胡桂枝湯加黃耆、龍膽草、丹參、沒藥，或丹沒四物湯（丹參、沒藥）加黃芩、黃連、黃柏。

● 氣血兩虛

症狀：經後綿綿作痛，喜溫喜按，舌淡白，脈細弱；或脾胃虛弱，或大病久病之後；合併氣血兩虛症狀。

治則：補氣養血。

處方：如歸脾湯、聖愈湯、八珍湯。

病案介紹

案1　痛經，經少，頭痛

莊女，37歲。育二子，每至經間少腹痛甚，頭痛至吐，月經週期正常，經量過少。平日易胃痛痞脹，口和，舌淡紅，脈細弱。

處方　科學中藥

四物湯7g 砂仁2g 黃耆2g 肉桂1g 附子1g 黃柏1g （3包/日）

註：以上處方共服8週後，諸症改善。

〈治療思路〉

病人氣血虛弱，在補氣養血方中，加入足量砂仁，改善胃痛胃脹促進吸收，加入桂附可令補氣升提及養血效果加倍，但須加入少量清熱藥反制，預防化燥，因經量少考慮內膜過薄，所以捨黃芩改用黃柏。（臨床體會，黃芩可抑制子宮內膜過度增生表現，故經量過少儘量不用黃芩）

案 2　痛經，失眠，癢疹

吳女，36歲。經痛甚3年（服止痛劑，須請假），經前下腹痛甚，腰薦痛，乳脹痛，經間多溏，入眠極難，頻尿，面膚晦暗，暗痘，癢疹，口渴，舌偏紅，脈弦。

處方　科學中藥

何首烏2g　當歸2g　黃柏1.5g　丹參2g　黃耆1.5g　肉桂1g　附子1g　川楝子1.5g　延胡索1.5g（3包/日）

註：以上處方共服5週後，諸症改善。

〈治療思路〉

治療此病人需補腎養血、疏肝清熱化瘀。重點在於處方的寒熱藥劑量上，須能達到陰平陽秘。何首烏、當歸可改善面膚晦暗，合併黃柏、丹參，共治暗痘癢疹，加入川楝子、延胡索疏肝理氣，可改善睡眠及頻尿，丹參、延胡索改善經痛。

面晦暗痘久不發及失眠，屬本虛標實，須加入黃耆、桂附，可增加表皮生長荷爾蒙，且改善經前症候群。

案 3　痛經甚，內膜異位症，粘連

林女，38歲。曾兩次因巧克力囊腫手術（18歲/35歲，皆5cm）。

自20歲起經痛至今，經間痛如刀割，經後右腹抽痛甚1週，皆須服止痛。

乳脹痛，經量過多或過少，週期30，經前便秘，經後溏。舌暗紅淡紫，舌下瘀，脈弦弱。

近期檢查：子宮肌瘤4cm，輕度腺瘤，右側卵巢巧克力囊腫5cm，輸卵管水腫，腸粘連，右腹粘連。CA-125=96

處方 水煎藥

骨碎補8錢 丹參8錢 沒藥4錢 黃柏5錢 當歸4錢 柴胡4錢 白芍4錢 黃耆8錢 延胡索4錢 陳皮8錢 蒼朮4錢 （1劑/日）

註：以上處方共服45劑後，諸症改善。

〈治療思路〉

此病患以疏肝理氣，清熱化瘀施治。以骨碎補、丹參、沒藥、黃柏活血化瘀清熱，治療子宮肌瘤腺瘤及巧克力囊腫，佐以柴胡、白芍、延胡索疏肝理氣，陳皮、蒼朮促腸胃吸收，加黃耆、當歸，慎防因大劑活血理氣清熱藥耗損正氣。

案4　痛經甚，巧克力囊腫，鼻過敏

陳女，26歲。經痛甚數日，須服止痛，經量過多，週期28。

鼻過敏顯，終日噴嚏鼻涕，易感冒，面白無華，消瘦，納可，二便常。舌淡紅，脈弱。

檢查：巧克力囊腫（卵巢=左側5.5cm/右側3.7cm），CA125=132

處方 水煎藥

柴胡4錢 桂枝5錢 白芍4錢 黃耆10~15錢 黃芩8錢 丹參8錢 骨碎補8錢 沒藥4錢 桃仁4錢 陳皮8錢 （1劑/日）

註：以上處方加減，共服90劑後，諸症改善。

複檢：巧克力囊腫（卵巢=左側2.4cm/右側1.6cm），CA125=55

〈治療思路〉

本病患屬氣虛血瘀，常有表症，故以柴胡桂枝湯為主方，改善鼻過敏及易感冒，並加入大劑活血化瘀藥治療巧克力囊腫，用黃芩8錢可協助化瘀藥抑制子宮內膜過度增生，並避免巧克力囊腫因使用補氣藥化燥增大。

案5　痛經甚，胃痛

高女，47歲。經痛3年，痙痛甚不能眠，經血瘀塊多，子宮肌瘤3.2cm。胃脹痛，易嗝，胃酸逆流，多夢，倦怠，頭項僵緊，大便硬3日1行。舌淡紅胖大齒痕，脈弦弱。

處方　**科學中藥**

柴胡1.5g　白芍1.5g　甘草1g　砂仁2g　川楝子1.5g　延胡索1.5g　丹參2g　黃柏1g　大黃0.5g　桃核承氣湯1.5g　（3包/日）

註：以上處方共服8週後，諸症改善。

〈治療思路〉

本病患以四逆散的精神，加入川楝子、延胡索、丹參，疏肝理氣，化瘀止痛治療，加黃柏協助改善睡眠，並加入通便藥可改善便秘及小骨盆腔鬱血。

案6　痛經甚，量少，不孕

張女，33歲。經間刺痛甚十多年，經量少，瘀塊多，墜重感，週期正常。行房出血，結婚十年無孕，西醫檢查正常。舌淡暗紅，舌下瘀甚，脈弦。

處方　**科學中藥**

懷牛膝2g　乳香2g　沒藥2g　乾薑1.5g　附子1.5g　桃仁2g　黃芩1g　枳實1.5g（3包/日）（囑咐其中一包藥粉於晚間配酒服下）

註：以上處方共服2月後，諸症改善，於半年後順利懷孕。

〈治療思路〉

本病患症屬寒瘀，故以溫陽化瘀法，加入懷牛膝引藥入腹腔，枳實理氣助腸胃吸收，加少量黃芩預防化燥，配酒服可擴張血管，增強藥效。

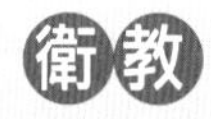

民眾大多認為服用四物湯或是喝黑糖水就可治療痛經，這不是正確的觀念，在虛性痛經也許會稍為有緩解的作用，但是在實性痛經反而會增加化熱上火的問題，而加重痛經的程度，還是要根據不同的體質搭配不同的方式預防痛經。

所以瞭解身體病痛與飲食環境的關係，在生活上減少吃冰冷食物、充足的營養與規律的運動，就可減少虛性痛經的產生，學會紓解生活壓力與調整飲食也可減少實性痛經的產生，預防與養生是很重要的，因此找醫師分析與評估痛經的病因，在生活上調整與針對病因體質調整來診斷治療，才可改善生活品質。

〔資料來源：台中榮總中醫科主任 蔡真真，惱人的月經問題－痛經篇〕

經量不正

月經過少

定義

月經週期基本正常，但經量明顯減少，甚至點滴即淨；或經期縮短不足兩天，經量亦少者。

病因病機

月經過少的原因，應考慮以下幾項因素，如過度節食，作息失常，情緒壓力，反覆刮宮，卵巢功能衰退，貧血，大病久病，內膜萎縮……等。

中醫認為經量過少的發病機制，可能是氣血兩虛，或肝腎陰虛，或脾腎陽虛，或氣滯血瘀，或血瘀，或痰濕等。

《女科證治準繩》：「經水澀少，為虛為澀，虛者補之，澀者濡之。」

《女科證治約旨》：「形瘦多火，消爍津液，致成經水衰少。」

中醫治療

中醫治療月經量過少，須區分虛實。

● 虛證

經色淡，質清，無血塊，腹無脹痛，經血逐漸減少者，甚至點滴而淨者。多合併有全身氣血虛弱症象，如頭暈、心悸、面白或萎黃無華、小腹墜重、腰膝乏力，舌淡，脈細弱。

虛者，多因平素體虛，或大病、久病、貧血、多產、外感、反覆刮宮，或長期勞倦，致使血海虧虛，經量減少。

● 實證

經色紫暗有血塊，腹痛拒按者，屬血瘀。驟然減少者，屬實。經色淡紅質黏膩屬痰瘀。

實者，多因情志抑鬱，或瘀血內停，或痰濕壅滯，致經脈阻滯，氣血運行不良，經血減少。

辨證治療

氣血兩虛

症狀：月經過少，經色淡，頭暈目眩，心悸無力，面色萎黃，下腹悶墜。舌淡，脈細弱。

治則：補氣養血。

處方：如八珍湯，聖愈湯。

腎陰虛

症狀：月經過少，經少色暗，腰痠膝軟，頭暈耳鳴，心悸失眠，尿頻色赤，乾渴。舌紅瘦薄少苔，脈細數。

治則：補腎養陰。

處方：如四物湯加山茱萸、杜仲、天冬、黃柏，少量肉桂、附子。

腎陽虛

症狀：月經過少，經少色淡，腰酸膝軟，足跟痛，頭暈耳鳴，尿頻色淡，口淡畏冷。舌淡，脈沉細無力。

治則：補腎合併補氣養血。

處方：如八珍湯加黃耆、乾薑、肉桂、附子、黃柏。

肝鬱氣滯

症狀：月經過少，經少色暗，胸悶氣短，乳房脹痛拒按，情緒焦躁易怒或憂鬱，眠難或短。舌淡紅，脈弦。

治則：疏肝化瘀。

處方：如加味逍遙散加桃仁、川芎。

血瘀

症狀：月經過少，經少色紫，有瘀塊，小腹脹痛拒按，血塊排出後痛減。舌紫暗，舌下瘀，脈澀。

治則：活血化瘀。

處方：如桃紅四物湯加方。

● 痰濕

症狀：月經過少，經少色淡質粘膩，形體肥胖，胸悶嘔惡，帶下多且粘膩。舌胖，苔白膩，脈滑。

治則：理氣化痰。

處方：痰熱，如溫膽湯加方；寒痰，如半夏白朮天麻湯加方。

痰濕病人常見於多囊性卵巢，治療大致可區分四型：

★體瘦無華虛倦，舌淡紅脈弱者，屬腎虛或氣血兩虛，須大補腎及補氣養血。

★體力佳，肌肉壯實燥渴，舌暗紅且瘀，脈弦滑有力者，屬痰熱血瘀，須活血化瘀加清熱解毒，並通利二便。

★若體胖偏肌肉結實，常熬夜，精神亢奮，舌瘦薄紅有瘀，脈弦滑但重按無力者，屬陰虛陽亢之痰熱，以溫膽湯加清熱化瘀藥治療，或知柏地黃湯加清熱化瘀，加少量桂附治療。

★若體胖但肌肉鬆垮，動喘倦怠乏力，舌淡胖，脈弱，屬氣虛寒痰，以半夏白朮天麻湯，加黃耆、杜仲治療。

多囊性卵巢證型

證型	辨證	治療
腎虛或氣血兩虛	體瘦無華虛倦，舌淡紅脈弱	大補腎及補氣養血
痰熱血瘀	體力佳及肌肉壯實燥渴，舌暗紅且瘀，脈弦滑有力	活血化瘀加清熱解毒，並通利二便
陰虛陽亢之痰熱	體胖偏肌肉結實，常熬夜，精神亢奮，舌瘦薄紅有瘀，脈弦滑但重按無力	溫膽湯加清熱化瘀藥，或知柏地黃湯加清熱化瘀，加少量桂附
氣虛寒痰	體胖但肌肉鬆垮，動喘倦怠乏力，舌淡胖，脈弱	半夏白朮天麻湯，加黃耆、杜仲

病案介紹

案1　經量過少

王女，31歲。經量長期偏少，週期35~45日，經前乳脹、腹痛。

無華，易頭暈，項背麻，多夢，口渴，眠納便常。舌淡暗薄，齒痕，脈弱。

處方　水煎藥

熟地黃5錢　山茱萸4錢　當歸4錢　川芎3錢　黃柏5錢　附子1.5錢　玉桂子3錢　陳皮8錢　砂仁4錢　炒杜仲5錢　蒼朮4錢　黃耆10錢　丹參4錢　（1劑/日）

註：以上處方服完10劑，於24日後月經來潮，經量正常，諸症改善，續開15劑鞏固療效。

〈治療思路〉

此病患以補腎養血治療，但因會多夢口渴，故玉桂子、附子、黃耆、黃柏的劑量，須能維持平衡，補不化燥，涼不傷正。

案2　經量過少，憂鬱，失眠

蔡女，36歲，育二子。自產後經量過少（僅護墊/2日）。左半側皆麻、痠痛，易紫斑，腰背痠痛，腫脹，膚晦暗，大便軟，尿濁味穢。焦慮低潮，失眠多年，多驚恐夢，飲酒方能睡。舌胖大淡暗，下瘀，脈弦弱。

處方　水煎藥

熟地黃5錢　山茱萸4錢　當歸3錢　川芎3錢　柴胡4錢　白芍4錢　黃柏5錢　陳皮8錢　乾薑1錢　炒杜仲5錢　黃耆15錢　大棗10枚　（1劑/日）

註：以上處共服21劑，經量正常，諸症改善。

〈治療思路〉

此病患以補腎養血為主要治則。黃耆用至15錢改善體麻痠痛。加入少量乾薑協助腸胃吸收，並增強補氣養血的藥力。加入柴胡、白芍、大棗，改善焦慮低潮及睡眠障礙。黃柏5錢，預防化燥並協助睡眠。

月經過多（崩）

定義

月經量超過正常，或行經時間延長，其出血量增多（失血量多於80ml），仍維持正常週期性，或失正常週期。

病因病機

月經過多的原因，可能是：宮內置避孕器，口服避孕藥，血液疾病，服用抗凝血劑，更年期徵兆，子宮肌瘤，肌腺症，子宮內膜過度增生，子宮內膜感染，多囊性卵巢，子宮功能失調性出血……等。

中醫認為發病機制，多因心脾血虛，或血瘀血熱，或腎虛夾熱等因素。

《證治準繩》：「經水過多，為血熱，為氣虛不能攝血。」

《婦科玉尺》：「經水過多不止，平日肥壯，不發熱者，體虛寒也。平日瘦弱，常發熱者，由火旺也。」

《傅青主女科》：「婦人經水過多，行後復行，面色萎黃，身體倦怠而困乏愈甚者，人以為血熱有餘之故，誰知是血虛而不歸經乎……血不歸經，雖衰而經亦不少……治法宜大補氣血而引之歸經。」

中醫治療

中醫治療經血過多，需分辨虛實：

★若經血色淡紅，伴隨倦怠乏力，頭暈目眩，面白無華，腹墜悶痛，舌淡，脈細弱，屬氣血虛弱，衝任不固（現代醫學：多屬氣血虛弱之子宮收縮不良）。

★若經色暗紅且瘀塊多，舌紅，舌下瘀，脈滑數，屬血瘀有熱。
但血瘀有熱尚須區分是實熱證或虛實夾雜。

★實熱證須以大劑清熱解毒加活血化瘀治療（現代醫學：多屬子宮內膜過度增生肥厚）。

★虛實夾雜須以補腎養血，加大劑清熱化瘀藥治療（現代醫學：多屬功能性子宮出血）

辨證治療

心脾氣血兩虛

症狀：經色淡且多，心悸怔忡，健忘失眠，頭暈目眩，納少體倦，面色萎黃。舌淡，脈細。

治則：補氣養血健脾。

處方：如歸脾湯加方。

血瘀血熱

症狀：經血量多色鮮或暗紅，質黏稠，瘀塊多，煩熱燥渴，尿赤。舌紅苔黃，脈弦數。

治則：清熱化瘀。

處方：如丹沒四物湯加黃芩、黃連、黃柏。（丹沒四物湯：四物湯＋丹參、沒藥）

腎虛夾熱

症狀：經血量多色紅，腰膝痠軟，頭暈目眩，虛弱乏力，燥渴失眠。舌紅苔少，脈細數或弦數。

治則：補腎化瘀清熱。

處方：如聖愈湯用丹參，加山茱萸，加重黃芩、杜仲，加少量肉桂、附子。

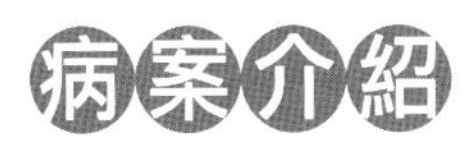

案1　經崩，先期，腺肌瘤，血小板再生不良，白血病前期

郭女，41歲。月經先期，經崩4日，經痛甚。

西醫診斷：血小板再生不良，低血色素，白血病前期，腺肌瘤3.5cm

現病史：常脾臟發炎，長期低熱，低血色素，血小板長期維持3~5萬間。

過去曾數月自服龜鹿二仙膠，近期白血球及芽細胞偏高，Hb=10（過去Hb=4），PLT=4.3萬，西醫診斷為白血病前期，囑咐化療。目前服鐵劑、葉酸、B12。暫無化療，轉求中醫。

症狀及體徵：虛弱倦怠，五心煩熱，盜汗，逆冷，面膚晦暗，膚癢，心悸，眠難。舌暗紅，脈弦弱。

處方　水煎藥

熟地黃5錢　山茱萸4錢　黃芩8錢　青蒿8錢　骨碎補8錢　生杜仲8錢　當歸4錢　陳皮8錢　砂仁4錢　黃耆8錢　（1劑/日）

註：以上處方加減，共服42劑後，諸症改善，月經輕痛，週期及經量正常，PLT=9.3萬，WBC及芽細胞正常。之後因國外工作過勞，且須熬夜應酬飲酒，服藥斷續，回復經量過多1日，但血檢仍可維持。

〈治療思路〉

病人五心熱、盜汗、心悸、眠難、長期低熱，係屬腎陰虛，臨床雖表現虛倦、逆冷，及血小板再生困難，但疾病潛在免疫過亢，血中伏火，虛不受補，故自服龜鹿二仙膠一段時日，導致白血球及芽細胞偏高，進展成白血病前期。

本處方以熟地黃、山茱萸、黃芩、青蒿，滋補腎陰，穩定骨髓，抑制免疫過亢，以生杜仲、骨碎補、當歸、少量黃耆，協助熟地黃及山茱萸，穩定生理軸線，改善月經過多。

全方穩當，平衡陰陽，故可於寒熱虛實夾雜之紊亂狀態，撥亂反正。

案2　經量過多，經遲

江女，42歲。經過多2日，經遲半月，經間腰痠痛、逆冷，胃瘜肉，胃酸逆流。舌淡暗，脈弱。

處方　科學中藥

何首烏1.5g 山茱萸1.5g 柴胡1.5g 白芍1.5g 砂仁1.5g 黃芩1.5g 肉桂1g 附子1g 黃耆1.5g 丹參1.5g （3包/日）

註：以上處方共服4週後，諸症改善。

〈治療思路〉

此案經遲、經量過多、腰痠逆冷，是為腎虛夾熱夾瘀，以補腎陽中，加黃芩牽制，從改善平衡荷爾蒙入手，進而抑制內膜過度表現，柴胡、白芍、砂仁協助平衡樞機，並改善胃酸。

案3　經量過多，胃腸弱

林女，45歲。地中海貧血，面膚晦暗無華。經崩、瘀多、經痛3日，週期30。頭暈痛，虛倦，自幼胃脹痛，常腹悶痛，脹氣甚，胃酸逆流，食不正易溏瀉，腰痠，睡眠過少/僅4~5小時。舌淡嫩瘦薄，脈弦弱。

處方　水煎藥

熟地黃5錢 山茱萸4錢 蒼朮5錢 陳皮8錢 砂仁4錢 黃芩8錢 丹參5錢 炒杜仲8錢 乾薑1.5錢 附子1.5錢 玉桂子3 黃耆10錢 （1劑/日）

註：囑咐多睡，若溏便頻自行加薏仁同煮。以上處方加減，共服27劑後，諸症改善，並繼續調理。

〈治療思路〉

病人長期睡眠過少，表現腎虛及中氣下陷，故以補腎陽處方治療，方中重加黃芩8錢是重要關鍵，除了可抑制子宮內膜過度表現，且避免因補腎陽導致內膜增生充血。

案4　經量過多，功能性出血

施女，36歲。子宮內膜異位症手術3次，近2月經崩、瘀多。本次經崩持續至今已13日仍量過多，貧血相，虛暈。舌淡白瘦薄齒痕，脈弦細弱數。

處方　水煎藥

熟地黃5錢　當歸3錢　山茱萸4錢　黃芩8錢　丹參5錢　炒杜仲8錢　玉桂子5錢　附子3錢　陳皮5錢　枳實5錢　黃耆15錢　（1劑/日）

註：服藥二劑後崩停，僅小褐出血，共服12劑改善。一年半後來診，係因持續過勞2個月，復終月經血淋漓，術處稍動即痛，服止痛，虛暈。依前方去炒杜仲8錢，加骨碎補8錢，共服7劑後改善。

〈治療思路〉

本案大補氣血補腎陽，加黃芩避免處方化燥且抑制子宮內膜增生。術處疼痛，以骨碎補易杜仲，既協同補腎且活血化瘀，對傷口粘連及改善腹腔血循皆有助益。

案5　經量過多，功能性出血

王女，42歲。經崩持續至今已20日，經色暗紅且瘀多。

近期檢查：腺肌瘤，建議刮除內膜。10年前曾因巧克力囊腫手術。

近期數月情緒壓力大，搬家過勞，睡眠不足。舌淡紅，脈弦滑。

處方　水煎藥

熟地黃5錢　當歸3錢　山茱萸4錢　蒼朮4錢　黃芩10錢　玉桂子5錢　附子5錢　香附4錢　黃耆10錢　大小薊8錢　（1劑/日）

註：以上處方共服7劑後，經崩改善無再復發。

〈治療思路〉

本方以熟地、山茱萸、玉桂子、附子大補腎陽，穩定生殖軸，加入大劑量黃芩、大小薊協助抑制子宮內膜過度增生。

案6　多囊性卵巢，經量過多或淋漓

曹女，24歲。自初經起，經痛甚須服止痛，終月淋漓，或月二行且經量過多，瘀塊多。近1年準備考試，壓力大，睡眠過少。面白無華，虛暈，消瘦，喘悸，腰薦酸，口和，二便常。舌淡紅，舌下瘀，脈弦細。

西醫檢查：多囊性卵巢，荷爾蒙不足。

處方 水煎藥

熟地黃5錢 山茱萸4錢 丹參5錢 骨碎補5錢 炒杜仲5錢 黃芩5錢 玉桂子5錢 附子5錢 蒼朮4錢 陳皮5錢 砂仁4錢 黃耆10錢 （1劑/日）

註：以上處方加減，續調4個月改善，後續訪查無再發。

〈治療思路〉

病人荷爾蒙及卵巢發育不成熟，故以補腎陽法長期調理，加入5錢黃芩避免化燥。

月經淋瀝（漏）

定義

月經週期基本正常，行經時間超過7天以上，甚至淋漓半月才淨的症狀。

病因病機

月經淋漓可能原因有：子宮收縮不良，子宮肌瘤，內膜異位症，內膜瘜肉，內膜感染，內分泌紊亂，凝血異常，子宮頸癌，藥物因素（避孕藥、止血劑、抗凝血劑、減肥藥）……等。

中醫認為發病機制多因：
★虛，如氣血兩虛、腎陽虛。
★熱，如腎陰虛熱、濕熱。
★血瘀
★肝氣鬱結

《諸病源候論》：「勞傷經脈，衝任之氣虛損，故不能制其經血，故令月水不斷也。」
《沈氏女科》：「女子經事延長，淋漓不斷，下元無固攝之權，虛象顯然。」
《女科經綸》：「婦人月水不斷，淋瀝腹痛，或因勞損氣血而傷衝任；或因經行而合陰陽，以致外邪客於胞內，滯於血海故也。若氣虛不能攝血，但養元氣，而病邪自癒，攻其邪，則元氣反傷矣。」
《中醫婦科學》：「瘀血內停，阻滯胞脈，新血不得歸經而妄行，故月經淋漓十餘日不止。」

中醫治療

中醫治療月經淋漓，需分辨虛實：

★若經色淡紅，伴隨頭暈頭痛，面白無華，心悸乏力，畏寒肢冷，腰膝痠軟，舌淡白，脈細弱，屬氣血兩虛或腎陽虛。

★若經量少色紅，伴隨五心煩熱，口乾渴，心悸失眠，腰膝痠痛，舌瘦紅，脈細數，屬腎陰虛熱。

★若經量少色紫暗，有瘀塊，小腹壓痛拒按，舌暗紅，舌下瘀脈，屬血瘀夾熱。

★若經血淋漓，合併腹痛腰痛，夾雜帶下分泌物，溲痛，頻尿，發熱，屬下焦濕熱。

★若經血淋漓，合併煩躁、易怒、失眠、焦慮、乳房脹痛，屬肝氣鬱結。

辨證治療

● 氣血兩虛

症狀：經血淋漓，量少色淡質稀，氣短懶言，舌淡苔薄，脈細弱。

治則：補氣養血。

處方：如八珍湯、聖愈湯。

● 腎陽虛

症狀：經血淋漓，量少色暗，形寒肢冷，腰膝痠痛，眩暈耳鳴，小便清長，舌淡瘦薄，脈細弱。

治則：補腎溫陽。

處方：如右歸飲加方。

● 腎陰虛

症狀：經血淋漓，色紅質稠，咽干口燥，潮熱顴紅，手足心熱，大便燥結，舌紅苔少，脈細數。

治則：補腎養陰。

處方：如四物湯加山茱萸、黃芩、天冬、杜仲。

濕熱下注

症狀：經血淋漓，伴隨帶下量多，色赤白或黃，或下腹熱痛，舌紅苔黃膩。

治則：清利濕熱。

處方：如當歸芍藥散加龍膽草、黃耆。

肝氣鬱結

症狀：經血淋漓，胸悶氣短，乳房脹痛，情緒易怒或憂鬱，眠難或短。舌淡紅，脈弦。

治則：疏肝理氣。

處方：如加味逍遙散加丹參。

血瘀證

症狀：經血淋漓，經色紫黯，有瘀塊，小腹疼痛；舌質紫黯或有瘀點，舌下瘀，脈沈澀。

治則：活血化瘀。

處方：如桃紅四物湯加方。

病案介紹

案1　經崩、久淋、經閉，多囊

江女，婦科檢查=多囊性卵巢。

自初經起，月經或崩，或極少，或久淋1~2月，或閉經數月不來，自17~24歲，陸續來院調理。

17歲　近期久淋數週，或經量極少，情緒緊張，頭麻，蕁麻疹，皮膚多處刺痛。舌淡紅下瘀，脈弦。

處方　水煎藥

當歸3錢　白芍4錢　白朮4錢　甘草3錢　柴胡5錢　茯苓4錢　延胡索4錢　牡丹皮4錢　香附5錢　大棗10枚　黃耆10錢　（1劑/日）

註：以上處方7劑，經期及經量改善，膚癢改善。

18歲 月經復久淋或遲滯，眠4~5h，考試壓力。

處方 水煎藥

如前方7劑，改善2年。

20歲 備考眠少，經量過多已持續6週，經血色鮮紅，虛暈，逆冷，燥渴，反覆口糜，易感冒，舌暗紅下瘀，脈弱。

處方 水煎藥

熟地黃5錢 當歸3錢 山茱萸4錢 炒杜仲8錢 黃芩8錢 丹參4錢 蒼朮5錢 黃耆15錢 附子3錢 玉桂子5錢 陳皮8錢 砂仁4錢 （1劑/日）

註：以上處方續服9週（共63劑），症狀改善4年。

24歲 復經久淋持續已6週，鮮紅有量，有瘀塊，腹痛，眠少，逆冷，燥渴，反覆口糜，舌暗紅下瘀，脈弦滑。

處方 水煎藥

熟地黃5錢 當歸3錢 山茱萸4錢 骨碎補8錢 黃芩8錢 丹參8錢 蒼朮5錢 黃耆15錢 附子1.5錢 玉桂子3錢 陳皮8錢 砂仁4錢 （1劑/日）

註：以上處方續服4週（共28劑），症狀改善。

〈治療思路〉

本案病人在17、18歲期間，因緊張壓力，導致月經紊亂，屬氣滯血瘀，故以逍遙散加方治療。20歲期間，長期眠少，虛弱口糜，反覆感冒，已傷根本，故以補腎陽補氣血治療，加足量黃芩反制。24歲病機如前但夾瘀，故加重丹參治療。

月經週期不正

月經先期

定義

月經週期提前七日以上，甚至十餘日一行，歷時三個月以上者。

病因病機

月經提前的原因，應考慮器質性病變及內分泌因素。器質性病變如生殖器官的炎症、腫瘤、發育異常；內分泌功能失調如甲狀腺、或下丘腦－垂體－脊椎脊髓神經－自主神經－卵巢軸的功能不穩定或是有缺陷；其他因素如營養不良、顱內疾患、藥物因素……等。

中醫認為，月經先期主要考慮因氣虛和血熱所引起。

血熱

如素體陽盛，或過食辛辣和補品，或情志抑鬱，易致血熱妄行，月經先期。

素體陰虛內熱，或久病陰虧，或因失血後傷陰，均可致陰虛生內熱，熱擾衝任，而致月經先期。

氣虛

如飲食失節或勞累過度，或久病失血，而使脾虛氣弱，衝任不固，無力統攝經血，以致月經提前。

《傅青主女科》：「先期而來多者，火熱而水有餘也；先期而來少者，或熱而水不足也。」

《景岳全書》：「凡血熱者，多有先期而至，然必察其陰氣之虛實。若形色多赤，或紫而濃，或去多，其脈洪滑，飲食喜冷畏熱，皆火之類也……先期而至，雖曰有火，若虛而夾火，則所重在虛，當以營養安血為主；矧亦有無火而先期者，則或補中氣，或固命門，皆不宜過用寒涼。」

《醫學心悟》：「如果脈數內熱，唇焦口燥，畏熱喜冷，斯為有熱。如果脈遲腹冷，唇淡口和，喜熱畏寒，斯為有寒。」

《沈氏女科》：「先期有火，後期火衰，是固有之，然持其一端耳。如虛不能攝，則雖無火，亦必先期；或血液漸枯，則雖有火，亦必後期。」

中醫治療

中醫治療月經先期需辨別氣虛或血熱。

★若月經量多，色淡，伴隨面白無華，頭暈目眩，神疲乏力，腰腿痠軟，舌淡，脈細弱，屬氣虛衝任不固。

★若月經量多，色暗紅，口燥渴，畏熱，喜涼飲，舌質紅，脈弦數，屬血熱妄行。

辨證治療

● 血熱而實

症狀：月經先期，經色鮮紅質稠，燥渴，體不虛，舌質紅，脈弦滑。

治則：養血清熱。

處方：如四物湯加黃芩、黃連。

● 血熱而虛

症狀：月經先期，經色鮮紅，五心煩熱，心悸失眠，頭暈目眩，腰腿乏力。舌瘦紅，脈弦細。

治則：補血養陰。

處方：如地骨皮飲加方。

● 血熱夾瘀

症狀：月經先期，經色鮮紅質稠且瘀塊多，腹痛拒按，燥渴，舌質紅有瘀象，脈弦滑。

治則：養血清熱化瘀。

處方：如四物湯加黃芩、黃連、丹參。

氣血兩虛

症狀：月經先期，色淡質稀，量少或多，頭暈目眩，氣短懶言，舌淡苔薄，脈細弱。

治則：補氣養血。

處方：聖愈湯；歸脾湯。

肝氣鬱結

症狀：月經先期，腹脹胸悶，乳房脹痛，心悸失眠，焦躁易怒，舌紅，脈弦。

治則：疏肝理氣。

處方：如加味逍遙散加方。

病案介紹

案1　經先期、經崩、久淋

林女，15歲。月經20日一行，經量過多或淋漓持續10日，虛倦，嗜睡，項肩強，便秘，青春痘。（初經小六，持續1年量多不停）。舌淡紅齒痕下瘀，脈弦滑芤。

處方　水煎藥

熟地黃5錢　當歸3錢　山茱萸4錢　炒杜仲8錢　黃芩8錢　黃耆15錢　附子3錢　玉桂子5錢　陳皮8錢　砂仁4錢　大黃1錢　（1劑/日）

註：以上處方續服五個月，月經改善。

〈治療思路〉

本案病人青少年幼，生殖軸及荷爾蒙尚未發育完全，故以大補腎陽補氣血長期施治，改善因出血導致虛弱嗜睡狀態，並以大劑黃芩抑制內膜過度增生。

案2　經先期、巧克力囊腫

劉女，38歲。月經週期21日，經痛，經量偏少，巧克力囊腫3.5cm。面膚晦暗，口乾渴，入眠難，常熬夜，納便常。舌薄暗紅下瘀，脈弦弱。

處方　水煎藥

熟地黃5錢　當歸4錢　白芍4錢　柴胡4錢　黃連1.5錢　黃柏5錢　黃耆10錢　丹參8錢　骨碎補8錢　玉桂子1.5錢　附子1錢　陳皮5錢　砂仁5錢　（1劑/日）

註：以上處方共服21劑後，月經週期28日，經痛改善，經量正常，面色佳，睡眠好。

〈治療思路〉

以補腎化瘀清熱藥，加少量桂附，改善月經先期及經痛量少。加丹參、骨碎補改善經痛，並治療巧克力囊腫。

月經後期

定義

月經週期延後7天或1月以上，甚至2、3月一行，歷時3個月以上者。

病因病機

月經遲滯後期，可能原因是：過度減重，長期抑鬱情緒不佳，甲狀腺功能失衡，多囊性卵巢症候群，藥物或避孕器影響，卵巢早衰，生活習慣差者如濫用藥物、熬夜、抽菸酗酒……等。

中醫認為月經後期的發病機制，多因腎陽虛，肝鬱氣滯寒凝，或氣血兩虛所致。

《婦科玉尺》：「惟憂愁思慮，心氣受傷，則脾氣失養，鬱結不通。」

《傅青主女科》：「經水後期而來少，血寒而不足；後期而來多，血寒而有餘。」

《婦人大全良方》：「婦人月水不利者，由勞傷血氣，致令體虛而受風冷，客於胞內，損傷衝任之脈。」

中醫治療

中醫治療月經後期需辨別虛實——

★月經後期，量少或過多，經色淡，伴隨虛弱倦怠，面白無華，畏寒肢冷，腰膝痠軟，小便清長，大便溏薄，舌淡白，脈細弱，屬氣血兩虛或腎陽虛。

★月經後期，量少有瘀塊，乳脹痛，小腹痛，胸悶吸短，煩躁失眠，舌暗有瘀，脈弦澀，屬氣滯血瘀寒凝。

辨證治療

氣滯血瘀

症狀：月經後期，小腹脹痛，胸悶吸短，乳房脹痛，情緒不定，舌淡暗，脈弦。

治則：疏肝理氣溫陽。

處方：過期飲；加味逍遙散加肉桂、附子、桃仁、丹參。

氣血兩虛

症狀：月經後期，色淡質稀量少，頭暈目眩，氣短懶言，舌淡苔薄，脈細弱。

治則：補氣養血。

處方：如聖愈湯；人參養榮湯。

腎陽虛

症狀：月經後期，色淡質稀，小腹冷痛，喜暖喜按，形寒肢冷，腰膝冷痛，或神疲乏力，蜷臥多睡。或小便清長，大便溏薄。面色白，舌淡胖嫩，脈弱無力。

治則：大補腎陽。

處方：如右歸丸加方。

腎陰虛

症狀：月經後期，咽乾口燥，五心煩熱，頭暈耳鳴，心煩失眠，舌紅無苔或花剝苔，脈細數。

治則：滋腎養陰。

處方：如左歸丸加方。

痰熱

症狀：月經後期，經血色淡質稠，平日帶多質稠。體質肥胖，脘悶嘔惡，眩暈心悸，舌苔厚膩，脈弦滑。

治則：理氣化痰。

處方：如半夏白朮天麻湯加方；香砂六君子湯加方。

病案介紹

案1　痛經甚，經遲，紫斑

林女，20歲。經痛顯，須止痛，經遲1週，易紫斑，常熬夜，起身暈，無華。舌紅下瘀，脈弱。

處方　科學中藥

歸脾湯9g 附子1g 肉桂1g 丹參1.5g 沒藥1.5g （3包/日）

註：以上處方共服7週後，諸症改善。

〈治療思路〉

本案以歸脾湯改善貧血虛暈及紫斑，加桂附協助歸脾湯改善月經後期，加丹參、沒藥改善經痛。

案2　經遲，工作壓力

陳女，36歲。自初經起熬夜或工作壓力，即經遲至（月經30~90日一行）。易感冒久咳，面膚無華，虛弱倦怠，眠淺，緊張，憂鬱焦慮，大便軟/3日一行。舌淡紅齒痕，脈弦弱。

處方　水煎藥

柴胡4錢 桂枝5錢 白芍3錢 黃芩4錢 連翹4錢 乾薑1.5錢 附子1.5錢 黃耆15錢 熟地黃5錢 當歸4錢 炒杜仲8錢 陳皮5錢 砂仁4錢 大棗8枚（1劑/日）

註：病人自青少年起，逢經遲3個月，即來院調理，以上處方共續服14~28帖，月經可逐月。本次曉以續調方能改善卵巢功能，故持續服4個月/共103劑，隨後多年訪查，月經正常，遇壓力及熬夜仍可維持正常週期。

〈治療思路〉

病人易感冒，故以柴胡桂枝湯精神，合補氣養血補腎溫陽施治。工作壓力緊張焦慮，柴芍棗可緩肝。感冒時另加黃連3錢，合併黃芩、連翹、乾薑、附子，清熱解毒中維持氣管供血供氧及增強抗體，協助柴胡、桂枝、黃耆，達到治療外感內傷及久咳。

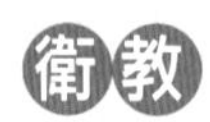

月經逾期未至，有懷孕可能時，首先應先驗孕。 月經週期延後且經量明顯減少，建議檢查是否為卵巢早衰。

hCG 排除懷孕

病史、理學檢查、
檢驗PRL, TSH, FSH, E2, testerone, 骨盆超音波

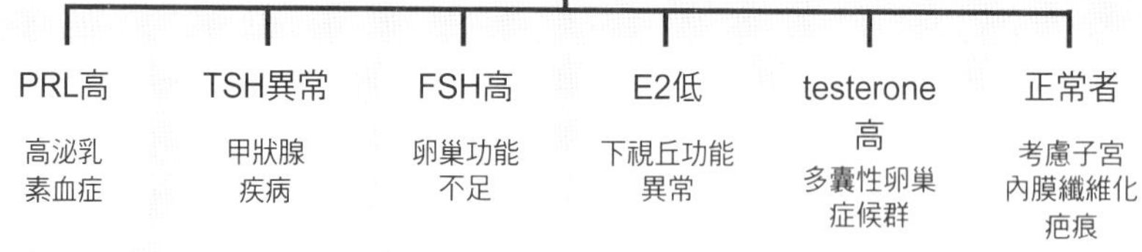

〔資料來源：家庭醫師臨床手冊P.25〕

月經先後無定期

定義

月經週期提前或延後7天以上，並連續3個月經週期以上，月經量或多或少。

病因病機

月經先後不定期多因內分泌失調，可能是：

★FSH（濾泡刺激素）分泌不足，濾泡發育緩慢，排卵延後而致月經後期。

★或雖有排卵，但LH（黃體生成激素）分泌不足，致使排卵後黃體發育不全，提早衰退，月經提前而至。

★或是月經週期中不能形成LH/FSH高峰，導致不排卵性月經紊亂，表現月經先後不定。

中醫認為月經先後不定期的發病機制，多因氣滯血瘀，或氣血兩虛，或腎虛所致。

《景岳全書》：「凡欲念不遂，沉思積鬱，心脾氣結，致傷衝任之源，而腎氣日消，輕則或早或遲，重則漸致枯閉。」

《景岳全書》：「凡女子血虛者，或遲或早，經多不調。」

《傅青主女科》：「婦人有經來斷續，或前或後無定期，……是肝氣之鬱結乎…。」

中醫治療

中醫治療月經先後無定期，須辨別虛實：

★月經先後無定期，量少色淡，虛弱倦怠，頭暈目眩，心悸，耳鳴，腰膝痠軟，舌淡白或瘦薄，脈細弱，屬氣血兩虛或腎虛。

★月經先後無定期，色紫暗有瘀塊，腹痛，乳脹痛，煩躁失眠，胸悶吸短，舌暗紅，舌下瘀脈，脈弦，屬肝鬱氣滯血瘀。

辨證治療

氣血兩虛

症狀：月經先後不定，經量或多或少，色淡質稀，頭暈目眩，氣短懶言，舌淡苔薄，脈細弱。

治則：補氣養血。

處方：如聖愈湯，或人參養榮湯。

肝鬱氣滯

症狀：月經先後不定，經色紫暗且夾瘀塊，腹痛拒按，乳房脹痛，胸肋滿悶，舌暗紅，脈弦。

治則：疏肝理氣，養血化瘀。

處方：如加味逍遙散加方。

腎陽虛

症狀：月經先後不定，月經量少，色淡質清，小腹綿痛，喜溫喜按，腰膝痠軟，頭暈耳鳴，舌淡，脈細弱。

治則：大補腎陽。

處方：如聖愈湯加山茱萸、杜仲、肉桂、附子。

腎陰虛

症狀：月經先後不定，月經量少，色紅質暗，口乾少飲，五心熱，心悸失眠，腰膝痠軟，頭暈耳鳴，舌瘦薄紅，脈細弱數。

治則：養血滋陰。

處方：如地骨皮飲加山茱萸、杜仲。

病案介紹

案1　經期先後不定，經痛，痘瘡

王女，29歲，月經先後不定期，乳脹痛、經痛顯，無服止痛，背部痘瘡多硬結，大便軟3日一行。舌偏暗紅，舌下瘀，脈弦。

處方　科學中藥

加味逍遙散9g 沒藥1.5g 乳香1.5g 銀花2g （3包/日）

註：以上處方續服4週，經期規律，經痛改善，背部痘瘡減少。（追蹤3個月）

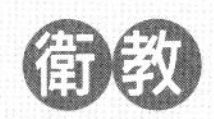

初經之後的前2、3年，因為卵巢功能尚未發育完全，排卵不穩定或沒有排卵導致月經週期長短不一的現象。

一般而言，這段期間的月經期常為21~42天不等，加上這段期間的少女（約13~15歲）常有課業或生活上的精神壓力，使經期不規則的情況更加明顯，月經好幾個月才來1次的例子也屢見不鮮。

這種情況一般並不需要藥物特別治療，待生理機能成熟後，經期自然會漸趨穩定。坊間有許多所謂的調經補品並不適合這段期間的少女服用。

若月經過多、過長或過密，為了避免造成貧血，因此需要醫師診斷後調經止血。

〔資料來源：婦產科常見病症與保健百科——淡水馬偕紀念醫院婦產部主治醫師翁仕賢〕

排卵出血

定義

2次月經期的中間（即絪緼之時），有規律性的少量陰道出血。短則1~2日，長則可達1週以上。

病因病機

排卵時，若雌激素水平迅速下降，不能維持子宮內膜生長，會引起內膜表層局部潰破、脫落，導致少量出血。之後隨着黃體的形成，分泌足量的雌、孕激素，潰破的子宮內膜表層得以迅速修復而停止出血。

中醫認為排卵出血，主要病機多屬氣滯血瘀夾熱，或腎陰虛陽亢。《中醫婦科學》：「腎陰不足，精虧血損，於絪緼之時陽氣內動，損傷陰絡，衝任不固，因而出血。瘀阻胞絡，或因七情內傷，氣滯衝任，久而成瘀，當此絪緼之時，陽氣內動，動乎瘀血，損傷胞絡，以致出血。」

中醫治療

中醫治療排卵出血，須辨別氣滯血瘀夾熱或腎陰虛。

★若出血量少，伴隨腰膝痠軟，頭暈目眩，心悸失眠，口乾溲黃，舌紅或瘦薄，脈細數，屬腎陰虛，衝任不固。

★若出血量少有瘀塊，伴隨腹痛，胸脅脹悶，煩躁易怒，失眠多夢，舌紅暗，脈弦，屬氣滯血瘀夾熱。

辨證治療

● 腎虛血熱

症狀：排卵期出血，腰膝痠軟，頭暈目眩，五心煩熱，失眠心悸，尿赤便秘，舌紅少苔，脈細數。

治則：補腎養陰。

處方：如四物湯加山茱萸、黃芩、知母、杜仲。

血瘀血熱

症狀：排卵期出血，血色紫黑有血塊，小腹兩側脹痛拒按，胸悶煩躁，口乾渴，舌紅暗瘀，脈弦澀。

治則：養血清熱化瘀。

處方：如桃紅四物湯加沒藥、黃芩。

病案介紹

案1　過勞後經月二行

林女，28歲。每過勞後經月二行，皆常量，平日壓力大，眠差，便秘3日一行，工作須持重，腰背痠痛，頭暈痛，脹痞嗝，燥渴，逆冷，晨間手足麻顯，舌暗紅下瘀，脈弦緊。

處方　水煎藥

當歸3錢　白芍4錢　甘草1.5錢　柴胡4錢　黃連1.5錢　黃柏5錢　玉桂子1.5錢　附子1錢　川芎3錢　炒杜仲8錢　黃耆15錢　陳皮8錢　萊菔子8錢　大棗10枚（1劑/日）

以上處方服7劑後改善。

註：自28~33歲期間，每年發病1次，皆來院就診服7劑後改善。

〈治療思路〉

病人氣血兩虛，壓力大，眠品差，過勞腎損，故有諸症，以疏肝養血合補氣補腎施治。處方中桂附耆協助陳皮、萊菔子治療脹痞頭暈之中氣下陷，重點在清熱藥與補氣溫陽藥的比例平衡，須於治療過勞經月二行同時，既能改善頭暈、脹痞、虛弱、肢麻、體酸、逆冷，又能改善睡眠並避免燥渴。

案 2　慣性排卵出血

女，43歲，生育二子。長期排卵出血/褐淋5日，症近10年。掉髮多，手指掌潰瘍脫皮，頸額棘皮，偶經遲，倦怠，眠納便常。舌淡暗紅齒痕，脈弱。

處方　水煎藥

熟地黃5錢　山茱萸4錢　當歸5錢　白芍4錢　黃芩5錢　炒杜仲8錢　附子1.5錢　玉桂子3錢　陳皮5錢　砂仁5錢　刺蒺藜4錢　黃耆15錢（1劑/日）

註：以上處方續服2個月共63帖，追蹤多年無再排卵出血，額頸棘皮改善，指端偶輕脫皮但無潰瘍。

〈治療思路〉

本案病人排卵出血，屬腎虛合氣血兩虛，故以補氣養血補腎法治療。加蒺藜，配合當歸、熟地黃、黃耆，改善富貴手及額頸棘皮。

閉經

定義

月經3、5月一行，或更長時間月經不至，或年逾20仍初經未至者。臨床上閉經區分有原發性閉經、繼發性閉經，及生理性閉經。

★原發性閉經，即年過18歲仍無初潮，或14歲第二性徵仍不發育者。

★繼發性閉經，即婦女月經3、5月一至，或更長時間月經不行者。

★生理性閉經，即妊娠、哺乳和停經。

病因病機

導致閉經的原因有多方面。如先天性畸形，發育不全，內分泌紊亂，免疫疾病，精神神經因素，腫瘤，創傷與藥物影響等。

正常月經的建立和維持有賴於下丘腦－垂體－脊椎脊髓神經－自主神經－卵巢軸線的神經與內分泌調節，以及子宮內膜對性激素的週期性反應，其中任何一個環節發生障礙就會出現月經失調，甚至導致閉經。

依發病部位可分為子宮、卵巢、垂體、下視丘及其他內分泌疾病閉經。

★**子宮因素**：子宮發育不良，子宮內膜缺損，對激素無反應。

★**卵巢因素**：卵巢早衰，卵巢功能失調，卵巢腫瘤，多囊性卵巢。

★**垂體因素**：垂體腫瘤，垂體不足或減退。

★**內分泌病**：如甲狀腺，腎上腺，糖尿病。

★**其他因素**：神經精神因素，假孕，嚴重營養不良，口服避孕藥，肥胖症，貧血，藥物抑制……等。

中醫認為氣血兩虛，精血不足，或情志不遂，肝鬱氣滯，或痰濕壅塞，阻滯經脈，均可導致閉經。

《內經》：「二陽之變發心脾，有不得隱曲，女子不月。」「血實者宜決之。」
《景岳全書》：「凡婦女病損至旬月半載之後，則未有不閉經者，正因陰竭，所以血枯……故或以羸弱……或以亡血失血，及一切無脹無痛，無阻無隔，而經有久不至者。」
《醫學正傳》：「月經全借腎水施化，腎水即乏，則經血日以乾涸。」
《女科切要》：「肥白婦人，經閉而不通者，必是濕痰及脂膜壅塞之故也。」

西醫閉經相關檢查

子宮功能檢查

內膜檢查；子宮輸卵管造影；內視鏡檢查；藥物試驗（黃體素、雌激素）。

卵巢功能檢查

基礎體溫；陰道脫落細胞及子宮頸黏液檢查；血清黃體素、雌激素含量測定。

性激素檢查

雌激素（E2）、促濾泡生成激素（FSH）、黃體生成素（LH）、泌乳素（PRL）、睪酮（T）。

其他檢查

甲狀腺、腎上腺功能測定。

中醫治療

治療閉經應區分虛實。

● 虛者

精血不足，血海空虛，無血可下。多因肝腎不足，或脾胃虛弱，或形羸，或久病，致氣血虛衰、陰虛血燥，而成經閉。

實者

邪氣阻隔，脈道不通，經血不得下行。多因肝失條達，或氣滯血瘀，或痰濕阻隔，或肝陽上亢，導致閉經。

辨證治療

氣血虛衰

症狀：身體羸瘦，脾胃虛弱，心悸氣短，頭暈腰痠，神疲乏力，舌淡，脈弱。

治則：大補氣血。

處方：如人參養榮湯，或十全大補湯。

氣滯血瘀

症狀：情志不遂，煩躁鬱怒，作息失常，焦慮失眠，舌暗，脈沉弦。

治則：疏肝活血。

處方：加味逍遙散加桃仁、川芎、香附、熟地黃。

痰濕壅塞

症狀：形體肥胖多脂，胸悶嘔惡，帶下多且粘膩。舌胖，苔白膩或黃膩，脈滑。

治則：理氣化痰。

處方：寒痰（虛痰）者半夏白朮天麻湯加方；熱痰（實痰）者溫膽湯加方。

肝陽上亢

症狀：頭暈頭痛，耳鳴目眩，心悸失眠，煩躁易怒，腰膝痠軟，口乾渴，便秘，尿赤，舌紅，脈弦數。

治則：平肝潛陽降逆。

處方：建瓴湯加方。

病案介紹

案1　去胎後閉經，合併雜症

陳女，32歲。多囊性卵巢，子宮後傾。

30歲曾於RU486墮胎後，閉經4月。今年復服RU486墮胎，閉經已8月仍經滯不來，乳房持續脹痛。

平日鼻過敏，膚癢，眠難，心悸，頻尿，目脹，易口糜齦腫，指甲脆弱，經痛瘀多，乳脹痛，洗頭即經量驟減。舌淡暗胖，脈弦弱數。

處方　水煎藥

熟地黃5錢　當歸3錢　白芍4錢　川芎3錢　山茱萸4錢　黃柏5錢　生杜仲8錢　柴胡4錢　甘草3錢　大棗8　黃耆10錢　陳皮8錢　玉桂子1錢　附子1錢　（1劑/日）

註：以上處續服18劑後，月經來潮，經量正常，諸症改善，繼續調理數週。

〈治療思路〉

本案病人氣血兩虛，合併肝鬱氣滯，故以小柴胡湯合併聖愈湯，易口糜齦腫、心悸，加生杜仲、少量桂附，加黃柏5錢協助潛陽。

案2　閉經，早衰

陳女，45歲。

閉經半年，生育二子，子宮下垂，缺鐵性貧血，Hb=7.8，服鐵劑。

頭暈，姿勢性低血壓，面多黃褐暗斑，晦暗無華，全身膚癢，易殘留疤痕，胃酸，納不定時，長期入眠難，項肩痠痛，工作持重（米店），腰薦痠痛（曾跌挫）。舌胖大淡暗，舌下瘀脈深，脈弱。

處方　水煎藥

熟地黃5錢　山茱萸4錢　炒杜仲5錢　骨碎補5錢　丹參8錢　柴胡4錢　白芍3錢　陳皮8錢　黃芩4錢　蒲公英4錢　荊芥4錢　黃耆10錢　（1劑/日）

註：以上處方加減，續服7週後，月經來潮，諸症改善，接續調理鞏固療效。

〈治療思路〉

本案病人腎虛早衰，合併氣滯血瘀，故以熟地、山茱萸、骨碎補、炒杜仲、黃耆，補氣養血補腎，輔以疏肝化瘀施治。

逆經

定義

每逢月經來潮，或經行前後，出現規律性的吐血、咳血，或衄血，謂之逆經，又稱倒經。

病因病機

西醫認為經行吐衄，可能是子宮內膜異位轉移。

中醫應考慮的發病機制，可能是血瘀血熱（血瘀血熱、腎陰虛血熱、肝鬱化火），或氣血兩虛夾瘀熱。

《葉氏女科證治》：「經不往下行，而從口鼻中出，名曰逆經……由過食椒薑辛辣之物，熱傷其血，則血亂上行。」

《內經》：「諸逆衝上，皆屬於火」

《類證治裁》：「按月倒經，血出鼻口，此由肝火上迫，不循常道。」

《傅青主女科》：「婦人有經未行之前，一二日忽然腹疼而吐血，……是肝氣之逆乎……。」

辨證治療

● 肝鬱化火

症狀：經行吐衄，血色鮮紅，心煩易怒，面赤失眠，脅肋脹痛，頭暈耳鳴，口苦咽乾，尿赤便秘，舌紅苔黃，脈弦數。

治則：疏肝清熱化瘀，引熱下行。

處方：如加味逍遙散加黃芩、丹皮、懷牛膝、白茅根。

● 肝腎陰虛

症狀：經行吐衄，五心煩熱，頭暈耳鳴，潮熱盜汗，腰膝痠軟，心悸失眠，舌紅少苔，脈細數。

治則：清熱滋陰，引熱下行。

處方：如四物湯加生杜仲、白茅根、天冬、懷牛膝、黃柏。

血熱夾瘀

症狀：經行吐衄，血色鮮紅質稠夾瘀，胸痛胃痛腹痛，煩熱燥渴，舌紅紫暗，舌下絡脈瘀張，脈弦滑。

治則：清熱活血化瘀。

處方：如乳沒四物湯加黃芩、黃連、黃柏。

氣血兩虛夾瘀

症狀：經行吐衄，色淡質稀，面白無華，脹痞納少，頭暈目眩，氣短懶言，舌淡苔薄，脈細弱。

治則：補氣養血化瘀。

處方：如歸脾湯加方。

病案介紹

案1　逆經/實證

陳女，35歲。經量或多或少，經色紫暗，質稠有瘀塊，經間腹痛。

經間終日咳吐腥臭血水，暗紅質稠，持續3~5日，咳前胸悶緊痛，咳後稍舒爽，不久症旋復。

本病自初經後2年即發但症微，僅少量咳血，近2年症漸加惡，現終日不舒，影響工作及睡眠。口乾渴，體力可，二便常，眠納可。舌偏暗紅，舌下瘀，脈弦。

檢查：輕度子宮肌腺症；支氣管鏡及胃鏡檢查正常。

處方　水煎藥

丹參8錢　沒藥4錢　生地黃5錢　當歸3錢　白芍3錢　川芎3錢　黃芩5錢　黃連3錢　黃柏5錢　蒼朮5　陳皮8錢　砂仁4錢　（1劑/日）

註：以上處方續服2月，服藥第1次經來，咳血減半，第2次經來，僅咳粉紅血水，病人遂自停藥，之後訪查，回復過往偶少量咳血。

〈治療思路〉

本案屬瘀熱證，故以清熱解毒湯為主，合併大劑量活血化瘀治療。

案 2　逆經 / 虛證

劉女，26歲。月經期間時發咳吐血水，量少色淡，檢查無異常。

面白無華，平日易感冒，久咳，頭暈目眩，脹痞納少，虛倦乏力，經量偏少，週期正常，過勞即經間咳血。二便常，舌淡白齒痕，脈弱。

處方　水煎藥

熟地黃5錢　當歸3錢　白芍3錢　川芎3錢　黃耆15錢　陳皮8錢　砂仁4錢　蒼朮4錢　柴胡4錢　桂枝5錢　黃芩5錢　乾薑1錢　附子1錢　丹參5錢　大棗8枚　（1劑/日）

註：以上處方續服2月，無再咳血，諸症改善，精神體力改善。（感冒發熱，加連翹5錢）

〈治療思路〉

病患氣血兩虛且容易感冒，故以聖愈湯加柴胡、桂枝改善體質，加丹參避免肺及氣管內鬱血。

第二部分　經前症候群（PMS）

定義

經前症候群PMS（Premenstrual Syndrom）：

婦女在月經前7~10日，伴隨生理上、精神上、行為上的不適及改變。如頭痛、項背強痛、乳房脹痛、全身乏力、緊張焦慮、失眠、腹痛、水腫等，月經來潮後症狀自然消失。

臨床症狀

1. 精神症狀

不同程度的緊張、抑鬱、煩躁、易激動、哭泣、易怒，情緒不穩定，注意力不集中，失眠，嗜睡，遲鈍，乏力，孤僻。

2. 水腫

經前體重增加，常見指、踝、眼瞼，或全身浮腫。

3. 疼痛

經前或經間出現頭痛，腹痛，腰痛，周身痛，吊陰痛。

4. 乳房脹痛

乳房腫脹疼痛，乳頭刺痛。

5. 胃腸症狀

胃腹脹，便秘，泄瀉，便血，噁心嘔吐，食慾不振，食慾增加，嗜甜食。

6. 皮膚症狀

皮膚過敏，蕁麻疹，痘瘡，癰癤。

7.黏膜症狀

口瘡，舌糜，外陰潰瘍，陰道痛癢。

8.免疫疾病症復

各種免疫疾病症情惡化。

9.外感

感冒，咳喘，寒熱往來，發熱。

10.其他症狀

眩暈，抽搐，喑啞。

病因病機

經前症候群的症狀複雜且多變化，可能與以下因素有關：

★**激素的改變**：如黃體素，雌激素，前列腺素……等濃度改變。

★**腦神經傳導介質波動**：如5-羥色胺水平下降，β-內啡肽不足，多巴胺不足。

★**其他因素**：如皮質激素增加，血管調節不穩定，缺乏維生素B6，營養不均衡（高脂肪、高糖、高鹽），甲狀腺內分泌失調，鈣質缺乏，身心壓力，睡眠障礙，環境汙染，長期缺乏運動……等。

經前症候群亦是一種身心症，常出現焦慮、憂鬱、易怒、嗜食、疲倦、低潮、體重增加等神經精神症狀。依症狀與原因大致可以粗略分為：

焦慮型

可能是雌激素過多，黃體素不足，前列腺素分泌過多。

情緒低落型

可能是雌激素不足，黃體素過多，各種傳導介質分泌不足。

無精打采昏沈型

胰島阻抗，血糖偏高，各種傳導介質分泌不足。

水腫抑鬱型

腎上腺皮質素分泌過多，各種傳導介質分泌不足。

中醫認為經前症候群主要發病機制，多因血虛合併臟腑功能失調。

女子以血為用，五臟六腑皆賴氣血濡養，女子平素血虛，經期胞宮陰血充盈，全身氣血虧虛，加之素稟陰陽偏頗，累及肝、脾、腎、心等臟腑功能失調，而致諸症。

發病機制如下：

★**肝鬱氣滯**：煩躁易怒，乳房脹痛

★**肝鬱化火**：口糜，吐衄，頭痛，頭暈

★**火擾心神**：情志異常

★**陰虛陽亢**：頭痛，頭暈，煩躁，失眠

★**陰虛內熱**：經行發熱

★**脾虛陽虛**：浮腫，泄瀉

★**脾不統血**：便血，吐衄

★**血虛生風**：癢疹，痘瘡

★**經脈失養**：經行身痛

★**心神失養**：坐臥不寧

★**腎陰虛，津液不能上承**：喑啞

★**邪正相爭**：經行感冒，咳喘，發熱，體痛，寒熱不調，免疫疾病復發。

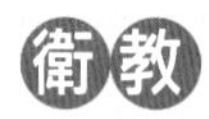

1. 減少鹽類的攝取：就是吃得清淡。在月經即將來臨前或剛剛開始時，因為荷爾蒙的作用，會導致部分的體內水分存留，所以你會覺得身體 有些腫脹，有時乳房也會脹痛，此時體重會略為增加，在月經來臨後，這些增加的體重就會迅速消失！此時應避免吃較鹹的食物。
2. 適量的桂圓、紅棗、或紅豆，可以減輕經痛。同時飲食要足夠才有溫暖安全與愉快的感覺，如果刻意節食會加重經前緊張症候群的程度。
3. 多攝取瘦肉、深綠色蔬菜等富含鐵質與蛋白質的食物。
4. 多休息，保持足夠的睡眠；勤換衛生棉，保持清潔；每天淋浴。
5. 把每次月經的時間記錄下來，幾個月以後，就可以很清楚知道自己的生理時間，這樣也可以減少猜疑及等待所帶來的不安定感覺。
6. 從事和緩的運動，例如：有氧運動、慢跑、散步、游泳等。
7. 減輕經痛的體操——膝胸臥式法：

　　採跪姿，雙膝分開保持與肩同寬。額頭輕觸地板，腰部伸直。臀部抬高，腿部和地面呈垂直。這個姿勢建議在月經來臨前1~2週做，每次約10~15分鐘左右，可緩和下次月經來臨時的疼痛感，但切記不要在月經來的這幾天做，以避免加據疼痛感。

〔資料來源：國民健康署婦幼健康組一月經週期的保健〕

中醫治療

一、精神症狀

亢症

經前或經期煩躁，失眠，燥渴，緊張，易怒，激動，情緒不穩定，注意力不集中。

● 實亢

症狀：實熱陽亢，焦躁不安，面紅目赤，便秘，舌紅苔黃膩，脈弦滑數。

治則：清熱瀉火，平肝降逆。

處方：建瓴湯加方（建瓴湯加黃連、黃柏、大棗）。

● 虛亢

症狀：正氣偏虛，脈弦弱。

治則：疏肝解鬱。

處方：加味逍遙散加方（加味逍遙散，加黃柏、大棗、杜仲，少量桂、附）

鬱症

症狀：經前或經期低潮憂鬱，喜悲哭，嗜睡或失眠，心悸，遲鈍恍惚，虛弱乏力，脈弱遲。

治則：補氣養血，佐以疏肝。

處方：如聖愈湯加方，或甘麥大棗湯加方。

二、經行浮腫

● 脾腎陽虛

症狀：經前或經期浮腫，腹脹納減，畏寒肢冷，腰膝痠軟，溏瀉，舌淡苔白，脈緩。

治則：溫補脾腎，化氣行水。

處方：如真武湯加補腎藥（加黃耆、桂枝、炒杜仲、山茱萸、巴戟天、仙靈脾）。

● 氣滯濕鬱

症狀：經前或經期浮腫，乳房脹痛，脘悶脅脹，舌淡紅苔白，脈弦滑。

治則：疏肝理氣利濕。

處方：如逍遙散加川楝、延胡、茯苓皮、澤瀉、香附。

三、疼痛

經行頭痛

經前或經期以頭痛為主症。

● 氣血兩虛

症狀：頭痛頭暈，心悸氣短，神疲乏力，少寐多夢，舌淡苔白，脈細弱。

治則：補氣養血。

處方：如八珍湯加方。

● 血瘀頭痛

症狀：頭痛劇烈，或脹痛，或刺痛，拒按，舌質暗紅，舌下瘀，脈弦或澀。

治則：活血化瘀。

處方：如桃紅四物湯加沒藥、丹參。

● 肝陽上亢

症狀：顛頂掣痛，頭暈目眩，煩躁易怒，口苦咽乾，舌質紅苔黃，脈弦細數。

治則：平肝降逆，補腎養陰。

處方：如知柏地黃湯加方。

經行身痛

經前或經期出現身體疼痛或肢體麻木為主症。

氣血兩虛

症狀：肢體痠痛麻木，舌淡，脈弱。

治則：補氣養血。

處方：如聖愈湯加方。

氣滯寒凝

症狀：肢體疼痛酸重，得熱稍舒。

治則：補氣養血，酌加溫陽藥。

處方：如四物湯加桂枝、附子。

營衛失調

症狀：經行之際，營血偏虛，風寒之邪趁虛而入，以致發熱惡風。

治則：補氣養血加表散之藥。

處方：如柴胡桂枝湯加補氣血藥，或麻黃四物湯，或桂枝四物湯。

經行腰痛

症狀：經前或經期出現腰腿痠痛的主症。

治則：補腎強筋，補氣養血。

處方：四物湯加黃耆、杜仲、骨碎補。

經行吊陰痛

月經期間，除了少腹、小腹脹痛外，伴隨陣發性外陰掣痛，甚至牽引少腹－胸脅－乳房乳頭疼痛，似有經脈從乳房繫吊至陰部。

氣滯血瘀

症狀：經行吊陰痛，心煩易怒，心悸失眠，脅肋脹痛，舌紅苔黃，脈弦數。

治則：疏肝理氣。

處方：如加味逍遙散加川楝子、延胡索。

● 血虛寒凝

症狀：經行吊陰痛，經少色暗，頭暈目眩，畏寒肢冷，小便清長，大便溏薄，舌淡白，脈弱遲。

治則：補氣養血，溫經散寒。

處方：如聖愈湯加肉桂、附子、吳茱萸、川楝子。

四、經行乳房脹痛

經前或經期，出現乳房脹痛，甚者乳房硬結腫塊，乳頭硬痛，不能觸衣。

● 實證

症狀：經前乳房脹痛刺痛甚，按之有硬塊，口乾口苦，煩躁失眠，舌暗紅有瘀，脈弦滑。

治則：活血祛瘀，疏肝理氣。

處方：如乳沒四物湯加柴胡、黃芩。

● 虛證

症狀：經行乳房脹痛，無硬塊，心悸，失眠，腰膝痠軟，舌瘦紅，脈弦弱。

治則：滋腎養肝。

處方：如加味逍遙散加何首烏、山茱萸、杜仲。

五、胃腸症狀

經前或經期，出現胃腹脹，便秘，泄瀉，便血，噁心嘔吐，食慾不振，或食慾增加，嗜甜食。

● 實證

症狀：便秘，食慾過增，精神亢奮，舌紅苔黃，脈弦數。

治則：中焦有熱，治以清瀉。

處方：如小柴胡湯加黃連、桃仁、大黃。

● **虛證**

胃腹脹、泄瀉、食慾不振，多屬脾虛，或脾腎陽虛。

● **脾虛**

治則：補氣健脾。

處方：如香砂六君子湯，或參苓白朮散。

● **脾腎陽虛**

治則：溫陽健脾。

處方：香砂六君子湯加補腎溫陽藥（何首烏、山茱萸、乾薑、肉桂、附子、炒杜仲），或補腎溫陽加理氣消滯藥。

六、皮膚症狀

經前或經期，出現皮膚過敏，蕁麻疹，痘瘡，癰癤。

● **實證**

症狀：素體陽盛，或過食辛辣之品，濕熱內蘊血分，鬱於皮膚，外感風邪。口乾喜飲，便乾溲赤，疹塊搔癢不堪，舌紅苔黃，脈浮數。

治則：涼血清熱，疏風止癢。

處方：如芩連四物湯加蒲公英、荊芥、防風、丹參。

● **虛證**

症狀：營血不足，血虛生風，面黃無榮，肌膚枯燥。

治則：養血疏風。

處方：如育生血枯方加減（加黃芩、蒲公英、荊芥）

（育生血枯方：何首烏、當歸、菟絲子、沙苑蒺藜）。

七、黏膜症狀

經前或經期，出現口瘡，舌糜，外陰潰瘍，陰道痛癢。

● **實證**

症狀：平素火熱熾盛，經前或經期口舌生瘡，或外陰糜爛，口乾口苦，口臭燥渴，便乾溲赤，舌紅苔黃，脈滑數。

治則：清熱養陰。

處方：育生免疫過亢方，或芩連四物湯加地骨皮、丹皮、生石膏。

（育生免疫過亢方：黃芩、黃連、黃柏、生甘草、青蒿、知母、地骨皮、蒼朮）

虛證

症狀：肝腎陰虛，虛火上乘，經前或經期口舌生瘡，或外陰糜爛。

治則：補腎養陰。

處方：如知柏地黃湯加杜仲，加少量桂附引火歸元。

八、免疫疾病復發

各種免疫疾病症情惡化。

實證

處方：以育生免疫過亢方加方為主，酌加養血活血藥。（育生免疫過亢方：黃芩、黃連、黃柏、青蒿、知母、地骨皮、生甘草、蒼朮）

虛證

處方：以小柴胡湯加方為主，加重清熱藥。

〈加減運用〉

- **表虛**：加桂枝、芍藥。
- **血枯**：加何首烏、當歸。
- **關節症狀**：加杜仲、骨碎補、續斷。
- **水濕停聚**：加茯苓、澤瀉。
- **血熱**：加生地黃、青蒿、地骨皮。

九、感冒，咳喘，寒熱往來，發熱

經前或經期，常招外感，或出現咳喘、寒熱往來、發熱等症狀。

表邪外感

處方：四物湯加柴胡、桂枝、黃耆、連翹。

咳喘

有表邪

處方：四物湯加麻黃、桂枝。

無表邪

處方：香砂六君子湯加六味地黃。

發 熱

有表邪

處方：柴胡桂枝湯合四物湯。

有內熱

處方：加味地骨皮飲。

十、眩暈，抽搐，喑啞

經行眩暈

素體血虛

症狀：精血化源不足，不能上榮頭目。表現面色萎黃，唇甲蒼白，疲勞倦怠，舌淡，脈弱。

治則：補氣養血。

處方：如歸脾湯加味。

脾虛痰濕

症狀：頭暈頭重，噁心嘔吐，舌苔白膩，脈滑濡。

治則：健脾化濕袪痰。

處方：如半夏白朮天麻湯。

陰虛陽亢

症狀：面紅目赤，心煩易怒，口乾咽燥。

治則：滋陰潛陽。

處方：如知柏地黃湯加天麻、杜仲。

經行抽搐

婦女在月經期間，四肢拘急抽搐，伴隨肢冷汗出，甚至無意識或暫時性昏厥。

氣血兩虛

症狀：經行抽搐，面白無華，脹痞納少，頭暈目眩，氣短懶言，舌淡苔薄，脈細弱。

治則：補氣養血。

處方：如歸脾湯加方。

肝陽上亢

症狀：經行抽搐，頭目眩暈、脹痛，頭重腳輕，腰膝酸軟，便秘尿赤，舌紅少津，脈弦或弦細數。

治則：滋陰潛陽。

處方：如建瓴湯加方。

寒凝氣滯

症狀：經行疼痛劇烈而抽搐，經血淡或暗，頭暈目眩，惡寒肢冷，口唇青紫，舌淡白，脈沉弱。

治則：補血養血，溫經散寒。

處方：如聖愈湯加肉桂、附子、吳茱萸。

經行喑啞

病機：腎水虧虛，津液不能上承。

治則：補腎滋陰。

處方：如知柏地黃湯加黃耆。

病案介紹

案1　經前症候群，感冒，濕疹

吳女，39歲。

經間悶痛、經量過多，經後淋漓，週期35，經前及經間發感冒、頭痛、癢咳、虛倦。

平素異位性皮膚炎，蕁麻疹，關節濕疹，多夢，易醒難再眠，痞脹，二便常。舌瘦薄暗紅下瘀，脈弦弱。

一診處方　**水煎藥**

柴胡4錢　桂枝5錢　黃芩4錢　黃連1.5錢　黃柏4錢　白芍3錢　丹參8錢　乾薑1錢　附子1錢　黃耆10錢　何首烏5錢　川芎3錢　陳皮8錢　砂仁4錢　大棗8枚　（1劑/日）

註：以上處方服7劑後回診，汗後濕疹不舒，夜半發蕁麻疹，餘症改善。

二診處方　**水煎藥**

柴胡4錢　桂枝5錢　黃芩4錢　黃柏4錢　白芍3錢 蒲公英4錢　荊芥4錢　茯苓5錢　黃耆10錢　何首烏5錢　當歸5錢　陳皮8錢　砂仁4錢　（1劑/日）

註：以上處方服7劑後，經前諸症改善，膚症改善，少癢，仍有小紅疹。

〈治療思路〉

一診：以柴胡桂枝湯加黃耆、少量薑附，改善體虛容易感冒，加丹參、何首烏，改善異位性皮膚炎及血瘀體質。

二診：加蒲公英、荊芥、茯苓，改善濕疹；加當歸協助何首烏改善皮膚條件。

案2　經痛，類風濕關節炎

吳女，40歲。育3子，子宮肌瘤3個（2~3cm）。

類風濕關節炎10多年（第三胎產後發病），斷續服西藥2年。雙手掌指關節、踝足等遠端關節，皆腫且灼熱痛，近半年膝痛顯，晨僵緊，經前及經間症狀加劇。

眠難易醒，渴，經痛，有瘀塊，陰部易感染，二便常。舌淡暗紅，脈弦滑弱。

近期檢查：ESR=11 CRP=0.46 Hb=11.3

處方　水煎藥

熟地黃5錢　黃柏5錢　龍膽草5錢　骨碎補8錢　炒杜仲5錢　陳皮8錢　砂仁4錢　黃耆10錢　白芍4錢 柴胡4錢　大棗8枚　丹參5錢　茯苓5錢　（1劑/日）

註：以上處方服6週後，諸症改善，自行停藥，於半年後復發回診。

〈治療思路〉

本案病人產第三子後發病，屬氣血大虧導致免疫失衡辨識不良，故以聖愈湯精神，加碎補、杜仲壯筋骨，加黃柏、龍膽草、茯苓改善關節熱痛及陰部感染，加柴胡樞機，外感內傷平衡免疫，處方進退得宜。

案3　經期感冒、頭痛、癢疹、乳脹

林女，42歲。經前後：頭痛、紅疹熱癢（關節處）、感冒、乳脹，症20年。

平日痞脹嗝，眠難且淺，二便常。舌紅苔白下瘀，脈弦。

處方　水煎藥

柴胡4錢　桂枝5錢　白芍3錢　甘草1.5錢　丹參5錢　黃芩5錢　黃連1.5錢　黃柏5錢　陳皮8錢　砂仁4錢　黃耆10錢　蒲公英4錢　荊芥4錢　大棗5枚　（1劑/日）

註：以上處方服4週後，諸症改善，餘少許癢疹。

〈治療思路〉

經間易感冒及膚癢，皆是免疫功能偏弱，常處邪正相爭狀態，故以柴胡桂枝湯加黃耆並加重清熱藥治療，用丹參加荊芥、蒲公英改善癢疹，加陳皮砂仁改善痞脹，加大棗協助柴胡桂枝湯改善睡眠。

案4 經遲，經間雜症

張女，39歲。

自28歲去胎後常經遲，甚至3月一行。

少肌多脂，經前易頭痛、項強、嗜食或厭食、眠難或嗜睡、右腋下淋巴痛、心悸、膚癢、口糜、虛倦、腰痠、胸悶、低熱、咽痛、低潮、易怒、陰部味穢。舌暗紅齒痕，母親乳癌史，舌下瘀甚，脈弦弱。

處方 水煎藥

何首烏5錢 山茱萸4錢 丹參5錢 炒杜仲5錢 柴胡4錢 白芍3錢 黃芩4錢 黃柏4錢 陳皮8錢 蒲公英4錢 黃耆15錢 （1劑/日）

註：以上處方自29~39歲10年間，共來診五次，每次發病約服7~14劑，改善後即自停藥。

〈治療思路〉

口糜、虛倦、腰痠、低熱、少肌多脂屬腎虛有熱，以何首烏、山茱萸、杜仲、黃柏補腎養陰，加柴胡、白芍、黃耆協助補腎藥改善經前症候群，加丹參、蒲公英、黃芩改善感染及血瘀症象。

案5 經遲，經少，胃痛，便秘

趙女，24歲。大學時過度減重，曾閉經1年半。

現經遲，經量極少，經期45~60日，便秘羊屎3日一行/5年，脹氣打嗝，消化極慢，若排便順暢胃脹症狀可減輕。眠淺，面晦唇暗，舌暗瘀，脈弦弱。

處方 科學中藥

枳實1.5g 大黃1.5g 乾薑 1g 附子1g 肉桂1g 當歸1.5g 桃仁1.5g 黃耆1.5g 丹參1.5g 桃核承氣湯2g （3包/日）

註：以上處方續服3個月後，經期改善，腹症改善，但經量仍少。

〈治療思路〉

本案病人因曾過度減重，導致卵巢及子宮內膜失養，表現顏晦唇暗，閉經，消化極慢，雖便秘如羊屎，乃腸道神經麻痺，骨盆腔血虛寒閉夾瘀，屬中醫氣血兩虛合併腎陽虛，但因住校就學只能服科學中藥，故用溫瀉法，以薑附桂加理氣通腑、補氣養血化瘀藥施治。子宮內膜萎縮之經少，科學中藥未能改善，之後改服水煎劑——

處方 **水煎藥**

熟地黃5錢 當歸3錢 附子3錢 玉桂子5錢 乾薑3錢 黃柏5錢 陳皮10錢 砂仁4錢 黃耆20錢 大黃3錢 （1劑/日）

註：以上處方續服20劑後，經量改善，經期正常，胃症及排便皆善，遂停中藥，日後訪查仍善。

〈治療思路〉

病人的經量過少乃子宮內膜萎縮退化，屬根本損傷，科學中藥難以改善，故改大劑量補氣養血溫陽藥治療。

案6 經間雜症

蕭女，33歲。經前症候群：頭痛、膚癢、胃痛、嘔吐、全身關節痛、腰腿痠痛、經痛甚。

平日嗜睡，眠淺，虛倦，心悸，手僵，體僵，關節痛，黃昏低熱，鼻過敏，易感冒，突發性水狀帶多。舌暗紅下瘀深，脈弦。

處方 **水煎藥**

柴胡4錢 桂枝5錢 半夏4錢 陳皮8錢 砂仁4錢 白芍3錢 黃芩5錢 黃連3錢 丹參8錢 大棗8枚 黃耆15錢 當歸4錢 乾薑1錢 附子1錢 炒杜仲5錢 （1劑/日）

註：以上處方續服3週後，值經諸症改善，仍眠淺。

〈治療思路〉

以上經前症候群虛實夾雜，寒熱不調，以柴胡桂枝湯為主方治療，重點在各單位藥的劑量比例，以達和解表裡，補氣養血但不滯邪，清熱化瘀且不傷正。

案7　經間眩暈、頭痛

羅女，32歲。經間眩暈、頭痛甚，經量偏少，瘀多，經期正常。
富貴手，舌偏紅，脈細弱。

處方　水煎藥

熟地黃5錢 當歸3錢 川芎3錢 白芍3錢 山茱萸4錢 陳皮8錢 蒼朮4錢 黃柏3錢 天麻8錢 黃耆20錢 （1劑/日）

註：以上處方續服6週後改善，2年後訪查偶頭暈痛，但症極輕。

〈治療思路〉

以聖愈湯重加天麻治療，增強造血及心臟搏動力，改善腦缺氧缺血，進而修復腦神經。

案8　經間雜症、腰痠痛

邱女，39歲。
經間：項強，肩背僵，目脹痠，腰痠痛甚，頭暈脹，多夢，易倦，手麻手痠，腹脹痛甚，燥渴，納差噁心。面膚痿黃，舌淡紅，脈弦細弱。

處方　水煎藥

半夏4錢 天麻4錢 白朮4錢 茯苓4錢 生薑3片 陳皮5錢 木香4錢 延胡索4錢 黃柏4錢 黃耆10錢 當歸3錢 甘草3錢 大棗10枚 （1劑/日）

註：以上處方共服14劑後，諸症皆有改善，但仍倦怠，目疲痠澀，腰酸痛甚，面膚痿黃。

調整處方如下——

處方 **水煎藥**

熟地黃5錢 當歸3錢 白芍3錢 川芎3錢 黃柏5錢 白朮4錢 枳實5錢 茯苓4錢 玉桂子3錢 附子1.5錢 炒杜仲8錢 黃耆15錢 （1劑/日）

註：以上處方共服5週後，諸症改善停藥。

〈治療思路〉

先以半夏天麻白朮湯加方改善生理軸線功能紊亂，之後改以補氣養血處方收功。

案9 經間感冒雜症

周女，32歲。

經量過少，週期正常。經前：容易感冒，眠難，口乾，口糜，體痠痛，腰痠，乳脹，胃痞脹痛，目多黏眵，大便不暢。

處方1 **科學中藥**

柴胡1.5g 桂枝1.5g 黃芩1.5g 黃連1.5g 砂仁2g 白芍1g 桃仁1.5g 黃耆2g 當歸1.5g （3包x1/日）

註：以上科學中藥處方給予7日，服藥改善，但常須反覆回診。偶服水煎藥7劑，諸症改善可維持半年。

處方 **水煎藥**

柴胡4錢 桂枝5錢 黃芩5錢 黃連1.5錢 陳皮8錢 砂仁4錢 熟地黃5錢 山茱萸4錢 當歸4錢 白芍3錢 炒杜仲8錢 丹參5錢 乾薑1錢 附子1錢 黃耆15錢 （1劑/日）

〈治療思路〉

以柴胡桂枝湯為主方，改善月經期間感冒體痛諸症，開闔進退得宜。加補腎養血藥改善口糜及月經量過少。柴胡、白芍合併清熱藥改善虛弱睡眠。加重黃耆增強免疫，改善反覆感冒。黃耆、桂枝、當歸改善虛弱體痛。重用陳皮、砂仁避免因胃腸虛弱，補腎藥滋膩，影響消化吸收。加少量乾薑、附子，改善胃及氣管上皮細胞的供血供氧，增加抗體及中藥吸收。

案 10　經間腫脹，經量不正

戴女，28歲。經前下肢腫脹明顯，乳脹痛，體胖，易倦，二便皆少。經間腰痠，週期28，經量一月過少，一月過多，眠納常，工作忙碌。舌淡暗，脈弱。

處方　**科學中藥**

何首烏1.5g　山茱萸1.5g　黃芩1.5g　肉桂1g　附子1g　黃耆3g　桃仁1.5g　砂仁1.5g　杜仲1.5g　（3包/日）

註：以上處方續服2月，諸症改善。

〈治療思路〉

經前腫脹、腰痠、經量或多或少、體胖倦怠，皆是腎虛表現，以補腎法加黃耆補氣治療。加桃仁、黃芩化瘀清熱，調節子宮內膜。

案 11　神經精神，頭痛，胃痛，帶下

楊女，42歲。排卵期至月經來潮前，焦躁易怒低潮，月經前後易頭痛至吐，症10多年。

經量過少，經痛，無華，眠難易醒，易飢，胃脹痛，嗝頻，易帶下黃綠陰癢，大便日一。舌淡白少苔，脈弦弱。

處方　**水煎藥**

何首烏5錢　山茱萸4錢　炒杜仲5錢　當歸3錢　白芍3錢　甘草1.5錢 大棗8枚　黃柏4錢　龍膽草4錢　陳皮8錢　砂仁4錢　黃耆10錢　玉桂子1.5錢　附子1.5錢　（1劑/日）

註：以上處方續服4週後，經間頭不痛，但微暈。之後再續服7週，諸症改善停藥。（胃脹痛改善後，去何首烏改用熟地黃）

〈治療思路〉

本案病人排卵期至經前諸症，屬腎虛及肝鬱氣滯，故以何首烏、山茱萸、杜仲、黃耆、玉桂、附子溫陽補腎，輔以當歸、白芍、甘草、大棗緩肝，加黃柏、龍膽草預防處方化燥並治療濕熱帶下，加重理氣藥改善胃功能。

案 12　經行吊陰痛

陳女，38歲。護理人員，常輪班日夜顛倒。近3年月經先後不定期，量或多或少，經色暗紅夾瘀。

經前一週及月經期間：胸悶吸短，乳房脹痛拒觸，腹脹痛，自陰道掣痛，牽引少腹、胸脅、至乳頭陣發性疼痛，二便不暢，眠難多夢，煩躁易怒，口乾渴，腰痠疲倦，納常。舌偏紅下瘀，脈弦。

處方　水煎藥

當歸4錢　白芍4錢　甘草1.5錢　柴胡4錢　黃芩4錢　黃柏4錢　丹參5錢　骨碎補8錢　川楝子4錢　延胡索4錢　枳殼5錢　陳皮5錢　川芎3錢　大棗10枚　（1劑/日）

註：以上處方續服2週，諸症改善。

〈治療思路〉

本案病人因護理工作，緊張忙碌且作息不定，諸症屬肝鬱氣滯合併血瘀，故以逍遙散加方治療。加川楝子、延胡索、大棗，協助疏肝理氣，可快速緩解諸症。加丹參、骨碎補化瘀補腎，改善諸痛。因壓力及熬夜，加黃柏、黃芩，協助疏肝補腎藥，改善虛火上炎之燥渴眠難。

案 13 經行抽搐

羅女，13歲，經來2年。初經1年尚屬正常。來經第2年成長過快，平日常發癲癇，休學中。

月經先期甚至月二行，經量過多，經色鮮紅。值經期間，常伴隨頭暈目眩，心悸氣短，面白無華，大汗淋漓。平日常發作四肢抽搐，或無意識手足亂動，不能控制，嚴重甚至暈厥，月經期間症狀更頻繁。舌淡紅，脈弱。

北榮檢=多重性癲癇（算術癲癇、記憶癲癇、動作癲癇……），給予抗癲癇劑，病人無服。

處方 水煎藥

熟地黃5錢　當歸4錢　白芍4錢　川芎3錢　山茱萸4錢　黃芩8錢　黃耆20錢　炒杜仲8錢　陳皮8錢　砂仁4錢　柴胡4錢　玉桂子5錢　附子3錢　大棗8枚　（1劑/日）

註：以上處方續服半年，諸症改善後復學，共持續治療1年，始終無服西藥。訪查至成年（20歲），病無再發。

〈治療思路〉

此案病人因成長太快，性生殖軸及神經功能尚發育不完全，故有月經過多及多重性癲癇，以大補氣血及大補腎陰腎陽治療，促進神經發育並改善月經症狀。

chapter

2

女性不孕

女性不孕

定義

根據世界衛生組織（WHO）「不孕」的定義：

一對夫妻或情侶，在沒有採取任何避孕措施的情況下，有規律性行為（平均每週1~3次），經過一年仍無法成功懷孕。

婦女年齡大於35歲，許多生理變化會加速生育力的減退。所以，若是婦女年齡大於35歲，經過6個月的規律性行為而沒有懷孕，亦構成不孕症的診斷標準。

不孕的原因

據婦產科統計調查不孕的原因中，女性因素約佔50%，男性因素約佔30%，男女雙方因素約佔10%，其他不明原因約佔10%。

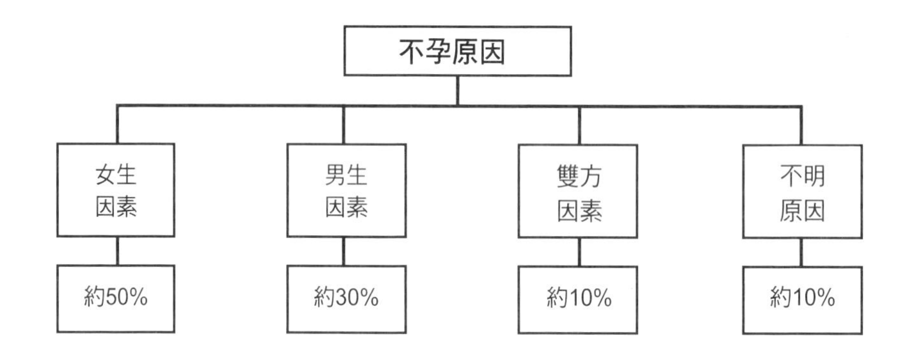

＊懷孕基本條件

女方能排正常的卵；男方射出精液含有正常數量、型態和活動力的精子；精子和卵能結合；受精卵能在子宮內膜種植。

如果上述基本條件之一發生障礙，就可引起不孕症。

＊不孕症分類

不孕症區分為原發性不孕症（Primary infertility）和繼發性不孕症（Secondary infertility）。

原發性不孕症（Primary infertility）：從未懷過孕者。

繼發性不孕症（Secondary infertility）：過去曾經懷孕過，但結果是流產、子宮外孕、死胎、死產者，或曾正常生產後再無懷孕者。（二者其中亦包括：人工流產後不孕，或不完全流產後不孕，或剖腹產後不孕……等）

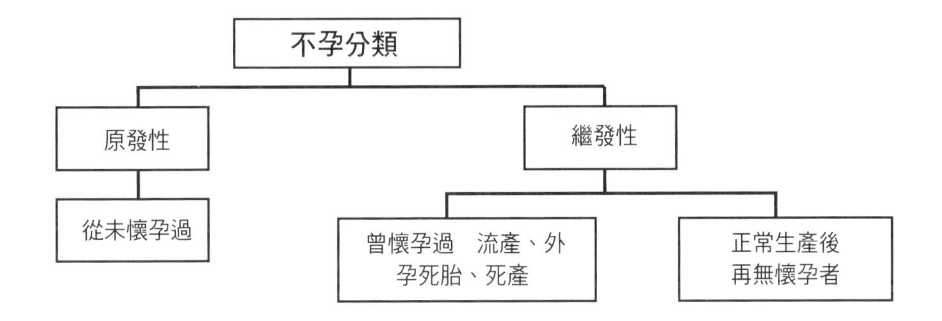

＊婦女受孕率

婦女生殖高峰期大約是21~25歲之間。婦女25歲之後，6個月內的受孕機率為7成，30歲為5成，30~35歲為4成，35~40歲小於3成，40歲以上為2成。

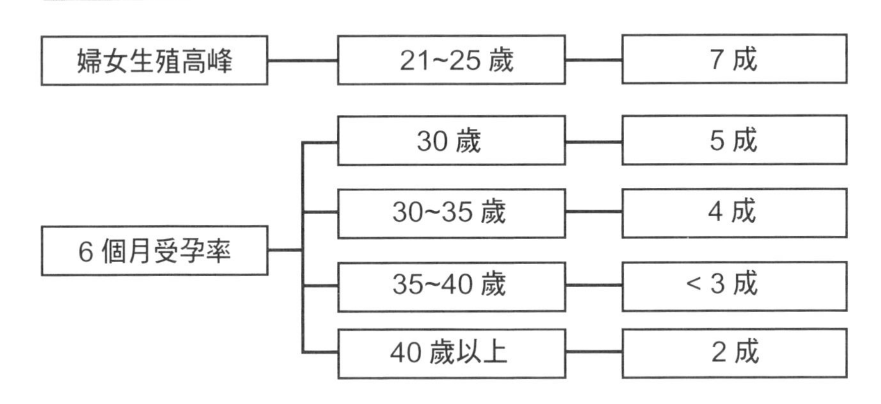

女性不孕因素

中醫認為「腎－天癸－衝任－胞宮」的盛衰與生殖有密切的關係，此與現代醫學提出的「腎上腺－下視丘－腦下垂體－脊椎脊髓神經－自主神經－卵巢子宮」生殖軸不謀而合。性腺激素及其他激素的過亢或不足，神經功能的紊亂，子宮、卵巢、輸卵管器質性病變，感染、情緒、免疫疾病及其他疾病因素，都可能導致受孕困難。

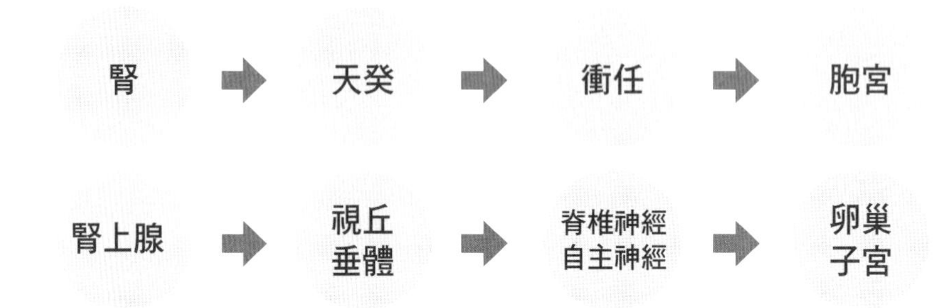

女性不孕因素，大致可區分為：

一、卵巢因素

無排卵：如卵巢發育不良、卵巢早衰、多囊性卵巢、甲狀腺功能異常、高泌乳激素血症、腎上腺皮質功能失調、腦下垂體功能異常……等，會影響或抑制卵巢正常排卵而造成不孕。

黃體不全：卵巢功能不全、內分泌失調（大腦失去對內分泌調控，如緊張、抑鬱、恐懼、環境改變、大病久病後、營養不良……等）。

二、輸卵管因素

輸卵管的功能異常：輸卵管發育不全、輸卵管過度細長彎曲或阻塞、管壁肌肉收縮功能減弱、上皮纖毛蠕動減退……等，令精卵無法接觸導致不孕。

輸卵管炎症：子宮內膜異位症、骨盆腔發炎、骨盆腔手術、墮胎、子宮內膜刮除術，都有可能造成輸卵管發炎、粘連、扭曲、積水、阻塞，導致不孕。

三、子宮因素

子宮內環境異常，會影響到胚胎的著床以及發育從而導致不孕。

子宮發育異常：子宮發育不良、子宮畸形（如雙子宮、雙角子宮、縱隔子宮、單角子宮）。

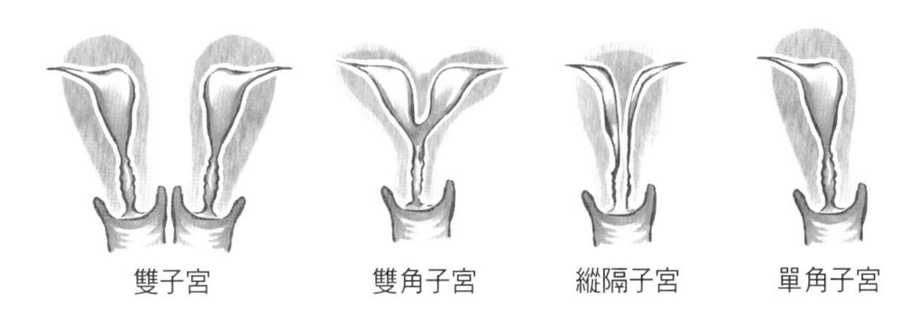

子宮肌瘤：其生長位置、大小，會影響受孕（如肌瘤生長在子宮壁間、黏膜下、輸卵管子宮開口、宮頸口，會干擾精子移行、阻礙著床，導致子宮粘連、剖產）。

子宮粘連：如慢性發炎、子宮手術、產後所致。

內膜因素：內膜瘜肉、內膜萎縮、過度增生、過度搔刮、墮胎刮除術、內膜發炎（如慢性內膜炎、宮頸炎上行感染、內膜結核）。

四、盆腔因素

感染發炎：子宮內膜炎、輸卵管炎、膿腫、盆腔腹膜炎，以上疾病會經久不癒，反覆發作，常導致不孕、子宮外孕及慢性盆腔痛。常見的內源性細菌有金黃色葡萄球菌、溶血性鏈球菌、大腸桿菌，外源性細菌有衣原體、淋病雙球菌、支原體、結核菌、綠膿桿菌……等。

子宮內膜異位症：會導致腹腔內巨噬細胞增加，活性增強，進而吞噬精子，抑制精子活動，阻礙精卵結合，影響輸卵管舒縮功能，導致不孕。

五、宮頸因素

子宮頸黏液的量與質：子宮頸感染或發炎，抗精蟲抗體，排卵期子宮頸黏液功能不良，造成子宮頸黏液分泌過多或過少，精子皆不能順利通過子宮頸而導致不孕。

宮頸性狀改變：如子宮後傾、宮頸瘜肉、宮頸肌瘤、宮頸狹窄與粘連。

宮頸糜爛及子宮頸炎：其膿性的分泌物，會改變宮頸黏液的性狀。子宮頸黏液中的吞噬細胞、細胞毒性作用，及抗精蟲抗體，會吞噬及損傷精蟲。

六、陰道因素

處女膜閉鎖、過厚、孔小，陰道先天畸形、狹窄，或嚴重陰道炎，會妨礙性交，影響精子進入陰道。

七、免疫因素

抗　　體：在抗體方面，血清、宮頸黏液、卵泡液中、精漿，皆可能存在抗精子抗體。

抗　　原：卵子、精子、受精卵、性激素、促性腺激素等，皆可能是抗原，成為抗體攻擊的目標。

同種免疫：女性的體液內存在針對精子、精漿的抗體。

局部免疫：女性的子宮頸黏膜或子宮內膜，存在抗精子IgA、IgG、IgM的免疫球蛋白。

自體免疫：男子的體液內，存在對精子、精漿的抗體。女子的體液內，存在對卵子、性激素、促性腺激素的抗體。

八、其他因素

營養因素：如過度消瘦，營養不足，缺乏VitA、B、E，會貧血、虛弱、倦怠，亦會導致胚胎、黏膜、神經的發育不全，進而影響受孕。

身心因素：情緒緊張、焦慮、恐慌、抑鬱，會影響荷爾蒙分泌。

慢性生活因素：過頻、過少、行房時機。

染色體異常：染色體異常可引起性腺發育或生殖道異常。

免疫性不孕

根據世界衛生組織（WHO）報導，育齡婦女中不孕者，約30%左右是由於免疫因素造成的。主要是由於生殖系統抗原的自體免疫或同種免疫所引起，即「免疫性不孕症」。

*免疫性不孕的可能因素與機轉

當身體在發生創傷、大手術、感染發炎、流產、墮胎後，人體會自然產生自體保護功能，來保護受傷的身體。這個保護功能即是「自體免疫」系統，它會排斥外來的異物如：細菌、病毒、毒物及包括男性精蟲、已受精的胚胎，甚至是各種性腺荷爾蒙。尤其是女性在流產、墮胎後，大腦妊娠中樞還停留在懷孕階段，易造成免疫性排斥，導致男女雙方雖經西醫生殖醫學檢查都正常，就是無法懷孕的不孕症。

免疫排斥性的問題亦是西醫生殖醫學做試管嬰兒、人工受孕會失敗的最大原因。如精子、精漿、卵透明帶以及卵巢內產生固醇類激素的細胞均為特異性抗原，可引起免疫反應，產生相應抗體，阻礙精子與卵子的結合與受精，導致不孕。

*免疫性不孕的分類

同種免疫

是指男性的精子、精漿作為抗原，在女方體內產生了抗體，最終使得精子凝聚或精子失去運動力。在正常的情況下，女性並不會產生免疫反應，只有大約15%~18%的不孕婦女體內有抗精子抗體存在。在女性月經期時，子宮內膜有損傷，精子及其抗原物質才會進入到血流從而激發女性的免疫反應。

自身免疫

♀女性方面

女性將精子、或精漿、或女性卵子、以及生殖道分泌物、或者激素等溢出生殖道進入自身周邊的組織，視為抗原，在體內形成相應的抗體物質，造成了自體的免疫反應，影響了精子的存活或卵泡成熟和排卵。

正常女性的生殖道具有酶系統，可降解進入的精子抗原，有效預防免疫性不孕的發生。但如果此酶系統出現缺陷，就會使精子抗原保持完整，進而刺激同種抗精子抗體的產生。

女性在性生活後，若體內產生了抗精子抗體，之後每次性生活進入陰道的精蟲反而會刺激女性的免疫系統，使抗精子抗體產生增多，殺精作用更強，如此將嚴重影響受精卵的形成。

♂男性方面

男性輸精管阻塞或結紮，或曾經患有嚴重的生殖道感染，體內易存在抗精子抗體。通常男性體內有血睪屏障作用，可以隔離精液中的精子與免疫系統，但若此種屏障因疾病或創傷受損時，精子或其可溶性膜抗原溢出，可導致機體產生抗精子自身抗體，從而抑制精子的活動與受精，造成男性不育。

人類精子抗原十分複雜，除了精漿、精子抗原，尚包括附著於精漿和精子固有的細胞膜抗原，共約30餘種，其中有些是精子特有的，有些則是非特異的，有些是與生育相關的，有些是與生育無關的。正常情況下，男性精液中含有抑制女性免疫反應的因素，男性的攝護腺液還含有一種抗補體因子，但大約有20% 的男子缺少這些因子，因此，當丈夫的精液不正常時，亦會導致婦女免疫性不孕。

＊免疫性不孕的抗體

造成免疫性不孕的抗體種類繁多，大略說明下列幾種：

一、抗甲狀腺球蛋白抗體

由於甲狀腺促進素的構造與濾泡刺激素、黃體刺激素及人類絨毛膜激素類似，因此當有甲狀腺球蛋白抗體，或因此抗體產生甲狀腺功能異常時，無論是亢進或低下，都有可能影其他三種荷爾蒙的分泌，間接影響排卵功能，進而造成不孕。

甲狀腺亢進對母體造成之併發症有流產、早產，甚至合併子癇前症等。對胎兒之影響為心跳過快、體重較輕或生長遲滯，也有胎死腹中或先天異常的可能。

甲狀腺低下常導致排卵異常，因此不孕的機率較高。

有甲狀腺疾病者在不孕症治療及妊娠期間，若有藥物控制，臨床上在懷孕過程產生併發症較少，但若孕後控制不佳，不但會使流產機率增加，胎兒先天中樞神經系統異常比例也會增高。

二、抗磷脂抗體

又稱「血栓」抗體，是一種由自體免疫抗體所引起的慢性全身性血管阻塞疾病。

抗磷脂抗體會導致動靜脈血栓或育齡婦女反覆流產、早產及不孕。其造成的原因可能是遺傳因素，或環境因素，如某些慢性細菌病毒感染、長期抽菸、服用避孕藥、食高熱量油炸或高油脂食物等，或疾病因素，如癌症或自體免疫疾病患者等。

三、抗精蟲抗體

將精蟲視為外來物所引起身體免疫反應而產生的抗體，可在夫妻的任何一方身上產生。

抗精蟲抗體發生的原因，係正常狀況下，睪丸與血液間存有史托利細胞（Sertoli cell）分隔，因為受傷、或發炎、或手術導致膈膜損傷，而使免疫細胞誤認為精子是外來物，產生抗體並加以攻擊。當這些抗精子抗體附著於精蟲上時，會阻礙精子的活動力。女性的子宮頸黏液中，也可能存在抗精蟲抗體，進而阻礙精子活動力。

相關荷爾蒙

＊促卵泡成長激素（Follicle stimulating hormone,FSH）

促卵泡成長激素由腦下垂體合成並分泌，作用在卵泡顆粒細胞，促使卵泡發育長大成熟。此激素可做為評估【卵巢庫存量】指標。

在月經第三天FSH
<10 mIU/mL，受孕率佳
>20 mIU/mL，受孕率差
>25 mIU/mL，不孕

FSH mIU/mL	< 8	8~10	10~12	12~25	> 25
卵子庫存量	豐富	輕度衰退	中度衰退	嚴重衰退	接近停經
刺激排卵數	> 10 ± 2顆	10 ± 2顆	< 8顆	< 5顆	0~1顆

＊黃體成長激素（Luteinizing hormone,LH）

黃體成長激素是一種在腦下垂體前葉合成的荷爾蒙，能誘導卵泡成熟，刺激成熟的卵泡破裂釋放卵子，協助黃體之形成。黃體成長激素會週期性的急速上升，導致每月排卵的發生。更年期與不孕患者LH會大幅上升。

正常黃體成長激素

濾泡期 0.5~18 mIU/mL
排卵期 14~80 mIU/mL
黃體期 0.5~18 mIU/mL
更年期 10~70 mIU/mL

＊雌激素（Estradiol,E2）

雌激素又稱動情激素，包括雌酮、雌二醇等，而雌二醇是最重要的雌激素。雌激素主要由卵巢顆粒細胞分泌，其濃度高低可反應卵泡數量與成熟度。雌激素不足表示卵巢功能低下，不易受孕，且伴隨各種早衰現象，如：

★**皮膚變差**：皮膚彈性差，皺紋，退化斑，無光澤，常起皮疹，易過敏。

★**身材改變**：肥胖，贅肉多，臃腫，虎背熊腰，乳房下垂萎縮。

★**性慾降低**：陰道乾澀，分泌物少，性交疼痛。

★**容易感染**：外陰搔癢，各種陰道炎、尿道炎。

★**月經異常**：週期過長或過短，經血過多或過少，痛經，絕經。

★**鈣質流失嚴重**：腰酸腿疼，彎腰駝背，易骨折，牙齒鬆動。

★**其他各種疾病的發生**：如高血壓，冠心病，視力低下，各種免疫疾病、各種腫瘤發生機率增高……等。

雌激素正常值

濾泡期：10~175 pg/mL

排卵期：125~500 pg/mL

黃體期：60~300 pg/mL

＊黃體素（Progesterone）

黃體素又稱孕酮、孕激素，由卵巢分泌。當月經中期排卵後，排出卵子的卵泡會形成黃體，由此分泌黃體素，懷孕三個月後，由胎盤大量分泌。黃體素的作用為維持內膜穩定，以利胚胎著床與懷孕。

黃體功能不足，原因可能是卵巢不排卵、濾泡品質不良、黃體有缺陷、使用排卵藥、使用合成黃體素導致LH（黃體刺激激素）分泌減少、高泌乳激素症、內因性LH（黃體刺激激素）分泌不足、甲狀腺功能低下、環境壓力……等。

黃體功能不足的症狀：月經不規則，高溫期短，經血過多，不易受孕，懷孕早期出血、流產，情緒易激動、沮喪、疲勞，身體有腹脹、水腫、乳房疼痛、頭痛……等。

黃體素正常值

濾泡期：0.2~ 1.5 ng/mL

排卵期：1.5~7.0 ng/mL

黃體期：2.5~29 ng/mL

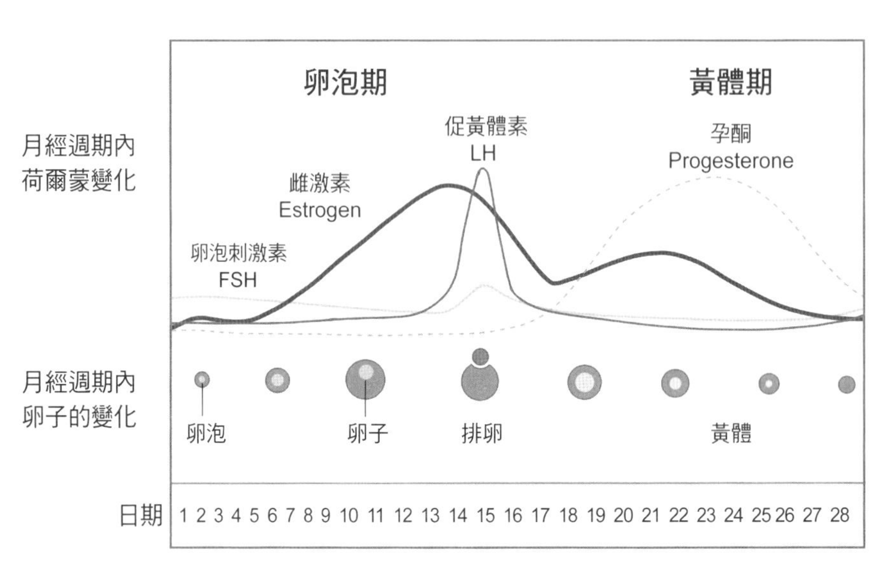

〔參考網址：https://www.hkbiotek.com/irregular_cycles〕

＊泌乳激素（Prolactin,PRL）

泌乳激素是腦下垂體前葉分泌，泌乳激素與卵巢排卵荷爾蒙相互拮抗，主要的生理功能是刺激乳腺產生乳汁，用來哺乳小嬰兒，為孕期準備授乳所必備之荷爾蒙。

泌乳激素昇高，會抑制排卵，導致月經失調、溢乳，甚至不孕，常與黃體不足、多毛、多囊、及內膜異位……並存。

高泌乳血症（Hyperprolactinemia）的原因可能是：

★**生理因素**：如懷孕、壓力、睡眠、飲食、運動、性交……等。

★**病理因素**：如腦下垂體異常（如腫瘤）、甲狀腺低下、慢性肝腎疾病、手術……等。

★**藥物因素**：麻醉劑、止痛劑、降血壓藥、抗組織胺、鎮靜劑、抗憂鬱劑……等。

★**腦部腫瘤**：如下視丘顱咽瘤、腦下垂體腺瘤。

泌乳激素正常值

未懷孕婦女< 26 ng/mL。

當泌乳激素>100 ng/mL時，腦中長腫瘤的可能性很高。

＊睪酮（Testosterone）

睪酮又稱睪固酮、睪丸素、睪丸酮、睪甾酮，屬類固醇性荷爾蒙，由男性的睪丸或女性的卵巢分泌，成年男性大於女性的20倍。女性睪固酮過高，會導致不孕、多毛、男性體徵、停經、肥胖……等。

睪固酮過高的因素，可能是多囊性卵巢、胰島素阻抗、腎上腺增生、腎上腺腫瘤、卵巢癌。

正常值

男性： 2.5~10.7 ng/mL

女性： 0.2~1.5 ng/mL

＊抗穆勒氏管激素（Anti-Mullerian hormone,AMH）

抗穆勒氏管荷爾蒙是一種醣蛋白，由卵巢小濾泡顆粒層細胞所分泌，卵巢小卵泡數目越多，血清中的濃度越高。AMH用於評估卵子庫存量，預測懷孕率，其敏感性優於FSH。

年齡增長或卵巢功能衰退，AMH降低。

AMH ng/mL	> 2	< 2	< 0.8
卵子庫存量	還 夠 用	嚴重衰退	接近停經
刺激排卵數	> 4顆	< 4顆	1~2顆

＊絨毛膜促性腺激素（Human chorionic gonadotropin, β-HCG）

人類絨毛膜促性腺激素是一種醣蛋白激素，由早期胚胎及絨毛膜所分泌，主要功能是刺激黃體，有利於雌激素和黃體酮持續分泌，以促進子宮蛻膜形成，使胎盤生長成熟。

當胚胎順利著床後會急遽增加，所以可以透過血中或尿中hCG值來判斷使否正值妊娠。

正常值

胚胎植入後，第14~16天抽血。

若荷爾蒙高於5mIU/mL 表示懷孕。

通常高於 100mIU/mL以上較好。

＊甲狀腺刺激素（Thyroid stimulating hormone,TSH）

TSH由腦下垂體前葉分泌，甲狀腺功能亢進或低下，會產生月經失調現象，包括無月經、月經量過少或過多、週期提前或延長，影響排卵，進而導致不孕。

正常值

0.35~5.5 mU/L

不孕症相關檢查

＊女性

一般檢查

包括血液常規、尿液常規、肝腎功能，陰道白帶細菌病毒檢查。

基礎體溫

監測有無正常排卵，黃體濃度，追蹤懷孕或流產。

基礎體溫表大致可判斷有無排卵、預測排卵日、黃體機能健全與否，或推測不正常出血的原因。

基礎體溫測量方法

基礎體溫每天於早晨6~8點測量，盡量固定時間。台灣婦女低溫相大約落在36.15~36.35之間，高溫相往上加0.5，大約落在36.65~36.85之間，一般以舌下測量較為準確。

測量基礎體溫可於睡前將基礎體溫計放置床頭，經來第一天睡醒立刻測量口腔溫度，約待1~5分鐘可量得數據，將數據記錄於體溫表或app。

建議連續測量基礎體溫3個月；若使用基礎體溫表，可將每個月經週期用垂直線做區隔，若高溫連續三天表示已經排卵。排卵前雌激素會抑制基礎體溫，當體溫急速下降時，表示即將排卵，排卵後黃體素則會升高基礎體溫。

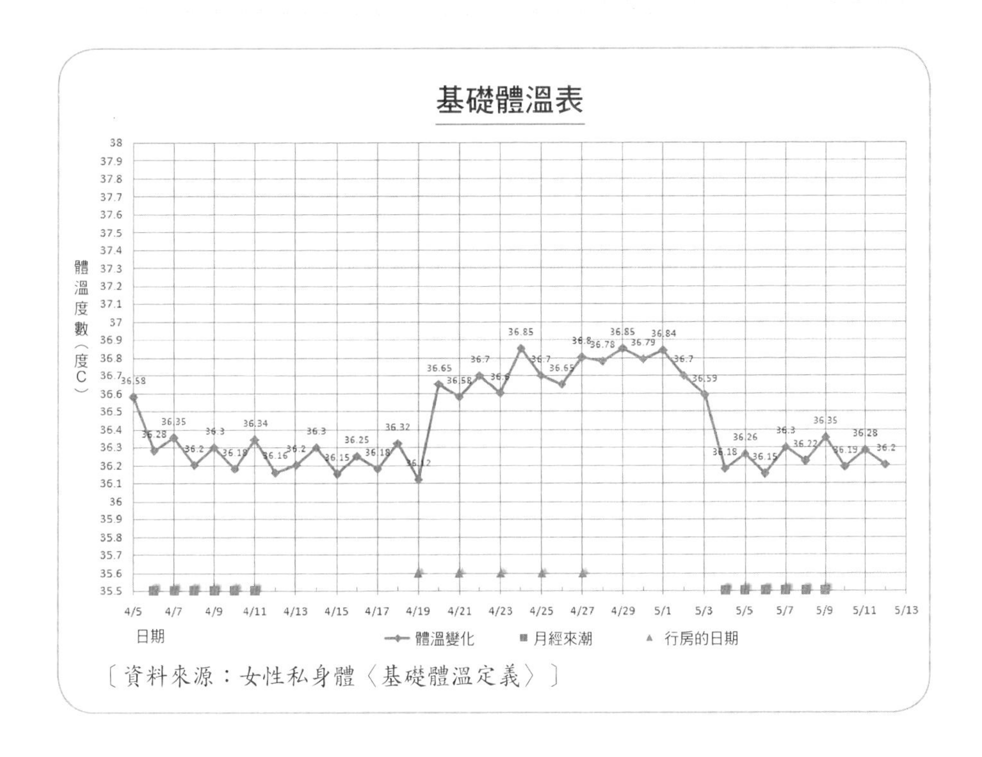

〔資料來源：女性私身體〈基礎體溫定義〉〕

子宮頸粘液檢查

監測子宮頸厚度及黏液的質與量，是否適合精蟲進入。

子宮輸卵管通暢檢查

檢查子宮及輸卵管是否有：變形、粘連、狹窄、阻塞、積水、通暢。

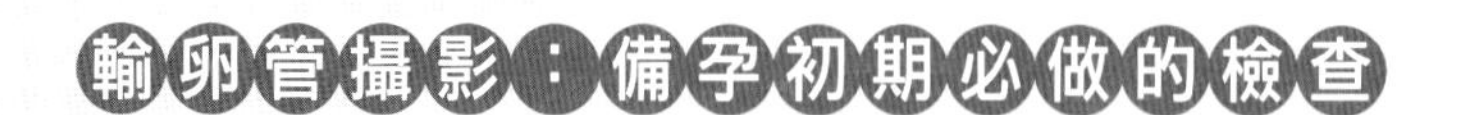

此項檢查是將水溶性含碘的顯影劑，經陰道注入子宮及輸卵管，在X光射線透視下作檢查，可觀察子宮內部狀況，並檢查輸卵管否有阻塞等。

一般而言，進行血管攝影必須注射含碘顯影劑，其中3.1~2.7%的病人可能會產生過敏反應，0.04~0.2%的病人可能會有嚴重過敏而且需要急救，死亡率約十萬分之一。

〔資料來源：台北慈濟醫院〕

性交後試驗

鏡檢性交後2~8小時的宮頸黏液，如每高倍視野有20個以上活動精子，即為正常，如看到精子在頸管黏液中原地擺動或顫抖，則表示有抗精蟲抗體，排斥精蟲進入子宮內。

陰道超音波檢查

診斷有無肌瘤、腺瘤、巧克力囊腫、子宮內膜瘜肉，觀察卵巢內濾泡的大小及成熟度。

荷爾蒙檢驗

測血液中的濾泡刺激素（FSH）、黃體刺激素（LH）、雌激素（E2）、黃體素（Progesterone）、甲狀腺刺激素（TSH）、人類絨毛激素（β-HCG）、泌乳激素（Prolactin）、睪丸素酮（Testosterone）等是否正常，測CA-125是否過高。

＊男性

一般精液分析

測定精液量、精子濃度、精子活動率、精子運動級數比率、精子正常型態比率、有否感染，及精子抗體測定。

不孕症西醫治療

一、排卵藥、排卵針

排卵藥：在月經第5日至第9日服藥，在月經週期的第12~18日之間，隔1日行房，以增加受孕機率。

排卵針：與排卵藥同樣是刺激卵泡成熟，但藥效大於排卵藥，同時副作用也較大。

排卵藥及排卵針皆會導致月經週期紊亂，子宮內膜變薄不利受精卵著床，及卵巢過度刺激綜合徵（症狀：頭暈，噁心，腹脹，腹水，腎損傷）。

二、超音波指導性交時機

三、人工授精

配合女性的排卵時間，將男性的精子純化處理（先去除精液中的黏液、雜質、不良或已死的精蟲），以導管將精蟲送入子宮腔。

此方法適用於精子數量少、活動力差，或精子無法穿透子宮頸黏液，或女性有精蟲抗體，或性交障礙者（包括陽痿、早洩、遲洩、逆行性射精、尿道下裂、射精困難、體內不射精、腦與脊髓神經病變不勃起或勃起困難……等）。

四、顯微受精

在顯微鏡下，取一隻精蟲，利用特殊針管將精蟲注入卵子內，使之受精，此法通常適用在重度精蟲稀少者。

五、試管嬰兒

女性經誘導排卵後，當卵泡成熟時，利用陰道超音波引導進行取卵，卵子與精子在體外受精，受精後置入試管或培養皿內培養致胚囊（5~7日），最後將胚胎植入子宮腔內。

六、精 / 卵 / 胚胎 = 冷凍儲存

將精子或卵子或經試管培養的胚囊，以冷凍技術保存，供日後解凍使用。

中醫治療思路

《素問・骨空論》云：「督脈為病，其女子不孕」。原發性不孕，古代《山海經》則稱「無子」，《千金要方》則稱為「全不產」。女子曾生育或流產後，無避孕且又一年以上不再受孕者，則稱「繼發性不孕」，《千金要方》稱為「斷緒」。歷代醫書對不孕症之論述，則散見於「求嗣」、「種子」、「嗣育」等範疇中。

中醫認為「腎－天癸－衝任－胞宮」之生殖軸中，任何一個環節失調，都會引起不孕。

腎虛是主要病機，主要表現天癸、衝任、肝腎、子宮的功能失調，合併臟腑經絡失衡，或夾寒、夾濕、夾痰、夾熱、夾瘀、氣滯等交互影響，產生各種不同的證候，以致不孕。

免疫性不孕多表現是熱證，或瘀熱、或濕熱、或痰熱夾瘀，應使用清熱化痰祛瘀治療，切忌溫補，需將免疫問題治癒後，再改為補腎或補氣血處方。

＊中醫生理

中醫古籍

《素問・上古天真論》云：「女子七歲，腎氣盛，齒更髮長，二七而天癸至，任脈通，太衝脈盛，月事以時下，故有子。」又「女七七經閉，男

八八精少，人老腎弱體衰無子。」
王冰云：「腎主衝任，衝為血海，任主胞胎，二脈相資，故能有子。」
《證治准繩》：「衝任二脈，主上為乳汁，下為月水。」

中醫認為生殖，是以「腎－天癸－衝任－胞宮」為生殖生理路徑，對應於現代醫學之「腎上腺－下視丘－腦垂體－脊椎脊髓神經－自主神經－卵巢子宮」，生殖軸中任何一個環節失調，都會引起不孕。男女性的發育、成熟，男性造精能力、精蟲品質，女性月經、胎產、乳汁分泌，皆與生殖軸的功能有密切關係。

心－腎－子宮生殖軸調節理論

夏桂成教授在繼承前人理論基礎上，精研 《內經》及易學等諸多理論，根據 《內經》腎藏精，主生長、發育與生殖及心藏神，主血脈等理論，通過長期在科研、臨床實踐中發現心腎在月經週期節律、生殖節律中的主導作用。 腎屬下焦，主泌尿生殖，相當於卵巢的作用。 心位於上焦，主神明，實屬腦之功能，相當於下丘腦、垂體的作用。結合長期臨床實踐，應用太極後天八卦理論，坎離與心腎關係，創立了女性心－腎－子宮生殖軸調節理論。

〔資料要來源：李健美．夏桂成教授心（腦）－腎－子宮生殖軸學說及其臨床運用．四川中醫雜誌．2013:31（7）．p.1-2〕

＊中醫病因病理

中醫古籍

《石室秘錄‧子嗣論》：「女子不能生子有十病：胞宮冷、脾胃寒、帶脈急、肝氣鬱、痰氣盛、相火旺、腎水衰、督脈病、膀胱氣化不利、氣血虛不能攝。」

依中醫古籍的病因病理分析，女性不孕，可大致區分為先天不足、後天失養或虛損、肝鬱氣滯、血瘀、寒凝、痰阻等六大部分。茲分述如下：

一、先天不足

《內經》：「女子二七而天癸至，任脈通，太衝脈盛，月事以時下，故有子。」

《聖濟總錄》：「女子所以無子者，衝任不足，腎氣虛寒也。」

《景岳全書》：「是以調經種子之法，亦惟以填補命門，顧惜陽氣為主。」

二、後天失養 / 虛損

《校注婦人良方》：「婦人之不孕，亦有六淫七情之邪，有傷衝任……又有脾胃虛損，不能營養衝任。」

《備急千金要方》：「凡人無子，當為夫婦具有五勞七傷，虛羸百病所致，故有絕嗣之殃。」

《醫宗金鑑・婦科心法要訣》：「女子不孕之故，由傷其衝任也。」

《傅青主女科》：「婦人有素性恬淡，飲食少則和平，多則難受，或作嘔泄，胸膈脹滿，久不受孕，人以為賦稟之薄也，誰知是脾胃虛寒乎……。」

三、肝鬱氣滯

《傅青主女科》：「婦人有懷抱素惡，不能生子者，人以為天心厭之也，誰知是肝氣鬱結乎……。」

《石室秘錄・子嗣論》：「女子不能生子，有十病。十病者……肝氣鬱……。」

《中醫婦科學》：「情志不暢，肝氣鬱結，疏泄失常，氣血不和，衝任不能相資，以致不孕。」

四、血瘀

《醫宗金鑑・ 婦科心法要訣》：「女子不孕之故……或因宿血積於胞中，新血不能成孕。」

《醫林改錯》：「更出奇者，此方<少腹逐瘀湯>種子如神，每經初見之日吃起，一連吃五付，不過四月必成胎。」
《中醫婦科學》：「女子婚久不孕，月經後期，量少色紫黑，有血塊或痛經，平時少婦作痛，痛時拒按，宜活血化瘀，調經治之。」

五、寒凝

《醫宗金鑑．婦科心法要訣》：「女子不孕之故，由傷其衝任也，……或因胞寒、胞熱，不能攝精成孕。」
《傅青主女科》：「婦人有下身冰冷，非火不暖，交感之際，陰中絕無溫熱之氣，人以為天分之薄也，誰知是胞胎寒之極矣。」

六、痰阻

《醫宗金鑑．婦科心法要訣》：「不子之故傷任衝，不調帶下經漏崩，或因積血胞寒熱，痰飲脂膜病子宮。」
《傅青主女科》：「婦人有身體肥胖，痰涎甚多不能受孕者，人以為氣虛之故，誰知是濕盛之故乎。」

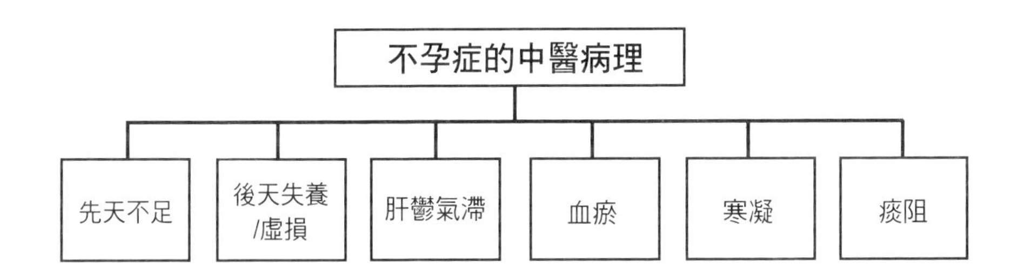

＊腎虛是主要病因病理

中醫學以「腎－天癸－衝任－胞宮」為生殖生理路徑，腎虛是主要病因病機，合併臟腑經絡失衡，或夾寒、夾濕、夾痰、夾熱、夾瘀等交互影響，產生各種不同的證候，以致不孕。

古籍記載，《素問．上古天真論》：「女二七月事時下，男二八精氣充，陰陽和能有子。」，「女七七經閉，男八八精少，人老腎弱體衰無子。」《唐・備急千金要方》：「凡人無子，當維夫婦具有五勞七傷，虛羸百病所致，故有絕嗣之殃。」，《聖濟總錄》：「女子所以無子者，衝任不足，腎氣虛寒也。」又「胞絡者繫於腎」「腎者，主蟄，封藏之本，精之處也」，「腎主衝任，衝為血海，任主胞胎」。

故腎虛是不孕症重要的原因，腎藏精，主生殖，腎精是生命的根本，表現人體的生命力，是生長發育及各種功能活動的物質基礎。腎的先天之精和生、長、壯、老有關，後天之精即臟腑之精，由脾胃化生水谷精微而成。生殖器官的發育成熟及生殖能力，均賴腎氣充實，腎氣旺盛，則真陰充足，氣血和順，脈絡通暢。

《黃帝內經素問・上古天真論》：「女子二七而天癸至，任脈通，太衝脈盛，月事以時下，故有子。」天癸，按現代醫學的觀點理解，應泛指腎上腺與人體性腺發育有關的各種內分泌腺的功能活動。腎氣充實，則內分泌腺機能旺盛協調，使得衝任充盈，天癸至而不竭。

導致腎虛，影響生育的因素很多，如內分泌失調、免疫降低、先天不足、年齡因素、外感六淫、房勞過度、情志所傷、飲食勞倦、藥物，或久病入腎……等。

臨床尚見母體腎不甚虛而不孕者，應考慮合併其他病因，如子宮卵巢的慢性感染、血循環不良、免疫排斥、代謝廢物阻滯。歷代醫家認為如：繆仲淳「風寒乘襲子宮」，朱丹溪「衝任伏熱」，張子和「胞中實痰」，王清任「瘀阻胞宮」，巢元方「帶下結積無子」……等。臨床多表現正虛邪實。

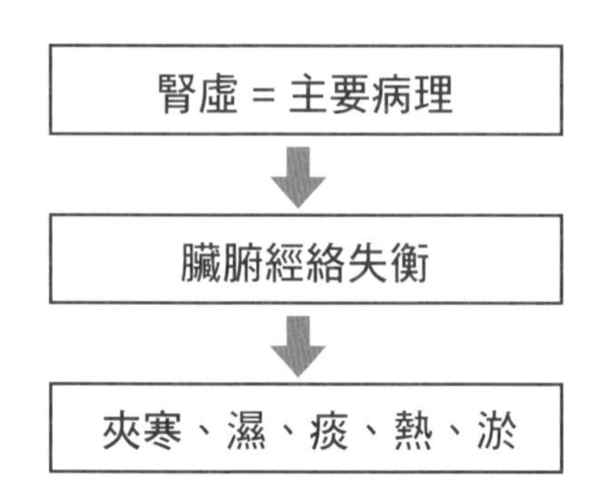

＊臨床常見病機

一、腎虛

腎陽虛：先天稟賦不足，腎氣不充，天癸遲至或至而不盛，或房事不節，或久病及腎，或過勞，或陰損及陽……等，導致腎陽虛弱，命門火衰，衝任失養，胞宮寒不能成孕。

腎陰虛：房勞多產，失血傷精，精血兩虧，或素體性燥，嗜食辛辣，暗耗陰血……等，導致腎陰虛，腎精虧損，精血不足，衝任胞宮失濡不能成孕。或腎陰虛，致陰虛火旺，血海蒙熱不能攝精成孕。

二、氣血兩虛

氣血兩虛病機區分有氣虛、血虛、氣血兩虛、脾胃虛損。

導致氣血虛的病機如：體質素弱，氣血不足，或脾胃虛損，化源不足，或久病失血傷津損氣……等，導致衝任血虛，胞脈失養不能成孕。

三、肝鬱氣滯

女子以血為本，肝主藏血，喜疏泄條達，衝脈隸屬於肝，司血海。

七情所傷，肝失條達，肝氣鬱結，致氣滯血瘀，氣血衝任失和，月事不調，難以成孕。或肝鬱化火，鬱熱內蘊，伏於衝任胞宮血海，難以成孕。

四、痰濕

脾腎陽虛，運化失調，水精不能四布，反化為飲，聚而成痰。痰飲阻滯，氣機不暢，損傷衝任，月事不調，故成不孕。或寒濕外侵，損傷脾胃；或恣食膏粱厚味，阻礙脾胃，運化失司，痰濕壅滯衝任胞宮導致不孕

五、濕熱蘊結

濕熱可因脾虛生濕，進而化熱；或因肝脾不和，土壅木鬱而生；或恣食肥甘厚味釀生；或外感六淫，冒雨涉水，久居濕地，鬱熱而生。濕熱流注下焦，或侵犯胞宮、胞絡，客於衝任帶脈，阻礙受孕。

六、血瘀

情志內傷，氣滯血瘀；或經期產後，餘血未淨，續外感內傷，宿血停滯凝結成瘀；或寒凝瘀阻；或熱邪血凝。以上導致氣滯血瘀，癥瘕積聚，難以受孕成胎。

中醫治療思路

第一階段處置

應先抽血檢驗各種相關荷爾蒙，如甲狀腺素、濾泡刺激素、黃體生成素、雌激素、泌乳素……等，做輸卵管通氣試驗，中醫部分須給予足可盪滌胞宮，並喚醒生理軸線之處方藥物。

第二階段處置

處理免疫性排斥問題（檢驗各種抗體、行房試驗），治療陰道感染、息肉出血、多囊性卵巢、輸卵管狹窄粘連、子宮內膜異常……等，調整免疫抗體，同時讓子宮環境及神經內分泌系統穩定。

第三階段處置

以補腎陽法為主要治療方向，改善卵巢及維持生理軸線的功能。

＊第一階段處置

● 溫陽化瘀合疏肝瀉濁，盪滌胞宮，喚醒生理軸線

以溫陽化瘀合疏肝瀉濁法為主，可盪滌胞宮，喚醒生理軸線。不孕症首要處置，應糾正大腦至子宮卵巢生理軸線的紊亂，喚醒大腦與子宮內膜之間神經血管通路。許多不明原因之不孕症患者，不論是原發性或繼發性不孕症，通常經歷了西醫的檢查、人工受孕、試管嬰兒，仍未能成功懷

孕，原因可能是婦女曾經生育過或流產，或剖腹產時受麻醉劑的影響，大腦受到干擾，大腦妊娠中樞還停留在懷孕階段。可先以溫陽化瘀合疏肝瀉濁的處方盪滌胞宮，清除子宮、卵巢的血瘀，解除麻醉受抑，糾正大腦生殖軸的紊亂，使大腦瞭解到子宮內目前沒有懷孕。

盪滌胞宮的處方考量，仍須依病人的正氣強弱化裁：

● 正氣不虛者

先給予溫陽化瘀疏肝瀉濁的處方二週後停藥，囑咐檢查並監測基礎體溫，等待檢查結果，及測基礎體溫2個月的週期後再回診。處方配置如下：

溫陽：補氣養血溫陽，如黃耆、當歸、乾薑、附子、玉桂子……劑量體質視情況調整。

化瘀：如桃仁、紅花、丹參、沒藥、骨碎補……等，擇二至三味。

疏肝：主要協調生理軸線及神經傳導，必合併考慮睡眠、二便通利、口和。若胸悶吸短脈弦，可用柴胡、白芍、大棗和肝緩肝，若煩躁陽亢失眠，可用懷牛膝、代赭石、白芍、杜仲重鎮安神。

瀉濁：必通利二便，改善骨盆腔鬱血，致病邪有出處。

● 正氣虛者

上述處置二週後，改以補氣養血補腎處方，酌加溫陽藥持續調養，並且合併改善臟腑失調，注意睡眠及脈症，避免化燥失衡，同時囑咐西醫檢查，並監測基礎體溫。

＊第二階段處置

處理免疫性排斥問題（檢驗各種抗體、行房試驗），治療陰道感染、瘜肉出血、多囊性卵巢、輸卵管狹窄粘連、子宮內膜異常……等，調整免疫抗體，同時讓子宮環境及神經、內分泌系統穩定。

● 免疫性排斥

免疫性不孕多表現是熱證，或瘀熱、或濕熱、或痰熱夾瘀，應使用清熱化痰祛瘀治療，切忌溫補，需將免疫問題治癒後，再改為補腎或補氣血處方。

★抗甲狀腺球蛋白抗體

抗甲狀腺球蛋白抗體偏高，可能併發橋本氏甲狀腺炎或葛瑞夫茲氏病，也會造成甲狀腺的功能亢進或低下，甚至抑制濾泡刺激素、黃體刺激素及人類絨毛膜激素的分泌。

中醫治療甲亢發炎淋巴浸潤，依臨床表現，可見肝陽上亢或肝腎陰虛陽亢，治以平肝潛陽如建瓴湯，或滋腎養陰如知柏地黃湯，若見有甲狀腺結節腫大或突眼症狀，皆須加入清熱、祛瘀、化痰藥。若見甲狀腺低下，屬腎虛合併陽亢瘀熱，以補腎藥加清熱化瘀和肝治療，如何首烏、山茱萸、生杜仲、懷牛膝、黃連、黃柏、丹參、白芍。

★抗磷脂質抗體

抗磷脂質抗體偏高，屬瘀熱證，必用清熱解毒及活血化瘀藥。依臨床體徵，可區分是實熱證，或是腎虛瘀熱。實熱證以大劑清熱養陰加活血化瘀藥治療，如黃連解毒湯加青蒿、地骨皮、丹參、沒藥。腎虛瘀熱，以補腎養陰加清熱化瘀藥治療，如知柏地黃湯加黃連、骨碎補、丹參、沒藥。若合併有慢性骨盆腔炎或陰道炎，加龍膽草、黃耆。囑咐停止抽菸、或服用避孕藥、或避免高熱量油炸或高油脂食物等。

★抗精蟲抗體

中醫觀察抗精蟲抗體陽性，屬瘀熱、或痰熱夾瘀、或下焦濕熱，應使用清熱化痰祛瘀治療，如加味逍遙散或溫膽湯，加丹參、沒藥、龍膽草、葛根、萊菔子，切忌溫補，需將免疫問題治癒後，再改為補腎或補氣血處

囑咐西醫檢查

★血檢：CBC、濾泡刺激素、黃體生成素、雌激素、甲狀腺素、泌乳素、睪固酮、CA125

★輸卵管通氣試驗

★腹部超音波：肌瘤、腺瘤、內膜、瘜肉

★同房試驗：免疫性不孕（若確診，再進行其他相關檢查）

★自行監測基礎體溫

註：朴硝盪胞湯

孫思邈將朴硝盪胞湯列為女性不孕第一方。

★「千金藥方」的「朴硝盪胞湯」，原方治婦人立身以來，全不產，及斷緒久不產30年者方。此為婦人子宮內有此惡物使然，或天陰臍下痛，或月水不調，為有冷血不受胎。

★此方每服必下積血及冷赤膿，如赤小豆汁；

★「朴硝盪胞湯」為「傷寒雜病論」之「抵擋湯」、「桃仁承氣湯」、「桂枝茯苓丸」、「當歸芍藥散」等方所合而成，

★綜觀這些方劑所主治之病，包括痛經，經血淋漓，子宮腫瘤……等皆可醫，故孫思邈將朴硝盪胞湯列為女性不孕第一方。

★此方也常用治手術流產後性腺軸功能障礙不孕。

★服藥後，可能會在行經時排清稀的血或暗瘀色的血。

方。

陰道或骨盆腔反覆感染

陰道或骨盆腔反覆感染，屬濕熱下注或脾虛濕熱，但必是免疫功能不足，須在清利濕熱的處方上，加補氣養血藥。久病必瘀，預防反覆感染後粘連，須加化瘀藥。

急性期：急性發炎期，以清熱利濕加補氣養血化瘀，如柴胡桂枝湯加黃耆、黃芩、龍膽草、丹參，或龍膽瀉肝湯加黃耆、丹參。

緩解期：緩解期多表現餘熱未清，須補氣養陰加清熱化瘀，如聖愈湯加龍膽草、青蒿、丹參，或和解表裏加補氣清熱養陰化瘀，如小柴胡湯或柴胡桂枝湯，加黃耆、丹參、青蒿、地骨皮、龍膽草。

子宮內膜瘜肉異常出血

子宮內膜瘜肉，是子宮上皮組織的黏膜細胞異常增生，所導致的良性腫瘤，附著於子宮內壁，若瘜肉過大，會造成經期不正常出血、月經不規則、經血量增加等症狀，也可能導致流產或不孕。

中醫治療子宮內膜瘜肉，以瘀熱論治，用清熱解毒加活血化瘀藥治療，如黃芩、黃連、黃柏、丹參、桃仁、沒藥，亦可配合西醫搔刮術，再給予預防性治療。

荷爾蒙亢進

荷爾蒙亢進如甲狀腺亢進、泌乳激素過高，都會導致不孕。

★甲狀腺亢進

甲亢初期，卵巢激素的合成和分泌增加，引起子宮內膜增生，表現為月經過多、先期、久淋等，亦會產生痛經、經前症候群，以上皆會降低受孕機會。

甲亢後期，可導致排卵功能障礙和性激素分泌紊亂，導致卵泡發育遲緩、無排卵，月經遲滯甚至閉經。

甲亢患者懷孕後，發生流產、早產、胎兒生長遲滯、死胎...等的風險也會明顯增加。

中醫治療甲亢，初期體力尚可，以建瓴湯重鎮安神，或知柏地黃湯加牛膝滋腎養陰。甲亢後期或體虛，以建瓴湯或知柏地黃湯處方，須及早加入杜仲、菟絲子、少量黃耆，少量桂附引火歸元。

★泌乳激素過高

泌乳激素過高會抑制性腺激素，導致月經量過少或不來。泌乳激素大於100ng/ml以上，須檢查是否有腦下垂體腫瘤。

中醫治療泌乳激素過高，可以建瓴湯重鎮安神，或知柏地黃湯滋腎養陰，酌加清熱化瘀、疏肝解鬱。

輸卵管狹窄粘連

骨盆腔發炎、子宮內膜異位症、有骨盆腔手術病史，是造成輸卵管阻塞的原因。中醫治療考慮以活血化瘀清熱化痰為主。

活血化瘀藥如丹參、沒藥、乳香、桃仁，可改善間質細胞發炎性沾黏增生。

清熱藥如黃芩、龍膽草、黃柏，可減少發炎或改善反覆感染。

化痰飲藥，如葛根、萊菔子、陳皮、半夏，可改善黏液性代謝廢物。

其他再視體質屬實屬虛加減用藥。

子宮內膜異位症

子宮內膜異位症的疾病本質屬熱瘀，若卵巢功能正常經量過多屬血瘀血熱，煩躁失眠乳脹痛屬氣滯血瘀夾熱，若卵巢功能不足屬腎虛合併瘀熱證。中醫治療依臨床症象處方，再加重清熱化瘀藥治療。加丹沒四物湯（丹參、沒藥）、加味逍遙散、聖愈湯加補腎藥，皆須考慮加入丹參、骨碎補、沒藥，加重黃芩劑量。

● 子宮肌瘤

子宮肌瘤若長在漿膜下，肌瘤尚小，無臨床症狀，不會影響生育，但若肌瘤過大可能壓迫鄰近組織。若肌瘤生長在黏膜下會導致經量過多，亦不利於著床或影響胎兒生長空間。若子宮肌瘤已影響生育，可考慮西醫手術治療。

中醫治療考量，若無經血過多，可依體質調養之處方，加重活血化瘀藥如丹參、沒藥、骨碎補、續斷，亦可酌加茯苓、澤瀉協助消瘀腫。若經血量過多，須以瘀熱或腎虛夾瘀夾熱論治，如丹沒四物湯（丹參、沒藥）加黃芩、黃連、黃柏，或以補腎處方加重清熱化瘀藥治療。

● 子宮內膜

★子宮內膜增厚

常見於功能失調性出血，臨床表現月經先期、或經量過多、或經期過長。此病常因荷爾蒙分泌不正常造成，如青春期性線軸尚未穩定、或適孕期常熬夜緊張過勞、或更年期卵巢老化階段，中醫觀察臨床常表現屬腎虛合併瘀熱，治療以補氣養血補腎法，改善生殖軸荷爾蒙的分泌與平衡，再加清熱化瘀藥糾正內膜過度增厚現象。處方如熟地、山茱萸、杜仲、骨碎補、黃芩、丹參、黃耆，考慮加少量桂附引火歸元，黃芩與丹參需重用，可抑制子宮內膜因荷爾蒙失衡所導致之過度表現，若焦躁難眠加柴胡、白芍、大棗。

★子宮內膜增生

是指顯微鏡下，在一個切片區間裡，子宮內膜細胞數量變多、變密，甚至發生細胞病變。常伴非經期異常出血。中醫以瘀熱論治，用丹沒四物湯（丹參、沒藥），加黃芩、黃連、黃柏治療。

★子宮內膜過薄

原因可能是高齡黃體素不足，或墮胎次數過多，或長期服用荷爾蒙，中醫屬腎陽虛，須以大補氣血、大補腎陽處方治療。另外也可能是長期骨盆腔鬱血，阻滯內膜正常滋長，此屬血瘀，臨床上可能是瘀熱、或寒瘀。

多囊性卵巢

女性卵巢有過多不成熟的濾泡，且排卵稀少，男性荷爾蒙過高，導致經期不規則、不孕，同時伴隨體重增加、多毛、掉髮、睡眠障礙、痘瘡、情緒障礙……等症狀。

中醫治療多囊性卵巢，依臨床體徵，大致可分為四型。

★先天不足（氣血兩虛、腎虛）

病人表現身體瘦弱或乾瘦，面膚晦暗和面白無華，體力弱，舌淡紅或淡白或瘦薄，或少苔或淨苔或剝苔，脈細弱。自初經起即常經遲或閉經，基礎體溫偏低且無高溫相。

中醫觀察：此屬腎虛或氣血兩虛，治療宜健脾補氣養血，或大補腎陰腎陽。如聖愈湯加方，或右歸飲加方。

★脾虛水濕

病人白胖水濕，少肌多脂，肌肉鬆軟，虛弱倦怠，頭暈目眩，動喘乏力，憂鬱低潮，舌淡胖、或淡白瘦薄、或瘦薄偏紅，少苔或淨苔剝苔，脈弦細弱。

中醫觀察：此屬脾氣虛水濕痰飲不得氣化，治療宜補氣養血或補腎養血，加淡滲利濕，再視情況加清熱或溫陽藥。主方如香砂六君子湯、或半夏白朮天麻湯、或補陽還五湯，必加黃耆茯苓、炒杜仲，可斟酌加入乾薑、附子、玉桂子溫陽化濕。

★腎虛痰熱

病人平日體質尚可，但因長期勞累、經常熬夜、緊張壓力，導致壓力性荷爾蒙過度分泌，臨床表現體胖，肌肉脂肪增生，臨床表現疲勞倦怠，耐力不足，頭痛頭暈，口乾舌燥，失眠多夢，煩躁焦慮憂鬱，大便秘或溏，尿少尿赤，血壓血糖可能正常或升高。

中醫觀察：此屬腎虛陽亢，腎虛痰熱夾瘀，治療宜清化痰熱，或補腎加清熱化痰化瘀，如以溫膽湯加清熱化瘀藥治療；或知柏地黃湯加清熱化瘀，加少量桂附治療；或以何首烏、熟地黃、山茱萸、炒杜仲、丹參、黃連、黃柏、黃耆、茯苓、澤瀉、陳皮、砂仁。並囑咐病人作息正常，多加運動。

★瘀熱痰濁

病人體力佳及肌肉壯實，燥渴，面多痘瘡，皮膚搔癢過敏，黑棘皮症，體多毛，精神亢奮，煩躁失眠，血壓、血糖、血脂偏高，口乾，便秘，平日嗜食冰品、炸烤食物，舌暗紅且瘀，脈弦滑有力。

中醫觀察：此屬血熱痰瘀氣滯，治療以活血化瘀加清熱化痰，輔以疏肝解鬱，並通利二便。如黃連解毒湯加丹參、沒藥、柴胡、白芍、陳皮。並囑咐病人清淡飲食，作息正常，多加運動。

＊第三階段處置

以大補氣血、或大補腎陽、或腎陰陽兩補法，治療卵巢功能退化、萎縮，或子宮內膜萎縮，或腎上腺、腦下垂體軸線內分泌不足或不敏感，同時監測基礎體溫高低溫相是否趨向進步。

但須注意避免補中有滯，預防化燥，處方考慮酌加清熱、化瘀、疏肝理氣藥，注意脾胃吸收、睡眠情形、二便通利。

病案介紹

案1　卵巢癌史，輸卵管阻塞，乳管瘤，黃體不足

邱女，34歲，結婚5年無避孕措施，但未曾懷孕。14歲時曾罹患左側卵巢癌（1期），經歷手術切除及化療。目前右側輸卵管阻塞，曾試過2次通氣試驗仍然阻塞。

月經期間痛甚，尤其在左少腹，無服止痛劑，因對止痛藥嚴重過敏。月經週期28日，常量。乳癖（即乳腺增生，乳脹痛及觸痛顯，按壓乳房有瀰漫性硬結感），乳脹刺痛甚，西醫檢查=乳管瘤、乳房多發性纖維瘤，囑咐慎防乳癌。

鼻過敏甚，輕度氣喘，外陰反覆化膿性毛囊炎，腰痛多年，右膝易腫痛，工作需多行。舌質暗紅瘀紫，舌下絡瘀深，脈弱。基礎體溫：高溫8日

處方 水煎藥

前期處方（約140劑）

乳香3錢 沒藥4錢 桃仁5錢 柴胡4錢 熟地黃5錢 白芍4錢 川芎3錢 當歸3錢 黃耆10錢 玉桂子5錢 黃芩4錢 木香5錢 枳實5錢 砂仁4錢 茯苓4錢 （1劑/日）

後期處方（約60劑）

熟地黃5錢 白芍4錢 川芎3錢 當歸3錢 黃耆15錢 玉桂子5錢 附子3錢 黃芩4錢 枳實5錢 砂仁4錢 炒杜仲5錢 骨碎補5錢 （1劑/日）

註：自來診到順利懷孕，共調養16個月，期間斷續服藥約200劑，經歷滑胎2次，第3次成功產女，之後又順利再生二子，母親健康，三子皆健康活潑。

〈治療思路〉

本案病人是高齡產婦，又曾經歷化療，基礎體溫高溫相維持8日，可判斷是卵巢早衰，理應以大補氣血合大補腎治療，方能改善卵巢功能，增加生育能力。但又有乳癖、乳房多發纖維瘤、乳管瘤、輸卵管阻塞、舌質暗紅瘀紫舌下絡瘀...等瘀象，以補法恐瘀象阻塞更重，很可能誘發癌變，故初期處方折衷以補氣血，重加化瘀藥為主，待瘀象改善（乳不痛，輸卵管通暢，舌瘀象改善），再改以補氣血合補腎溫陽處方治療。治療卵巢早衰，尤其是做過化療者，生殖內分泌會受到化療藥的遠期損傷抑制，須鍥而不捨持續服藥。本案的複雜性在於虛與瘀、衰與亢同現，經過中醫的調理後，不但順利生育三子，並截斷且改善其進展成乳癌的體質。

案2　高齡，排斥，黃體不足

王女，42歲，結婚十多年不孕。月經週期28~35日，月經量過少（僅1日些許）。反覆陰道感染4年，常服抗生素，左少腹平時長期悶痛，發炎時更是痛的厲害。入眠極難，常臥床超過2小時仍不能入眠，服抗焦慮藥多年。胃納可，大便日一行，口乾渴，舌體胖大暗紅齒痕，舌下絡脈瘀，脈弦弱數。基礎體溫=高溫7日。同房試驗：排斥（+）。

處方 水煎藥

熟地黃5錢 山茱萸4錢 蒼朮5錢 附子1.5錢 玉桂子3錢 陳皮8錢 黃耆10~15錢 當歸3錢 白芍3錢 柴胡4錢 龍膽草8錢 丹參5~8錢 甘草3錢 （1劑/日）

註：病人自來診到順利懷孕，共5個月，期間斷續服藥共90劑。

後記：此病人因妊娠期間無持續中醫調理，妊娠經脈氣血大虧，產後一年發類風濕病，關節紅腫熱痛，虛弱無華，嚴重掉髮，復回診持續調理半年後痊癒。

〈治療思路〉

本案病人高齡，月經過少，以大補氣血合補腎陽為主方施治。容易陰道感染及免疫排斥問題，加重龍膽草，有瘀象用丹參，入眠難交感神經亢奮，加柴胡、白芍、甘草。前期瘀象重、反覆感染體虛，故丹參、黃耆須重用，之後改善可減量。重點在於處方的平衡協調，如何達到補氣補陽不滯邪、通瘀清利不傷正。

案3　內膜過薄，試管失敗

陳女，37歲，自述婚前曾墮胎5次，婚後5年無避孕仍未曾孕。曾經試管2次失敗，目前儲存8個凍卵預植入。西醫檢查係因內膜過薄不利於著床，雙側輸卵管也全阻塞。

月經週期35日，月經期間僅點滴出血，口乾渴，多夢易醒，胃納及排便正常。舌體暗紅瘦薄，舌下絡瘀，脈弦弱。

處方 水煎藥

熟地黃5錢 山茱萸4錢 乾薑3~5錢 玉桂子3~5錢 附子3~5錢 丹參5錢 沒藥4錢 黃柏5錢 陳皮5~8錢 砂仁4錢 黃耆10~15錢 （1劑/日）

註：病人續服10週後順利懷孕，服藥期間有2次月經來潮，排出大量瘀塊，第3次月經無來發現已孕，遂改以安胎處方，順利產子。

〈治療思路〉

本案病人子宮內膜經反覆搔刮受損，且搔刮後，並無調養改善骨盆腔因妊娠生理的鬱血狀態，並回復生理軸線荷爾蒙的平衡，故導致月經僅來點滴，合併雙側輸卵管阻塞，皆屬寒瘀，故以大補氣血大補腎陽，合併清瘀化濁奏效。初期薑附桂耆的劑量皆較重用，之後漸進減量，以防化燥陽亢。

案4 閉經，黃體不足

劉女，33歲，婚3年不孕，自初經起常閉經（月經3~6月1行）。工作壓力大且長期過勞，面膚萎黃，虛弱倦怠，畏寒，眠淺，緊張，低潮，虛秘。Hb=9.5，高溫7~9日，舌胖大齒痕，脈弦。

處方 水煎藥

熟地黃5錢 當歸3錢 白芍5錢 桃仁5錢 玉桂子3~5錢 附子1.5~3錢 砂仁4錢 柴胡4錢 黃柏4錢 黃耆10錢 炒杜仲8錢 大棗8枚 （1劑/日）

註：病人自來診到順利懷孕，共6個月，期間斷續服藥共120劑。

後記：產後復閉經1.5年（哺乳半年），希再生育復來院診療，同上處方加減續服3個月後順利再孕。

〈治療思路〉

本案病人屬氣血兩虛合併腎陽虛，故以補氣養血合補腎陽處方施治，酌加桃仁通脈化瘀，因長期工作壓力緊張焦慮，加柴芍棗緩肝，調解內分泌平衡，加黃柏預防化燥，協助柴芍棗改善睡眠。

案5　子宮肌腺症，黃體不足

林女，32歲，結婚4年不孕。西醫檢查：子宮腺肌症，子宮體肥大。

經痛5年，須服止痛，經量正常但瘀塊多。基礎體溫=高低溫相不明顯/高溫7~10日。

處方　水煎藥

熟地黃5錢　山茱萸4錢　丹參8錢　骨碎補8錢　炒杜仲5錢　陳皮8錢　砂仁4錢　黃柏5錢 黃耆10~15錢　（1劑/日）

註：病人持續服60劑後諸症改善，自行停藥，於5個月後順利懷孕。

〈治療思路〉

中醫對於腺肌症、子宮體肥大，應以瘀熱論治，但須考慮病人素稟體質是虛弱或壯實，或者因病致虛（長期月經大量出血）。本案病人有肌腺症及宮體肥大，又基礎體溫高溫相不足，故以補氣養血處方中，重加丹參、骨碎補化瘀，加黃柏預防因補劑導致內膜過度增生。

案6　慣性滑胎，黃體不足

李女，36歲，曾生育1子，目前5歲，之後不孕。曾滑胎2次，分別是在34歲及36歲（36歲滑胎後到院就診）。月經週期30日，經量正常，月經期間容易感冒。基礎體溫=高溫6日。

睡眠正常，胃納可，大便常。舌質暗紅下瘀，脈弦弱。

處方　水煎藥

熟地黃5錢　當歸4錢　山茱萸4錢　丹參5錢 附子1.5錢　炒杜仲5錢　蒼朮4錢　陳皮8錢　砂仁4錢　黃耆15錢　柴胡4錢　桂枝5錢　連翹5錢　（1劑/日）

註：以上處方續服4週後（28劑），高溫進步至12日，自行停中藥。停藥後隔2月順利懷孕復來診，隨即改安胎處方。

〈治療思路〉

本案病人基礎體溫高溫相僅6日，符合以補腎養血處方治療，但在月經期間容易感冒，恐純補閉門留寇，妨礙樞機必致變症，遂改以柴胡桂枝湯精神，加補腎養血藥，開闔並進，用連翹預防化燥且協助抗菌，加丹參化瘀，可令補而不滯，療效更好。

案7　經痛，虛暈，黃體不足

李女，35歲，婚2年不孕。經痛（須服止痛），月經期間虛弱倦怠，頭暈頭痛，週期28日，經量正常。大便2~3日1行。基礎體溫=高溫8日。舌質暗嫩紅齒痕，舌下絡脈瘀，脈弦弱。

處方　水煎藥

熟地黃5錢　當歸3錢　川芎3錢　黃柏4錢　桃仁4錢　丹參5錢　玉桂子5錢　附子1.5錢　黃耆15錢　陳皮8錢　砂仁4錢　炒杜仲5錢　（1劑/日）

註：以上處方續服7週後（49劑），症象改善，順利懷孕，隨即改安胎處方。

〈治療思路〉

本案以補氣養血合補腎溫陽施治，加丹參、桃仁治療經痛及舌下絡脈瘀，改善骨盆腔鬱血，以利受孕。

案8　不孕，多囊性卵巢，反覆感冒頭痛

張女，35歲，結婚多年不孕。西醫婦科檢查=多囊性卵巢。自30歲起，常經遲或久淋或閉經。來診前3月，1次月經無來，2次久淋，皆無高溫相。平日易暑睏，容易感冒，乳脹痛，發蕁麻疹，經間頭痛顯。舌質紅，脈弦弱。

處方　水煎藥

熟地黃5錢　當歸3錢　白芍3錢　川芎4錢　柴胡4錢　羌活3錢　連翹5錢　桃仁4錢　枳實5錢　砂仁4錢　黃耆15錢　炒杜仲5錢　淫羊藿4錢　玉桂子5錢　（1劑/日）

註：病人自來診到順利懷孕，共5個月，期間斷續服藥56劑。發現已孕隨即改安胎處方。

〈治療思路〉

多囊性卵巢女性若體質虛弱者，須以大補氣血加補腎溫陽藥治療。本案病人因容易感冒，且亦暑睏，故在治療處方上，加柴胡、羌活、連翹，溫陽藥選用玉桂子補而不滯，較不易留邪，須慎用或不用乾薑、附子，容易閉門留寇，導致身體發炎壅滯變生諸症。若以上處方病人有感覺煩躁、或口乾渴、或失眠、或感冒不癒，須考慮玉桂子減量或捨去，另外再加入葛根、黃連或黃芩。

案 9　試管失敗，凍胚

蕭女，35歲，試管失敗2次，凍胚3個。曾因子宮內膜異位症手術2次，分別是30歲切除左側卵巢巧克力瘤9cm，及34歲切除左側輸卵管及卵巢。皆分別接受柳培林療程抑制排卵。右側輸卵管檢查是通暢的。月經週期26日，不痛常量但經血瘀塊多，睡眠及胃納正常，大便2日1行。基礎體溫=高溫5~7日。舌質偏暗，舌下瘀深，脈弦緩。

處方　水煎藥

熟地黃5錢　山茱萸4錢　玉桂子5錢　附子1.5~3錢　丹參8錢　桃仁5錢　炒杜仲5錢　黃芩4錢　陳皮8錢　砂仁4錢　黃耆10~15錢　（1劑/日）

服藥後排出大量瘀塊。

註：以上處方續服7個月後，斷續調理，再過1年後順利懷孕。1年間曾滑胎2次（1次因火警驚嚇，1次嚴重子嗽，2次皆初孕期間四處奔波，第3次懷孕再三告誡須休息養胎）。

〈治療思路〉

本案病人曾2次柳培林療程抑制卵巢功能，再加上2次試管過度刺激卵巢，依中醫觀點應以腎虛寒瘀論治，故以補腎溫陽處方，但不宜用乾薑，乾薑恐使內膜活性過度表現，再次快速增生巧克力囊腫，給予補腎溫陽藥同時，也須時時注意不能化燥，並重用化瘀藥，方能改善卵巢功能並抑制內膜異常活性，達到成功受孕的目的。

另外初孕期間，胎象不穩定，應著重養胎，安定心緒，避免驚嚇、情緒壓力、四處奔波、感冒重咳，都可能影響妊娠胚胎分化甚至導致流產。

案 10　滑胎，頭痛，乳痛

王女，37歲，結婚多年不孕，曾滑胎2次。月經前及月經期間常嚴重頭暈、頭痛，會暈痛至吐，服止痛藥多年。經前1週乳脹痛顯，檢查：乳房纖維囊腫數個。

平素入眠難，易醒難再眠，口乾，面膚晦暗，會手抖，排便不暢，時溏便，胃脹痞，噁心。舌質偏紅齒痕，舌下瘀，脈弦細弱。

處方　水煎藥

半夏4錢　天麻5錢　白朮5錢　丹參4錢　枳實5錢　砂仁4錢　黃柏5錢　乾薑1錢　附子1錢　黃耆20錢　當歸3錢　川芎3錢　甘草3錢　大棗10枚　（1劑/日）

註：以上處方續服4週後，發現已孕，隨即改安胎處方，之後順產。

〈治療思路〉

病人常嚴重頭暈、頭痛，表示腦部明顯缺氧缺血，腦內各種內分泌及神經傳導介質不足，眠難手抖，係合併自律神經失調，故以半夏白朮天麻湯為主方，加重黃耆，改善腦貧血的症象，加甘草、大棗改善自律神經失調。半夏白朮天麻湯係香砂六君子湯化裁，故可同時改善病人脾胃虛弱的溏便，胃脹痞，噁心症狀。處方中黃柏與乾薑、附子寒熱互用，協助改善睡眠，又增加脾胃吸收能力。

案 11　不孕，垂體卵巢軸線，頭痛

張女，38歲，婚12年不孕。有領養1女兒目前已7歲。夫妻雙方檢查皆正常。體態消瘦無華，皮膚晦暗，稍食補即口糜，入眠難，多夢易醒，月經逐月，但經量過少。平日易腰背酸痛，常頭痛至吐（右後頭風池穴處痛甚）。舌質紅嫩齒痕，脈弦弱。

處方 水煎藥

半夏4錢 天麻4錢 白朮4錢 黃柏5錢 乾薑1錢 附子1錢 陳皮8錢 甘草3錢 當歸3錢 黃耆15錢 川芎3錢 炒杜仲8錢 大棗5枚 （1劑/日）

註：以上處方服用14劑後，於下次經遲不至，發現已孕，改以安胎處方。

〈治療思路〉

本案病人亦是屬於腦缺氧缺血，腎上腺－腦－生殖軸之腦內分泌及神經介質分泌不足者，故以半夏天麻白朮湯為主方，加入炒杜仲維持腎上腺功能及腰間供血，能很快順利懷孕，應是喚醒生殖軸之內分泌平衡。

案12　不孕，子宮肌腺症，經痛

林女，32歲，婚2年不孕。西醫婦科檢查：子宮肌腺症，子宮體肥大。痛經5年/須服止痛，月經週期正常，經量偏多且瘀塊多，基礎體溫/高溫=8日。

眠淺多夢，容易緊張，手足逆冷，倦怠虛弱，頭暈頭痛，腰腿痠，大便2日1行。舌質紅瘦薄，脈弦。

處方 水煎藥

何首烏5錢 山茱萸4錢 黃柏5錢 玉桂子3錢 附子1.5錢 丹參8錢 炒杜仲8錢 骨碎補8錢 陳皮8錢 砂仁4錢 黃耆10~15錢 （1劑/日）

註：以上處方於5個月期間，斷續共服84劑，諸症改善，體力進步，月經期間不痛，瘀塊少，經量正常，高溫相進步至12日，停藥4個月後順利懷孕，來院安胎。

〈治療思路〉

以補腎法平衡生殖軸之內分泌，改善功能性月經量過多，另外加重丹參、骨碎補，補腎化瘀，改善子宮內膜過度表現，處方須掌握補而不滯，通不致虛。

案 13　不孕，巧克力囊腫，高溫不佳

陳女，35歲，結婚2年，不孕。巧克力囊腫2.5cm。經痛，經量偏少，月經週期23日，基礎體溫/高溫相6日。平日常熬夜，面膚晦暗，目眶暗，眠納便常。舌暗紅下瘀，脈弦弱。

處方　水煎藥

熟地黃5錢　山茱萸4錢　當歸3錢　黃柏5錢　玉桂子3錢　附子1.5錢　丹參5錢　骨碎補5錢 炒杜仲5錢　陳皮8錢　砂仁4錢　黃耆15錢　（1劑/日）

註：以上處方共服67劑後，高溫13日。經痛改善，經量正常，複檢=巧克力囊腫消失，停藥3個月後順利懷孕，來院安胎。

〈治療思路〉

高齡懷孕，基礎體溫高溫相少於12日，應囑咐避孕，否則很容易流胎。以補氣血補腎法改善卵巢功能，體力進步及面膚色潤，基礎體溫因此漸進改善，加丹參、骨碎補抑制並治療巧克力囊腫。

男性不育

男性不育

概述

夫妻不孕病因，屬男性因素約佔30%。男性的生殖功能起源於睪丸，精子從睪丸製造，貯存在副睪等待成熟，再經輸精管輸送到儲精囊，然後再經過射精動作與精漿一同自陰莖尿道射出。男性1次射精約3毫升精漿，內約含一億五千萬精蟲，精蟲靠精漿的營養以保持活性。

男性基本精液檢查，是以觀察精子數量，形態，活動力，精子染色體，抗精蟲抗體，白血球……等是否正常。

依據2010年世界衛生組織（WHO）所訂的「正常精液標準參考值」：

1. 精液顏色：灰白色或乳白色

正常精液顏色呈均勻的灰白色或乳白色。若呈淡黃、黃色，可能有生殖道感染或長時間未排精。若呈淡紅色、褐色、棕色，可能是精囊腺、攝護腺發炎、結石、腫瘤、或挫傷所致。

2. 精液量：大於 1.5 ml

1次排精正常量須大於1.5ml。若量大於6ml，多見於長時間未排精，或攝護腺發炎、儲精囊發炎。若精液量落在0.5ml~1.5ml之間，多見於近期房事頻繁者、或先天精囊腺發育不全、或雄性激素分泌不足者。若量少於0.5ml，甚至無精液排出，多見於逆行性射精、不射精、輸精管阻塞。

3. 液化狀態：室溫下 30 分鐘內

若精液液化時間超過1小時或不液化，可能是攝護腺發炎。

4.PH 值：大於或等於 7.2

正常精液PH值為7.2~7.8，呈弱鹼性。PH值大於7.8，可能是攝護腺或精囊腺發炎。若PH值在6.4~6.7，可能是發育不良。

5. 精蟲數量：15×10^6/ml 以上

6. 精子存活率：75% 以上是活的

7. 精子動力：50% 以上屬於 A 與 B 級。（A+B+C）大於 60%

8. 精子形態：15% 以上為正常外形

正常型態精子大於30%，則生育能力較佳。正常型態精子小於4%，則幾乎無生育能力。

9. 精液白血球：少於 1×10^6/ml

若精液白血球大於1×10^6/ml，則表示生殖道炎症，如睪丸炎、副睪丸炎、精囊腺炎、攝護腺炎、尿道炎等。

10. 精液凝集狀態：陰性

若呈現陽性，則為免疫性不育症。

2010 年世界衛生組織「正常精液標準」

液化時間	室溫下，30分鐘內
顏色	均勻的灰白色
精液量	1.5ml以上
PH 值	7.2~7.8
精子總數	$15X10^6$ml以上
精子存活	75%以上是活的
精子動力	50%以上屬於A與B級
精子型態	15%以上為正常外形
白血球	少於$1X10^6$ml

精子的活動能力

4級（A級）

- 具有高速運動能力的精子
- 呈快速直線運動

3級（B級：非直線運動）

- 能向前運動
- 但路徑非直線呈弧形或S型

2級（C級）

- 精子幾乎不移動或者移動速度較低
- 儘管它們的尾部是運動的

1級（D級）

- 完全不運動

男性不育因素與中醫治療〔本文承蒙李政育教授指導〕

一、內分泌因素

如：促性腺激素不足、高泌乳素血症、腦下垂體腫瘤、腎功能不全、甲狀腺疾病、糖尿病。

中醫治療

內分泌過亢

肝腎陰虛：滋養肝腎，如知柏地黃湯加懷牛膝、生杜仲、菟絲子。

陰虛陽亢：平肝降逆，如建瓴湯加黃柏。

內分泌不足

補腎柔肝：以補氣養血藥，加何首烏、當歸、菟絲子、淫羊藿、肉蓯蓉、巴戟天。

大補腎陽：以補腎藥，加補陽如薑、附、桂，並酌加清熱藥反制，預防化燥。

糖尿病因素

以補氣養血補腎藥，加清熱化瘀。

二、感染因素

如：慢性附睪炎、慢性前列腺炎、腮腺病毒轉移攻擊睪丸。

中醫治療

以大柴胡湯、或小柴胡湯、或葛根湯、或溫膽湯為主方，加黃連、龍膽草、黃柏、麻黃、連翹，體虛加補氣藥，考慮加入養血化瘀藥如丹參、當歸，預防粘連。

★若睪丸腫大，加龍眼核、荔枝核、橘核、川楝子……。

★若嚴重瘀腫，加黃芩、丹參、骨碎補、延胡索……。

★若急性期後仍充血腫疼，用乳沒四物湯加黃芩及各種核。

★久病後仍精蟲少者，用血枯方、左歸丸、龜鹿二仙膠治療。

★若以養肝血、陰陽兩補等處方治療，效果仍不佳者，須改以大補氣血、或大補腎陽。

★感染後呈現腎肺陰虛，用知柏地黃湯，加各種子、核類藥物。

三、精索或睪丸靜脈曲張

會導致睪丸局部溫度增高，血液瘀滯，睪丸局部缺氧，影響造精和精子活力。

中醫治療

以清熱化瘀加疏肝理氣治療。

清熱化瘀藥如黃芩、龍膽草、黃柏、丹參、沒藥、骨碎補，疏肝理氣藥如川楝子、延胡索、荔枝核。斟酌考慮加入補氣養血藥修復並改善局部環境。

四、遺傳因素

如：體細胞核型異常、Y染色體微缺失。

五、免疫因素

男性血睪屏障損壞，產生抗精子抗體。

中醫治療

以溫膽湯加葛根、麥門冬、萊菔子、龍膽草。

六、發育因素

精母細胞發育不完全或未發育，若無早期治療（幼兒期甚至青春期前），過了青春期療效極差。自幼睪丸腫大，或隱睪症無早期手術，或隱睪症太晚手術後無使用中醫治療，導致發育不良。

七、鞘膜積液

使睪丸局部溫度升高，導致生精障礙。

中醫治療

以清熱利濕化瘀藥，如黃芩、黃柏、丹參、沒藥、茯苓、澤瀉、葛根、萊菔子。

八、營養因素

胺基酸、葉酸、維生素A及E、鋅等的缺乏。

中醫治療

以大補氣血，加補腎陽，如聖愈湯加山茱萸、炒杜仲、淫羊藿、菟絲子……，加乾薑、附子、玉桂子，加黃芩或黃柏預防化燥，並囑咐須加強營養。

九、藥物因素

有許多西藥會殺死精蟲、抑制睪丸精母細胞製造精蟲，為藥物性精蟲稀少症。如抗生素，抗癌化療藥，下腹部的輻射線，顯影劑，類固醇，雄激素，促性腺激素，利血平，秋水仙，中醫苦寒藥……等。

長期中醫苦寒藥，久服會「絕嗣」，是在無經醫師辨證下恣意亂服。但若臨床表現陰虛陽亢、骨蒸勞熱、骨髓急慢性發炎、少陽熱、免疫性疾病、腫瘤熱……的人，清熱養陰苦寒中藥是對症治療，可減少身體病理性損傷，乃有病無損。

中醫治療

需視其何病，以中藥治療後，再依體質調理。如陰虛、或陽虛、或氣虛、血虛……給予適當處方，加入各種核或子類藥物，如：補陽還五湯加各種核或子類藥物、聖愈湯加各種核或子類藥物、右歸飲加各種核或子類藥物並加清熱藥反制。

十、繼發性無精蟲症

睪丸腫瘤切除，或輸精管切除，或輸精管結紮後的無精蟲，或輸精管異常阻礙精蟲的運送，如輸精管結痂、鈣化、腫脹，多發生於輸精管結紮後重新接合後遺。

中醫治療

接口處瘀腫，以活血化瘀藥加利濕，之後加入補陽藥修復。

十一、環境因素

長期暴露在有殺蟲劑、有機溶劑、重金屬、放射線、高溫環境工作、抽菸、酗酒，常穿過厚或緊身褲，長期桑拿……等，需改善環境、改變飲食及生活作息。

中醫治療

中醫視體質屬陰虛、血瘀、氣虛、或陽虛，給予適當的處方，並加入淫羊藿、菟絲子、巴戟天、及各種子或核的中藥。

十二、精液的射出功能異常

★性行為障礙、疾病因素、藥物因素、先天缺乏輸精管等，導致射精異常。

★神經或器官病變引起的不射精，如胸腰脊髓的射精中樞受傷、或手術後遺。

★逆行性射精，即因各種因素造成，如糖尿病併發神經病變、或脊髓傷害、或攝護腺切除後遺、或藥物因素等，精液從前列腺尿道直接進入膀胱內，排尿時再與尿液混合一起排出，必須於尿中濾出精蟲，致精蟲品質差、量稀少。

★射精管結石，阻塞了精蟲與精液的射出。

★輸精管、儲精囊、射精管狹窄、阻塞，射精困難，多因曾遭細菌或病毒感染，導致沾粘、狹窄、阻塞。

中醫治療

★感染期，以龍膽瀉肝湯、或黃連解毒湯加龍膽草。

★緩解期，用溫膽湯加葛根、麥冬、萊菔子、龍膽草、丹參。

★若效果不佳，加入荔枝核、龍眼核、橘核，可促精母細胞再生，或加入當歸、何首烏、菟絲子，以增加睪丸腦肝腎供血，或加入乾薑、附子、玉桂子，可改善並促進大量睪丸腦肝腎供血，另外淫羊藿、肉蓯蓉、鎖陽、巴戟天皆可同時加入。

★射精管結石阻塞，可能是精液黏稠度太高、或忍精不泄，並有攝護腺與尿道膀胱口的感染所致。可以外科挖切，中醫治療部分，以龍膽瀉肝湯、地骨皮飲、知柏地黃湯治療。

病案介紹

案1　不育，遺精，精蟲皆不佳

陳先生，40歲，菸客30年/每日2包。臨床表現：面膚黃晦，消瘦，口乾渴，虛勞倦怠，記憶力差，手足逆冷。遺精，精液清冷，西醫檢查=精蟲數量及活動力皆不足。睪丸按痛已數年/溫覆可緩解。舌質淡暗，脈弱。

處方　水煎藥

熟地黃5錢　山茱萸4錢　當歸3錢　炒杜仲5錢　淫羊藿5錢　黃柏5錢　乾薑1.5錢　附子1.5錢　玉桂子5錢　枳實5錢　黃耆15~20錢　川楝子4錢　丹參5錢　沒藥4錢（1劑/日）

註：以上處方共服3個月後，諸症改善，檢查正常。（睪丸痛改善後去川楝子、丹參、沒藥）

〈治療思路〉

長期大量抽菸者，末梢神經缺血缺氧性受損，屬陽虛或寒瘀，以大補氣血加補陽藥施治。睪丸按痛溫覆可緩，以丹參、沒藥配合補氣養血藥化瘀止痛，加川楝子行氣止痛引藥入肝經。

案2　精索靜脈曲張，精蟲皆不佳

張先生，38歲，精索靜脈曲張。常年少腹及睪丸痛。西醫檢查=精蟲稀少，活動力及型態皆不佳。平日易疲倦，口乾，耳鳴，眠納便常。舌暗紅偏瘦薄，舌下瘀脈，脈弦。

處方　水煎藥

熟地黃5錢　山茱萸4錢　黃柏5錢　丹參8錢　炒杜仲8錢　陳皮8錢　砂仁4錢　黃耆15錢　當歸4錢　淫羊藿5錢　骨碎補5錢　（1劑/日）

註：以上處方續服2個月後，精蟲2350萬，型態91%正常。

活動力——A（35%）　B（15%）　C（20%）　D（12%）

〈治療思路〉

以清熱化瘀藥改善精索靜脈曲張，以補腎養血藥改善精蟲稀少、活動及型態不佳。

案3　胯臀濕疹，精蟲稀少

范先生，34歲，腸躁症，鼻過敏症。胯臀濕疹多年，精蟲稀少，精蟲活動力36%。平日睡眠不足，易疲倦，眠可，納便常。舌偏紅胖大齒痕，舌下瘀，脈弱。

處方　水煎藥

熟地黃5錢　當歸4錢　蒼朮8錢　丹參5錢　黃柏4錢　龍膽草4~8錢　蒲公英4錢　陳皮8錢　砂仁4錢　黃耆15錢　淫羊藿5錢　菟絲子5錢　（1劑/日）

註：以上處方續服5週後，濕疹改善，體力進步。精蟲數量及活動力正常。

〈治療思路〉

以補腎養血藥改善精蟲稀少、活動力不佳。加黃柏、龍膽草、蒲公英，治療胯臀濕疹，並改善因濕疹多年，可能造成免疫性不育之因素。

案4　泌乳素偏高，精蟲稀少

莊先生，33歲，高尿酸血症（UA=8），泌乳素偏高（PRL=65ng/mL）。鼻過敏顯，頭皮及面部脂漏性膚炎，蕁麻疹，睡眠障礙。精蟲稀少，活動力尚可。舌質偏暗紅，脈弦。服降泌乳素西藥2週，精蟲數量更差。自行停服西藥，轉求中醫。

處方　水煎藥

懷牛膝5錢　龍骨5錢　牡蠣5錢　何首烏5錢　菟絲子5錢　淫羊藿5錢　生杜仲5錢　黃柏8錢　大棗5枚　白芍4錢　半夏4錢　陳皮8錢　黃耆8錢　玉桂子3錢　（1劑/日）

註：以上處方續服3週後複檢，精蟲3000萬，2個月後妻順利懷孕。

〈治療思路〉

高泌乳素血症以陰虛陽亢論治，故處方以建瓴湯精神，安定神經及各種過度亢進表現，從大腦調控內分泌，改善高泌乳素血症，同時改善脂漏性膚炎之免疫性疾病。陳皮、半夏合併黃柏，清熱化痰，再加入補腎藥，可改善精漿品質，並提高精蟲數量。

案5　早衰，精蟲型態不佳

古先生，33歲，早衰相。精蟲型態正常僅1%，精蟲數量及活動力正常。常年午後頭痛頭暈，口糜，乏力倦怠。面膚晦暗（灰頭土臉），唇暗，髮灰白。舌暗紅，脈弦弱。

處方　水煎藥

熟地黃5錢　山茱萸4錢　黃柏5錢　玉桂子3~5錢　附子1.5~3錢　陳皮8錢　黃耆15~20錢　炒杜仲5~8錢　淫羊藿5錢　丹參5錢　（1劑/日）

註：以上處方共服半年，諸症改善，妻順利懷孕。

〈治療思路〉

治療早衰諸虛不足，須持續久服，方可收效。以大補氣血、大補腎陰腎陽處方為主，初期桂附耆劑量皆重用，後期改善後漸減，加黃柏預防化燥。

案6　精蟲活動力弱

許先生，36歲，精蟲稀少，精蟲活動力弱=26%。體力尚可，但腰腿乏力，口燥渴，胃痞痛，眠納便常。舌暗紅，舌下絡脈瘀深，脈弦。

處方　水煎藥

葛根4錢　萊菔子4錢　龍膽草4錢　柴胡4錢　白芍4錢　丹參8錢　沒藥4錢　淫羊藿4錢　陳皮8錢　骨碎補5錢　炒杜仲5錢　黃耆10錢　（1劑/日。胃酸加黃連1錢，萊菔子改8錢）

註：以上處方共服34帖，諸症改善。複檢：精蟲活動力=60%，之後妻順利

受孕產子。

後記：4年後回診，同樣是不育，希望治療精蟲稀少及精蟲活動力弱，症象如前，依前方再服月餘，複檢皆改善後，妻再度受孕成功。

〈治療思路〉

考量本案病人可能是免疫性因素，致精漿過度黏稠，環境不利精蟲生長，故以葛根、萊菔子、龍膽草清熱化痰，改善精漿免疫性抗體，以丹參、沒藥改善舌質瘀象（表示體質有瘀象，體內代謝廢物多），以補腎法治療精蟲數量過少及活動力弱。

案7　體質壯碩，精蟲皆不佳

邱先生，38歲，精蟲稀少，活動力及型態皆不佳。體態壯碩，體力佳。面赤膚赤，燥渴，黃痰多。濕疹多年，胯下及睪丸尤甚。血壓偏高，家族糖尿病史，便秘，尿赤。舌質暗紅，舌下瘀。脈弦數。

處方　水煎藥

懷牛膝8錢　龍膽草8錢　黃芩5錢　黃連3錢　黃柏5錢　陳皮8錢　丹參8錢　茯苓4錢　半夏4錢　葛根4錢　萊菔子4錢　大黃1錢　（1劑/日）

註：以上處方共服4週後，諸症改善。複檢精蟲皆善。

〈治療思路〉

病人壯碩體力佳，卻精蟲稀少，活動力及型態皆不佳，此屬免疫性不孕，中醫以濕熱痰瘀論治。故以葛根、萊菔子、陳皮、半夏、茯苓之溫膽湯精神化痰利濕，加三黃、龍膽草清熱，加丹參化瘀，如此可改善精漿品質，回復精蟲數量及活動度。

胎前產後

妊娠生理

妊娠

妊娠是胚胎和胎兒在母體內發育成長的過程。卵子受精是妊娠的開始，胎兒及其附屬物自母體排出是妊娠的終止。妊娠期分三個時期：

★**早期妊娠**：妊娠開始至12週末。

★**中期妊娠**：13~27週。

★**晚期妊娠**：第28週後至分娩。

妊娠37週至不滿42週稱足月妊娠。妊娠全過程平均約38週，是非常複雜、變化極為協調的生理過程。

人類懷孕即是精蟲與卵子受精而成，排卵後有可能數分鐘至數小時內即會受孕。

排卵後卵子壽命約一天，精蟲在體內可活三天。

卵子排出後約在輸卵管外側1/3處受精，受精卵隨著輸卵管內纖毛的擺動，送到子宮內膜著床，形成正常的發育。母體在受孕後，在解剖、生理和生化上，必須有適當的改變，以調適大部分因胎兒產生的生理刺激。

● 受精（Fertilization）

卵子從卵巢排出經輸卵管傘部（Fimbriae）進入輸卵管（Fallopian Tube）內，停留在壺腹部（Ampulla）與峽部（Isthmus）聯接處等待受精。受精發生在排卵後12小時內，整個受精過程約需24小時。

● 頂體反應（Acrosome reaction）

當精子與卵子相遇，精子頂體外膜破裂釋放出頂體酶，溶解卵子週邊的放射冠（Coronaradiata）和透明帶（Zona pellucida），稱頂體反應。借助酶的作用，精子穿過放射冠和透明帶。

● 受孕

排卵後有可能數分鐘至數小時內即會受孕。

精卵壽命

排卵後卵子壽命約1天。精蟲在體內可活3天。

受精卵著床

受精卵開始進行有絲分裂的同時，借助輸卵管蠕動和纖毛推動，向子宮腔方向移動。

約在受精後第3日，分裂成由16個細胞組成的實心細胞團，稱桑椹胚，也稱早期囊胚。

約在受精後第4日，早期囊胚進入子宮腔並繼續分裂發育成晚期囊胚。

約在受精後第6~7日，晚期囊胚透明帶消失之後侵入子宮內膜的過程，稱受精卵著床。

妊娠期母體變化

由於胚胎、胎兒生長發育的需要，懷孕時母體會有較多額外增加的需求，在胎盤產生的激素與神經內分泌的影響下，母親體內各系統會發生一系列適應性解剖及生理變化。這些變化主要作用在於：

★**支持胎兒**：支持胎兒的體積，供應胎兒營養和氧氣，協助胎兒廢物的清除。

★**保護胎兒**：避免胎兒飢餓，保護胎兒不受藥物和毒素所傷。

★**對子宮做分娩的準備。**

★**保護母親**：避免母親在分娩時可能的心血管傷害。

＊生殖系統

妊娠足月時子宮血流量約為500~700ml/min，較非孕時增加 4~6倍，其中80%~85%供應胎盤。當宮縮時，子宮血流量明顯減少。

＊乳房的變化

乳房於妊娠早期開始增大，充血明顯。妊娠期間胎盤分泌大量雌激素刺激乳腺腺管發育，分泌大量孕激素刺激乳腺腺泡發育。

乳腺發育完善還需垂體催乳激素、胎盤催乳素以及胰島素、皮質醇、甲狀腺激素等的參與。已知乳腺細胞膜有垂體催乳激素受體，細胞質內有雌激素受體和孕激素受體。

＊呼吸系統

妊娠期間呼吸力學產生改變，肋骨向外抬起，橫膈的位置上升4cm。孕婦於妊娠中期的耗氧量增加 10%~20%，而肺通氣量約增加40%，有過度通氣現象，有利於供給孕婦本身及胎兒所需的氧，通過胎盤排出胎兒血中的二氧化碳。

懷孕代表了一個代償性呼吸性鹼中毒的狀態，此外呼吸道黏膜增厚，輕度充血水腫，使局部抵抗力減低，容易發生感染。

＊心血管系統

● 心排出量

懷孕期間，黃體素酮降低了全身的血管阻力，造成血壓下降，因此心輸出量增加30~50%。心排出量約自妊娠10週開始增加，至妊娠32週達高峰，每次心排出量平均約為80ml，此後持續此水準直至分娩。

● 血壓

妊娠早期及中期血壓偏低，妊娠晚期血壓輕度升高。

腎素－血管加壓素系統的活化造成循環中乙型血管加壓素（angiotensinII）的增加，使鈉和水蓄積（造成血液容積增加40%），並直接使周邊血管收縮。孕婦仰臥位易發生低血壓。

● 靜脈曲張

股靜脈壓於妊娠20週開始，於仰臥位、坐位或站立時均明顯升高，係因妊娠後，骨盆腔血液回流至下腔靜脈的血量增加，增大的子宮壓迫下腔靜脈使血液回流受阻。側臥位時能解除子宮的壓迫，改善靜脈回流。

由於下肢外陰及直腸靜脈壓增高，加之妊娠期靜脈壁擴張，孕婦容易發生下肢、外陰靜脈曲張和痔瘡。

＊血液的改變

血管內容積增加造成稀釋性的貧血，Hb（血色素）降低，容易缺鐵，血漿白蛋白降低。白血球數目成中度增加（leukocytosis），但分類沒有變化。10%的孕婦，因為稀釋的關係，有輕度的血小板低下（小於15萬/mL）

懷孕為高凝血狀態，血中凝血因子Ⅰ、Ⅶ、Ⅷ、Ⅸ、Ⅹ的濃度都上升。可防止母親在分娩時大量出血，但同時使罹患血栓栓塞症的風險增加。

＊消化系統

● 胃

黃體素酮造成妊娠期胃腸平滑肌張力降低，賁門括約肌鬆弛，胃內酸性內容物逆流至食道下部。胃酸及胃蛋白酶分泌量減少，胃排空時間延長，容易出現上腹部飽滿感。

● 腸

腸蠕動減弱，糞便在大腸停留時間延長出現便秘，常引起痔瘡或使原有痔瘡加重。

● 肝膽

肝臟不增大，肝功能無明顯改變。膽囊排空時間延長，膽道平滑肌鬆弛，膽汁稍黏稠使膽汁淤積。妊娠期間容易誘發膽石病。

● 胰臟

懷孕易產生胰島素抗性，引發糖尿病，因為胎盤的抗胰島素激素濃度增加，主要是人類胎盤泌乳原，及黃體素酮導致鈉及水分瀦留。

＊生殖泌尿系統

由於孕婦及胎兒代謝產物增多，腎臟負擔過重。腎絲球過濾率（GFR）約增加50%，血中肌酸酐和尿素的濃度下降約25%。醛固酮濃度增加2~3倍，增加鈉反吸收。

由於GFR增加，腎小管對葡萄糖再吸收能力不能相應增加，約15%孕婦飯後可出現糖尿，應注意與真性糖尿病相鑒別。5%的孕婦尿中有細菌。

受孕激素影響，泌尿系統平滑肌張力降低。自妊娠中期腎盂及輸尿管輕度擴張，輸尿管增粗及蠕動減弱，尿流緩慢，且右側輸尿管受右旋妊娠子宮壓迫，加之輸尿管有尿液逆流現象，孕婦易患急性腎盂腎炎，以右側多見。

*內分泌系統

雌性素使甲狀腺結合球蛋白在肝臟製造增加，造成甲狀腺素的總濃度增加，甲促素（TSH）、FT3和FT4並未改變。

懷孕時血中的鈣濃度減少，造成副甲狀腺素濃度增加，使腸道對鈣的吸收增加。醛固酮和皮質醇濃度增加。

泌乳素增加，其影響分娩後的乳汁分泌。

● 垂體

妊娠期腺垂體增生肥大明顯。嗜酸細胞肥大增多稱妊娠細胞。

促性腺激素：在妊娠早期，由於妊娠黃體，又由於胎盤分泌大量雌激素及孕激素，對下丘腦及腺垂體的負反饋作用，使促性腺激素分泌減少，故妊娠期間卵巢內的卵泡不再發育成熟，也無排卵。

催乳激素：從妊娠7週開始增多，隨妊娠進展逐漸增量，妊娠足月分娩前達高峰約200μg/L，為非孕婦女10μg/L的20倍。催乳激素有促進乳腺發育的作用，為產後泌乳作準備。分娩後若不哺乳，於產後3週內降至非孕時水準，哺乳者則多在產後80~100日或更長時間才降至非孕時水準。

● 腎上腺皮質

皮質醇：為主要的理糖激素。因妊娠期雌激素大量增加，使中層束狀帶分泌的皮質醇增多3倍，進入血循環後，75%與肝臟產生的皮質甾類結合球蛋白結合，15%與白蛋白結合。

血循環中皮質醇雖大量增加，但僅有10%為起活性作用的游離皮質醇，故孕婦無腎上腺皮質功能亢進表現。

醛固酮：為主要的理鹽激素。使外層球狀帶分泌的醛固酮于妊娠期增加4倍，但僅有30%~40%為起活性作用的游離醛固酮，故不致引起過多水鈉瀦留。

睪酮：使內層網狀帶分泌的睪酮略有增加，表現為孕婦陰毛及腋毛增多增粗。

● 甲狀腺

妊娠期由於腺組織增生和血運豐富，甲狀腺呈均勻增大，約比非孕時增大65%。受大量雌激素影響，肝臟產生的甲狀腺素結合球蛋白增加 2~3倍。

血循環中的甲狀腺激素雖增多，但游離甲狀腺激素並未增多，故孕婦通常無甲狀腺功能亢進表現。

孕婦與胎兒體內的促甲狀腺激素均不能通過胎盤，而是各自負責自身甲狀腺功能的調節。

＊免疫系統

細胞免疫在懷孕時功能較差，感染機會增加。

胎盤的屏障極有限，各種病毒（如風疹病毒、巨細胞病毒等）、分子量小對胎兒有害藥物，均可通過胎盤影響胎兒致畸甚至死亡。細菌、弓形蟲、衣原體、支原體、螺旋體可在胎盤部位形成病灶，破壞絨毛進入胎體感染胎兒。

母血中免疫抗體如IgG能通過胎盤，胎兒從母體得到抗體，使其在出生後短時間內獲得被動免疫力。

＊皮膚系統

妊娠期垂體分泌促黑素細胞激素增加，加之雌、孕激素大量增多，使黑色素增加，導致孕婦乳頭、乳暈、腹白線、外陰等處出現色素沉著。

顴面部並累及眶周、前額、上唇和鼻部，邊緣較明顯，呈蝶狀褐色斑，習稱妊娠黃褐斑，於產後逐漸消退。

隨妊娠子宮的逐漸增大，加之腎上腺皮質於妊娠期間分泌糖皮質激素增多，該激素分解彈力纖維蛋白，使彈力纖維變性，加之孕婦腹壁皮膚張力加大，使皮膚的彈力纖維斷裂，呈多量紫色或淡紅色不規則平行的條紋狀萎縮斑，稱妊娠紋，見於初產婦。舊妊娠紋呈銀白色，見於經產婦。

皮膚的變化諸如蜘蛛痔和手掌泛紅，可能也是雌性素增加造成的。

＊新陳代謝

● 基礎代謝率

基礎代謝率（BMR）於妊娠早期稍下降，中期逐漸增高，至妊娠晚期可增高15%~20%。

● 體重

妊娠13週前體重無明顯變化。妊娠13週起體重平均每週增加350g，直至妊娠足月時體重平均約增加 12.5kg，包括胎兒、胎盤、羊水、子宮、乳房、血液、組織間液及脂肪沉積等。

● 碳水化合物代謝

妊娠期胰島功能旺盛，分泌胰島素增多，使血循環中的胰島素增加，故孕婦空腹血糖值稍低於非孕婦女，做糖耐量試驗時血糖增高幅度大且恢復延遲。

已知於妊娠期間注射胰島素後降血糖效果不如非孕婦女，提示靶細胞有拮抗胰島素功能或因胎盤產生胰島素酶破壞胰島素，故妊娠期間胰島素需要量增多。

● 脂肪代謝

妊娠期腸道吸收脂肪能力增強，血脂增高，脂肪能較多積存。妊娠期能量消耗多，糖原儲備減少。若遇能量消耗過多時，體內動用大量脂肪使血中酮體增加，易發生酮血症。

孕婦尿中出現酮體多見於妊娠劇吐時，或產婦因產程過長、能量過度消耗使糖原儲備量相對減少時。

● 蛋白質代謝

孕婦對蛋白質的需要量增加，呈正氮平衡狀態。孕婦體內儲備的氮除供給胎兒生長發育及子宮、乳房增大的需要外，還為分娩期消耗作準備。

● 水分代謝

妊娠期機體水分平均約增加7L，水鈉瀦留與排泄形成適當比例而不引起水腫。至妊娠末期組織間液可增加 1~2L。

● 礦物質代謝

胎兒生長發育需要大量鈣、磷、鐵。胎兒骨骼及胎盤的形成，需要較多的鈣，妊娠末期的胎兒體內含鈣25g、磷14g，絕大部分是妊娠最後2個月內積累，至少應於妊娠最後3個月補充維生素D及鈣，以提高血鈣值。

胎兒造血及酶合成需要較多的鐵，孕婦儲存鐵量不足，需補充鐵劑，否則會因血清鐵值下降發生缺鐵性貧血。

＊肌肉骨骼

姿勢的改變（如過度的腰椎前凸）和下背拉傷，在懷孕時常見。

受大量雌激素影響，齒齦肥厚，易患齒齦炎致齒齦出血。牙齒易鬆動及出現齲齒。

妊娠後期胎兒需要較多的鈣、磷，若母體積累不足，會導致產後骨質疏鬆症。

孕婦自覺腰骶部及肢體疼痛不適，可能與鬆弛素使骨盆韌帶及椎骨間的關節、韌帶鬆弛有關。

胎前諸病

1. 惡阻

懷孕時出現噁心、嘔吐、頭暈、厭食，稱為「妊娠惡阻」，即妊娠嘔吐。妊娠嘔吐的原因，可能與懷孕後絨毛膜激素（HCG）水平升高有關。

臨床症狀輕重表現因人而異，若噁心嘔吐延長超過第三個月，或是前三個月噁心嘔吐太嚴重，發生脫水或體重明顯減輕，就需要治療。

古籍

《景岳全書》

「凡惡阻多由胃虛氣滯，然亦有素本不虛，而忽受胎妊，則衝任上壅，氣不下行……。」

《辨證藥方》

「肝氣旺盛，乘其脾土，胃失和降而嘔噁；肝氣橫逆犯胃，而兩脇滿悶脹痛；肝與膽相表裡，肝氣上逆，膽火亦隨之上逆，故口苦口乾而泛酸。」

辨證治療

妊娠惡阻的發病機制，可區分為脾胃虛弱及肝脾不和兩大類。

● 脾胃虛弱

症狀：納差脹滿，不思飲食，嘔惡清涎，神疲乏力，舌淡苔白，脈緩滑。

治則：健脾和胃，降逆止嘔，養血安胎。

處方：如香砂六君子湯加方。

● 肝脾不和

症狀：納差，胸滿脇痛，口苦目眩，煩躁噯氣，嘔吐泛酸，舌紅苔黃，脈弦滑。

治則：宜抑肝理脾，安胎和胃降逆。

處方：如溫膽湯加方。

2. 胎漏

妊娠早期，出現陰道少量出血，時下時止，或淋漓不斷，而無腰痠、腹痛、小腹下墜者。

古籍

《婦科心法要訣》

「婦人胎漏，多屬血熱，宜四物湯加阿膠、黑梔子、側柏葉、黃芩治之。」

《中醫婦科學》

「孕後不慎房事，損傷腎氣，腎虛衝任不固。孕後脾胃受損，化源不足，或因故損傷氣血，氣血不攝，血虛失養，胎氣不固。」

辨證治療

腎虛胎漏

症狀：胎漏，腰膝痠軟，舌淡苔白，脈沉弱。

治則：補腎止血安胎。

處方：例如：熟地黃、山茱萸、炒杜仲、黃芩、附子、玉桂子、黃耆、當歸、陳皮、砂仁。

氣血虛弱

症狀：胎漏，神疲乏力，舌淡苔白，脈沉細。

治則：益氣養血止血。

處方：例如：黃耆、人參、熟地黃、當歸、白芍、炒杜仲、白朮、陳皮、砂仁。

3. 胞阻

妊娠腹痛，中醫稱為「胞阻」。是指妊娠28週前，出現小腹綿綿作痛為主的病證，腹痛性質較緩，可反覆發作，前人認為是胞脈阻滯，故稱「胞阻」。妊娠胞阻的發病機制，係妊娠期間血聚下腹養胎，陰血益虛，血氣運行不暢，胞脈胞絡失養。

古籍

《金匱要略》

「有妊娠下血者，假令妊娠腹中痛，為胞阻，膠艾湯主之。」

《金匱要略心典》

「胞阻者，胞脈阻滯，血少而氣不行故也。」

《婦科心法要訣》

「妊娠腹痛名胞阻，須審心腹少腹間，傷食心胃胎腰腹，少婦胞寒水尿難。」

辨證治療

胞阻多為腹腔供血供氧不足。臨床需考慮各種誘發因素，如貧血、心臟衰弱、腎腦宮卵生殖軸後源不足、內分泌疾病如甲亢、或神經血管性痙攣、或骨盆腔血循不良……等。可以當歸散為主方，再視實際體質條件加減藥物治療。

● 氣血虛

症狀：腹痛綿綿，舌淡苔白，脈滑弱

治則：養血安胎。

處方：如當歸散加黃耆、炒杜仲，注意開脾胃。

● 血虛氣滯

症狀：腹痛綿綿，胸脅滿痛，舌紅苔薄黃，脈弦滑。

治則：養血安胎，疏肝解鬱。

處方：如當歸散加柴胡、香附、黃耆、炒杜仲、大棗。

● 腎虛胞阻

症狀：腹痛綿綿甚至木硬，伴隨出血，午後或疲勞症顯，頭暈心悸，腰膝痠軟，體虛乏力。

治則：補腎養血。

處方：如當歸散加熟地黃、山茱萸、黃耆、炒杜仲、玉桂子、附子，注意開脾胃。

4. 胎動不安

妊娠期間，腹痛腰痠，小腹墜脹疼痛，或伴少量陰道流血，宮口未開，胎膜未破，相當於西醫之先兆性流產。若小腹墜痛及腰痠加重，陰道出血增多，易致「墮胎」、「小產」，或「胎死腹中」。

古籍

《諸病源候論》

「胎動不安者，多因勞役氣力，或觸冒冷熱，或飲食不適，或居處失宜。」

《婦科心法要訣》

「孕婦氣血充足，形體壯實，則胎氣安固。若衝任二經虛損，則胎不成實；或因暴怒傷肝，房勞傷腎，則胎氣不固，易致不安；或受孕之後，患生他疾，致胎不安者亦有之。」

《景岳全書》

「妊娠胎氣不安者，證本非一，治亦不同。蓋胎氣不安，必有所因，或虛或實，或寒或熱。皆能為胎氣之病，去其所病，便是安胎之法。……若謂白朮、黃芩乃安胎之聖藥，執而用之，鮮不誤矣。」

辨證治療

衝任虧虛

症狀：腰痠腿軟，小腹墜脹，舌淡苔白，脈沉弱。

治則：固腎安胎。

處方：如當歸散加熟地黃、山茱萸、炒杜仲、玉桂子、附子、砂仁、黃耆。

氣血虛弱

症狀：神疲乏力，小腹棉痛不休，舌淡苔白，脈沉細。

治則：益氣養血安胎。

處方：如當歸散加黃耆、杜仲。

5. 胎萎不長

胎兒在母體內發育遲緩，胎兒尚存活而生長遲緩。胎萎相當於現代醫學所謂胎兒過小，胎兒生長遲緩，小於正常週數二週以上。原因可能是母親體質虛弱，或胃納少導致營養不良，也可能是胎盤因素，或染色體異常。

古籍

《胎產心法》

「胎氣本乎血氣而長，其胎不長者，亦惟氣血之不足，故有受胎之後而漏血不止，則血不歸胎者；有婦人中年血氣衰敗，泉源日涸者；有因脾胃病，倉廩薄，化源虧而衝任窮者；有多郁怒肝氣逆，血不調，而胎失所養者；有因血氣寒而不長，陽氣衰生氣少者；有血熱而不長，火邪甚真陰損者。」

辨證治療

● 氣血虛弱

症狀：孕婦身體虛弱，無華，舌淡，脈細弱。乃將養失宜，胎失所養，或孕後胎漏不止，經血匱乏養胎，以致胎兒失養不長。

治則：健脾益氣補血。

處方：當歸散合香砂六君子湯，加黃耆。

● 腎虛胎萎

症狀：孕婦身體虛弱，無華，舌淡，脈沉弱無力，伴腰痠腿軟，胃寒肢冷，乃稟賦不足，元氣虛弱。

治則：大補腎陰腎陽，益氣補血。

處方：如當歸散加熟地黃、山茱萸、炒杜仲、玉桂子、附子、砂仁、黃耆。

6. 子氣／子腫

子氣、子腫是指妊娠期間，下肢或全身水氣脹腫。妊娠婦女水氣脹腫，主要的原因須區分是生理性或病理性。

子氣

妊娠後期，膝以下腫脹，小便清長者。

妊娠期間荷爾蒙改變，體內組織內水分增加，後期子宮增大，壓迫到下肢及骨盆腔靜脈，血循及靜脈回流能力變弱，造成下肢水腫，此多屬生理性足腫，但體質多屬脾胃氣虛。

子腫

妊娠中後期，出現頭面及遍身腫脹，小便短少。

妊娠中後期罹患妊娠高血壓、或妊娠糖尿病、或妊娠毒血症，易出現頭面及遍身腫脹，小便短少，此屬病理性，證型多進入脾腎陽虛，須盡早預防及治療。

古籍

《婦科心法要訣》

「頭面四肢腫子腫，自膝至足子氣名。」

《婦科心法要訣》

「妊娠腫滿與子氣，水氣濕邪脾肺間，水氣浸胎喘難臥，濕氣傷胎脹難堪。」

《傅青主女科》

「妊婦有至5個月，肢體倦怠，飲食無味，先兩足腫，漸至遍身頭面俱腫，人以為濕氣使然也，誰知是脾肺氣虛乎。」

《婦人大全良方》

「妊娠腫滿，由臟器本弱，因產重虛，土不克木，血散入四肢，遂至腹脹，手足面目皆浮腫。」

《中醫婦科學》

「素體脾腎虛弱，孕後更感不足，脾陽虛不能運化水濕，腎陽虛則上不能溫煦脾陽，下不能溫化膀胱，水道不利，泛溢肌膚，遂致子腫。」

辨證治療

脾虛水停

症狀：心悸氣短，神疲乏力，脘腹脹滿，舌淡苔白，脈緩滑無力，乃脾虛失運，水濕停聚，泛溢肌膚。

治則：健脾化氣行水。

處方：如香砂六君子湯加黃耆、杜仲、當歸、茯苓、澤瀉。

腎陽虛

症狀：全身浮腫，腰膝痠軟，四肢厥冷，浮腫按之沒指，舌淡苔白，脈沉滑。

治則：溫陽化氣行水。

處方：如香砂六君子湯加黃耆、杜仲、當歸、茯苓、澤瀉、乾薑、附子、玉桂子。

氣機升降失常

症狀：妊娠後期，多慮憂鬱，阻礙氣機，胸悶脅脹，下肢腫脹，隨按隨起，舌紅苔膩，脈弦滑。

治則：理氣行滯，健脾化濕。

處方：如加味逍遙散加陳皮、砂仁、黃耆、車前子、少量桂附以利氣化。

7. 皺腳／跪腳

皺腳、跪腳皆屬子腫、子氣。

皺腳

妊娠後期，雙腳腫硬，皮暗而膚厚，小便清長。皺腳係胎體增大壓迫下肢脈道，血液回流不良，水濕瀦留下肢遠端。症狀輕者無需治療，但若下肢腫硬甚者，須以養血活血，清熱化濕施治。

跪腳

妊娠後期，出現雙腳硬腫，皮膚光亮。若無任何體徵，無需治療，產後自癒。症狀重者須以溫陽化氣利濕施治。

古籍

《婦人良方大全》

「凡婦人宿有風寒冷濕，妊娠喜腳腫，俗呼為皺腳。」

《婦科心法要訣》

「妊娠腳腫而膚厚者，屬濕，名曰皺腳。」

8. 子滿

妊娠中期，胎水過多，腹大異常，胸膈滿悶，動則喘促不安。

中醫的子滿、胎水腫滿，即現代醫學之羊水過多，主要原因是孕期體虛，或發炎，或感染，或血糖過高，會引起胎位異常、子宮收縮不良，導致早產、難產、產後出血等。

古籍

《中醫婦科學》

「素體脾虛，或孕後過食生冷寒涼之物，損及脾陽，濕聚胞中，遂致子滿。」

《婦科心法要訣》

「妊娠遍身俱腫，腹脹而喘，在六、七月時者，名曰子滿。」

辨證治療

● 脾虛

症狀：妊娠五、六月，胎水過多，胸脅脹滿，神疲乏力，身重懶行，溲少不利，呼吸急促。

治則：健脾化濕。

處方：如香砂六君子湯，加黃耆、當歸、杜仲、玉桂子、附子、黃芩、茯苓。

● 濕熱

症狀：妊娠胎水過多，腰痠，神疲乏力，腹脹悶痛或抽痛，體發熱或無熱或寒熱往來，帶下黃綠白稠味穢，頻尿或急尿，溲熱痛。

治則：補氣養血安胎合併清利濕熱。

處方：如柴胡桂枝湯，加黃耆、當歸、杜仲、連翹、龍膽草、茯苓。

● 腎虛

症狀：妊娠中後期，胎水過多，下肢腫脹，血糖血壓升高，眩暈，燥渴，心悸，動喘，失眠，神疲倦怠，腰膝乏力。

治則：補腎養血利濕。

處方：以大補腎陰腎陽處方，加重黃芩、黃連，加茯苓或車前子。

9. 子淋

妊娠期間，孕婦體內的雌激素上升，造成尿道的酸性降低，同時懷孕婦女尿液中的葡萄糖、胺基酸等營養物質增多，容易引起尿道細菌的繁殖。另外懷孕時受雌激素影響，尿道管壁平滑肌鬆弛，蠕動減弱，妊娠中晚期膨大的子宮會壓迫膀胱及輸尿管，易造成尿流不暢及尿瀦留，增加尿路感染機會。

臨床表現尿急、尿頻、小便淋瀝澀痛，甚者點滴而下，若無積極治療，甚至可能產生急性腎盂腎炎。

古籍

《沈氏女科輯要》

「孕婦小便頻數，不爽且痛，乃謂子淋。妊娠得此，是陰虛熱熾，津液耗傷者為多，不比尋常淋痛，皆由膀胱濕熱鬱結也。」

《醫述・女科原旨》

「子淋與轉胞相類，小便頻數點滴而痛者為子淋，頻數出少不痛者為轉胞。」

《中醫婦科學》

「子淋主要機理為腎虛，膀胱積熱，氣化失司所致。子淋之作，雖多因熱，但治以清潤為主，不宜過於通利，至傷胎元。」

辨證治療

子淋的治療，可以孕婦主要臨床證型的安胎處方，加入龍膽草、蒲公英。或者以柴胡桂枝湯加龍膽草、蒲公英，再加入補氣養血或補腎的安胎藥物。

10. 轉胞

妊娠後期，出現尿頻、尿少或尿閉，甚者小腹脹急疼痛，心煩不得臥。懷孕後期子宮逐漸增大，胎頭下降壓迫到膀胱，會出現頻尿、漏尿、尿急不出，影響日常生活及睡眠，易容易發生尿道感染。

古籍

《金匱要略》

「問 曰：婦人病，飲食如故，煩熱不得臥，而反倚息者，何也？ 師曰：此名轉胞，不得溺也，以胞系了戾，故致此病，但利小便則愈，宜腎氣丸主之。」

《中醫婦科學》

「腎虛繫胎無力。胎壓膀胱，或命門火衰，不能溫煦膀胱，以化氣行水，故小便頻數不暢，甚至小便不通。治療總以補氣升提，助膀胱氣化，不可妄用通利。」

辨證治療

● 氣虛

症狀：小便不通，少氣懶言，神疲乏力，頭暈目眩，舌淡，脈緩滑。

治則：補氣升提。

處方：如補中益氣湯加杜仲。

● 腎虛

症狀：小便不通，腰膝痠軟，畏寒肢冷，舌淡，脈緩滑無力者，

治則：補腎溫陽，化氣行水。

處方：如右歸飲加黃耆、茯苓。

11. 子暈

妊娠後期，出現頭暈目眩，煩悶不舒，甚者頭痛耳鳴，視物不清，伴

隨肢體浮腫，血壓升高，甚至合併水腫及蛋白尿症狀。

中醫的「子暈」、「子眩」，即現代醫學所謂「妊娠高血壓」。妊娠高血壓若無即時調養導正，很容易進展至妊娠毒血、子癇症。

古籍

《女科症治約旨》

「子眩如因肝火上升，內風擾動，致昏眩欲厥者，宜桑丹杞菊湯主之。」

《中醫婦科學》

「子暈主要是臟器本弱，因妊重虛，以致經血不足，肝陽偏旺為患。」

辨證治療

● 肝陽上亢

症狀：妊娠中後期，頭暈目眩，心悸怔忡，多夢易驚，舌紅絳少苔，脈弦滑。

治則：滋陰潛陽。

處方：如知柏地黃湯，加杜仲、少量桂附。

● 脾虛痰熱

症狀：妊娠中後期，肢體浮腫，頭暈目眩，納差脹滿，口乾，舌淡苔厚膩，脈弦滑。

治則：健脾平肝化痰。

處方：如當歸散加黃耆、杜仲、熟地黃、山茱萸、玉桂子、附子。

12. 子癇

妊娠晚期，或產前、產時，或新產之後，發生昏仆，昏不識人，四肢抽搐，頸項強直，或全身強硬，牙關緊閉，面色青紫，雙目上視，口吐白沫，舌紅苔黃，脈弦滑。

古籍

《中醫婦科學》

「子癇往往由子暈、子腫治不及時，或耽誤治機發展而來，其病機為肝陽上亢、肝風內動、痰火上擾。」

辨證治療

中醫治療子癇，雖證象屬肝陽上亢、肝風內動、痰火上擾，皆須在大補腎陰腎陽處方上加減，方能母子均安。

13. 子嗽

女子妊娠期間，咳嗽不已，日久不癒，伴隨腰痠腹痛，五心煩熱，胎動不安。

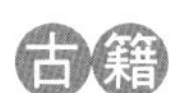

《校注婦人良方》

「妊娠咳嗽久不愈者，多因脾土虛而不能生肺氣，而腠理不密，以致外邪復感，或因肺氣虛不能生水，以致陰火上炎所致。治法當壯土金，生腎水為善。」

辨證治療

中醫治療子嗽，不以單純治咳嗽藥治療，子嗽多久咳不癒，咳時氣急上逆動胎，須以脾腎兩補，或以安胎處方上加解表藥治療。

14. 子煩

妊娠期間，出現煩悶不安，坐臥不寧，心驚膽怯。心煩不寧，或五心煩熱，或頭暈目眩，舌紅苔薄。

古籍

《沈氏女科輯要》

「子煩病曰痰、曰火、曰陰虧。」

《中醫婦科學》

「虛煩者，煩而不滿，治宜清熱養陰；痰火者，胸多煩滿，治宜清熱滌痰。」

辨證治療

● 素體陰虛

病機：素體陰虛，孕後血聚養胎，陰血益感不足，則陽氣偏盛，心火偏亢，熱擾神明。

治則：宜清熱安神，除煩安胎。

處方：知柏地黃湯，加當歸、杜仲、砂仁、紅棗。

● 痰熱互結

症狀：上擾於心，心煩不寧，舌紅苔黃膩，脈滑數者，

治則：宜清熱滌痰。

處方：如溫膽湯，加杜仲、黃柏、紅棗。

15. 子懸

妊娠中後期，出現胸脅痞澀脹滿，甚者呼吸急迫，煩躁不安。

古籍

《醫學入門》

「妊娠胸膈滿疼痛，謂之子懸。」

《醫學心悟》

「子懸者，胎上迫也。胎氣上逆，緊塞於胸次之間，名曰子懸。其症由於恚怒傷肝者多，亦有不慎起居者，亦有脾氣鬱結者。」

《竹林寺女科秘方》

「胎上頂心，不知人事，乃過食椒薑熱物……。胎前氣急，不得安臥，此乃過食生冷，留於肺胃，凝而成痰，先用紫蘇湯，次投安胎飲。」

《中醫婦科學》

「素體陰虛，孕後賴腎水養胎，則腎陰更虛，陰虛肝經失養，肝木乘脾，以致氣機升降失常，發為子懸。」

辨證治療

肝鬱乘脾

症狀：胸脅脹滿，窒塞不舒，呼吸不暢，心煩不寧，舌紅苔薄黃，脈弦滑。乃肝鬱乘脾，胎氣上逆。

治則：補腎安胎合疏肝降氣。

處方：如補腎安胎處方，加柴胡、白芍、半夏、砂仁、萊菔子。

16. 子喑

妊娠後期，出現聲音嘶啞，甚至不能出聲。

古籍

《內經》

「人有重身，九月而喑。」

《婦人良方大全》

「孕婦不語非病也，間有如此者，不需服藥，……產下便語。」

辨證治療

肺腎陰虛

症狀：伴隨咽喉乾燥，頭暈耳鳴，五心煩熱，溲赤便乾，舌紅少苔，脈細數。乃肺腎陰虛也。

治則：補氣補腎養陰。

處方：如知柏地黃湯，加黃耆，或加入少量桂附。

風寒外感

症狀：卒然聲音不揚，甚則嘶啞，伴隨咳嗽，鼻塞流涕，惡寒發熱，苔薄白，脈浮滑。

治則：發表宣肺。

處方：如柴胡桂枝湯加方。

17. 妊娠大便乾結

妊娠中後期，大便乾結，甚至數日不得通，腹痛下墜，伴隨口渴煩躁，口舌生瘡，兩唇腫裂，舌紅暗少苔，或黃苔，脈滑數。此乃津液不足，熱結大腸，血熱灼胎。宜大補陰血益腎精，佐清熱潤燥治之。

古籍

《傅青主女科》

「妊娠有口渴煩躁，舌上生瘡，兩唇腫裂，大便乾結，數日不得通，以致腹痛小產者，人皆曰大腸之火熱也，誰知是血熱灼胎乎……，方用加減四物湯。」

《婦人良方大全》

「妊娠大小便不通者，由臟腑氣實而生熱者……，結於大腸則大便不通，熱結於小腸則小便不通。」

辨證治療

中醫治療妊娠大便乾結，需考慮虛實。實熱者以當歸散或四物湯，加入清熱養陰、潤燥通腑治療。虛證以大補腎陰腎陽，或再加入薑附桂，再加入適量大黃，用溫瀉法。

18. 妊娠跌仆傷胎

妊娠期間，不慎跌仆閃挫，以致腰痠腹痛下墜，甚者陰道流血，緊逼痛墜，脈滑澀弱。宜大補氣血，止血安胎。

古籍

《傅青主女科》

「妊婦有失足跌損，致傷胎元，腹中疼痛，勢如將墮者，人只知是外傷之為病，誰知是內傷之故乎？凡人內無他症，胎元堅固，即或跌仆閃挫，依然無恙，惟內之氣血素虧，故略有閃挫，胎便不安……必大補氣血，而少加以行瘀之品，則瘀散胎安矣。」

19. 妊娠下肢痿廢

妊娠後期，下肢痿廢，不能行走，或伴下肢浮腫，產後漸如常人。乃氣血虛弱，不能舉胎，不能榮養下肢，胎大壓迫下肢經脈，輕者下肢無力，重者痿廢。

古籍

《景岳全書》舉元煎

舉元煎：人參、黃耆、升麻、白朮、炙甘草（加：川續斷、骨碎補、炒杜仲、當歸）

20. 胎位不正

胎位不正的原因，可能是羊水過多或過少、胎兒生長遲滯、多胞胎妊娠、產婦骨盆太小、前置胎盤、子宮畸形、子宮肌瘤、臍帶太短、產婦的腹肌鬆弛、胎兒先天異常……等。

古籍

《傅青主女科》

「橫產者，兒居母腹，頭上足下，產母用力逼之，胎轉至半而橫，當令母安然仰臥，令其自順。」

《傅青主女科》保產無憂散

有治橫生逆產數日不下，一服即下。（保產無憂散：當歸、黑荊芥、川芎、艾葉、枳殼、黃耆、菟絲子、厚朴、羌活、貝母、炒白芍、甘草）

《臨症要方》轉胎良方

急服三五劑，可確保胎位轉正。（轉胎良方：當歸、川芎、枳殼、陳皮、茯苓、澤瀉、甘草）

辨證治療

中醫治療胎位不正，可考慮在安胎處方下，再依據病因加以處置：

★羊水過多，依據證型，加補氣利濕藥、或加補腎清熱利濕藥。羊水過少，加補氣養血藥、或加補腎滋陰藥。

★胎兒生長遲滯，以大補氣血、或大補腎陽、或脾腎兩補施治，但此際若血糖偏高，須加重清熱養陰藥。

★產婦骨盆太小，加補氣活血藥。

★前置胎盤，加補氣補腎藥，酌加活血化瘀。

★子宮肌瘤，加化瘀消癥藥。

★產婦腹肌鬆弛，屬氣血虛弱，加補氣養血藥。

★產婦情緒緊張，作息不正常，屬氣滯胞宮，加緩肝理氣藥。

21. 難產

妊娠足月分娩時，胎兒不能順利娩出。難產的原因可能是胎兒過大、或胎位不正、或孕婦骨盆過小、或子宮收縮力及頻率不足……等。

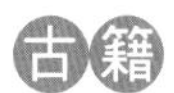

《產寶要旨》

「難產之故有八：有因子橫，子逆難產者；有因胞水瀝乾而難產者；有因女子矮小，或年長遣嫁，交骨不開而難產者……有因體肥脂厚，平素好逸而難產者；有因氣虛不運而難產者。」

《產寶要旨》

「難產一症，有虛有實，虛者陣痛微弱，墜脹不甚；實者陣痛劇烈。治以調和氣血為主，虛者補而行之，實者行而調之，但不宜過用攻破，以免耗氣傷血。反致加重難產。」

中醫治療交骨不開，可以大補氣血處方，加入大劑當歸、川芎、枳實、厚朴。

22. 子啼

妊娠後期，腹中兒啼，稱為子啼。子啼的因素可能是臍帶繞頸、缺氧，或胎兒感覺不適，如外界光線或噪音。

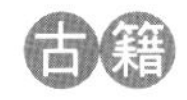

《傅青主女科》

「妊娠懷胎七、八個月，忽然兒啼腹中，腰間隱隱作痛，人以為胎熱之過也，誰知是氣虛之故乎……治宜大補其氣，方用扶正止啼湯。」

扶正止啼湯：人參、黃耆、麥門冬、當歸、橘紅、甘草、花粉。

常見胎前諸病衛教

惡阻（噁心、嘔吐）

1. 少量多餐，多選用乾糧食品，如：餅乾、乾吐司或穀類食品。
2. 避免在用餐時喝湯或開水。
3. 避免油膩、不易消化或調味濃烈之食物。
4. 孕吐後用開水漱口，保持口腔清潔，去除噁心味。並可喝少許開水，將胃酸沖離食道，以減少食道灼傷的機會。
5. 放鬆心情及充份的休息，切勿太過勞累。

頻尿

1. 有尿意感立即前往排尿。
2. 白天增加液體攝取量，夜間為減少小便次數，可在晚餐後減少液體攝取量。

妊娠便秘

1. 水份充足，一天要攝取2000cc之水份。
2. 適度的運動，早晚散步。
3. 多吃纖維值高的蔬菜、水果、全穀類。
4. 養成每天固定時間排便習慣。

痔瘡

1. 養成定時排便習慣、避免便秘、蹲坐用力，久坐或久站。

2. 溫水坐浴。

3. 三餐多攝取蔬果、全穀雜糧，多喝水預防便秘。

陰道分泌物增加

1. 注意清潔，每日淋浴，勿用消毒水清潔外陰部。

2. 如廁後衛生紙由陰部往肛門處擦拭，勿來回擦拭以防感染。

3. 勿穿褲襪或緊身褲。

4. 宜穿透氣棉質內褲，濕即更換，勿用不透氣護墊，易悶及潮濕。

抽筋、下肢水腫（子腫）及靜脈曲張

1. 保持下肢溫度。

2. 攝取含鈣較多的食物，如乳品、深綠色蔬菜、小魚乾。

3. 抽筋時將腿伸直，以手由足底向小腿方向推、按摩。

4. 勿吃太鹹的食物。

5. 可將下肢抬高，使血液循環較流暢。

腰痠背痛

1. 保持正確姿勢，背部保持平直，勿彎腰駝背。

2. 避免拿重物、久站、久坐、或太勞累。

3. 坐時腰背應有支托。

4. 使用托腹帶支持腹部，減輕背部過度用力。

5. 按摩腰或背部以促進血液循環。

蛀牙、牙齦炎

1. 維持良好的口腔衛生習慣。

2. 定期口腔檢查。

3. 飲食應攝取充足的鮮鮮蔬果，以獲得充足的維生素C，保護牙齦健康。

〔資料來源：衛生福利部 國民健康署〕

產後諸病

1. 產後血暈

女子分娩後，突發頭暈目眩，不能坐起，伴心胸滿悶，噁心嘔吐，痰壅氣急，心煩不寧，甚者牙關緊閉；或閉目口開，不省人事。

辨證治療

● 產後失血過多

症狀：心失所養，致突發昏厥，目閉口開，不省人事，舌淡，脈微細欲絕，或脈虛大無力者。

治則：益氣固脫。

處方：如獨參湯、或聖愈湯。

● 產後惡露閉而不下

症狀：瘀滯經絡，心血不能榮，致突發昏厥，牙關緊閉，不省人事，舌紫暗，脈弦澀。

治則：活血逐瘀。

處方：如生化湯加人參、黃耆。

2. 產後頭痛

女子產褥期，由於氣血虧虛，風寒之邪，乘虛相襲，遂致頭痛，甚者刺痛難忍。治之失誤或治不及時，易留慢性頭痛，經久不癒。

古籍

《婦人大全良方》

「夫人頭者，諸陽之會也，凡產後五臟皆虛，胃氣虧弱，飲食不充，穀氣尚乏，則令虛熱，陽氣不守，上湊於頭，陽實陰虛，則令頭痛者。又有產後敗血頭痛，不可不知。」

辨證治療

治療產後頭痛，宜大補氣血，佐溫經除風。處方如聖愈湯加柴胡、桂枝，或川芎茶調散加補氣養血藥。

3. 產後腹痛

產婦分娩後所出現的小腹疼痛，稱為產後腹痛，亦名「兒枕痛」、「產枕痛」、「血枕痛」。多因產後惡露未盡，或風寒乘虛侵襲胞脈，瘀血內停所致。

★惡露未盡者，症見小腹硬痛拒按，或可摸到硬塊，兼見惡露不下或不暢，治宜活血去瘀，如《傅青主女科》散結定痛湯。（散結定痛湯：當歸、川芎、丹皮、益母草、黑芥穗、乳香、山楂、桃仁）

★風寒侵襲者，症見小腹冷痛，得熱痛減，兼見面色青白，四肢不溫，惡露澀滯不下，治宜溫經散寒祛瘀，如《景岳全書》生化湯加減。

古籍

《景岳全書》

「產後腹痛，最當辨察虛實，血有留瘀而痛者，實痛也；無血而痛者，虛痛也。大都痛而且脹，或上衝胸脅，或拒按而手不可近者，結實痛也，宜行之散之。若無脹滿，或喜柔按，或喜熱熨，或得食稍緩者，皆屬虛痛，不可妄用推逐等劑。」

辨證治療

● 血瘀

症狀：腹痛拒按，乃血瘀，惡露量少，色暗有血塊，舌暗，脈弦澀。

治則：活血祛瘀，散寒止痛。

處方：如生化湯加方。

● 氣血虛弱

症狀：小腹隱隱作痛，惡露量多而色淡，舌淡脈細。

治則：益氣補血。

處方：如聖愈湯加方。

4. 產後痙病

新產之後，發生四肢抽搐，項背強直，甚則口噤不開，角弓反張。

古籍

《金匱要略》

「問曰：新產婦人有三病，一者病痙，二者病鬱冒，三者大便難，何謂也？師曰：新產血虛，多出汗，喜中風，故令痙……。」

辨證治療

● 失血過多

症狀：面色蒼白，舌淡，脈細弱。

治則：養血息風。

處方：如聖愈湯加天麻、生杜仲，少量桂附。

● 感染邪毒

症狀：惡寒發熱，苦笑面容，脈弦。

治則：理血祛風，解毒鎮痙。

處方：如柴胡桂枝湯加方，並配合西藥治療。

5. 惡露不絕

新產之後，惡露持續20日以上，仍淋漓不斷者。

古籍

《醫學心悟》

「產後惡露不絕，……若脾氣虛弱，不能統血者，宜用歸脾湯。」

「產後惡露不絕，……若瘀血停積，阻礙新血，不得歸經，其症腹痛拒按，宜用芎歸湯，送下失笑丸。」

辨證治療

● 氣血虛

症狀：惡露量多，色淡，神疲乏力，面白無華，舌淡，脈緩無力。產後失血，氣虛下陷，脾失統攝。

治則：益氣健脾補血。

處方：如香砂六君子湯合聖愈湯。

● 氣滯血瘀

症狀：惡露量少，下而不爽，色暗夾瘀塊，小腹疼痛拒按，舌暗，脈弦。

治則：理氣活血化瘀。

處方：如生化湯加方。

6. 產後惡露不下

分娩後2~3週，應排盡胞宮內敗血濁液，此乃產後惡露濁液停留不下，或排之甚少。

古籍

《婦科心法要訣》

「產後惡露不下，有因風冷相干，氣滯血凝而不行者，必腹中脹痛；有因產時去血太多無血不行者，面色必黃白，腹必不痛，以此辨之。」

辨證治療

● 氣滯血瘀

症狀：惡露不下伴隨小腹冷痛，舌暗，脈沉澀。

治則：理氣溫經行滯。

處方：如生化湯加黃耆、枳實、厚朴。

● 氣血虛弱

症狀：產時失血過多，少氣乏力，面色蒼白，惡露色淡量少，乃無餘可下。

治則：大補氣血，溫陽化瘀。

處方：如聖愈湯加陳皮、砂仁、玉桂子、附子、丹參。

7. 產後大便難

新產之後，大便困難，數日不解，排便乾結疼痛，甚者大便時出鮮血。

古籍

《金匱要略》

「新產婦人有三病，一者病痓，二者病鬱冒，三者大便難……，亡津液胃燥，故大便難……，嘔不能食，大便反堅。」

《聖濟總錄》

「凡新產之人，喜病大便難，由去血多，內亡津液故也。」

辨證治療

● 失血傷津

脈症：素體虛弱，舌淡，脈虛大。

病機：乃失血傷津，或汗出液虧，加之新產，多食膏粱肥甘少渣精食。

治則：宜大補氣血，酌加清熱潤燥之藥。

處方：如十全大補湯，加桃仁、火麻仁、大黃。

8. 乳脈不行

產後乳汁過少，原因可能是身體虛弱、營養不足，也可能是情緒抑鬱或低落，或睡眠不足、生活作息無規律。

古籍

《景岳全書》

「婦人乳汁，乃衝任氣血所化，故下則為經，上則為乳，若產後乳遲乳少者，由氣血之不足，而猶或無乳者，其為充任之虛若無疑也。」

《三因極–病症方論》

「產後有二種乳脈不行，有氣血盛而壅閉不行者，有血虛氣弱，澀而不行者，虛當補之，盛當疏之。」

《傅青主女科》

「少壯之婦，於生產之後，或聞丈夫之嫌，或聽翁姑之淬，遂致兩乳脹滿疼痛，乳汁不通……是肝氣鬱結乎。」

辨證治療

● 氣血虛弱，乳汁不足

症狀：產後乳房鬆軟，不脹不痛，舌淡，脈細弱。

治則：大補氣血、或補腎養血。

處方：如八珍湯、十全大補湯。

● 產後氣滯，乳汁不通

症狀：產後鬱悶，胸脅脹滿，或乳房脹硬，不食自溢，食則不足，舌淡暗，苔黃，脈弦細。

治則：疏肝解鬱，通絡下乳。

處方：如加味逍遙散加方。

9. 乳汁自溢（乳漏）

新產之後，乳汁不經嬰兒吸允，而時時自然流出。

辨證治療

● 氣血虛弱

症狀：乳房鬆軟，無脹痛感，所溢乳汁清稀，伴神疲乏力，舌淡，脈沉弱。

治則：益氣補血。

處方：如十全大補湯。

● 肝鬱化熱

症狀：所溢乳汁黏稠，伴乳房脹痛，煩躁易怒，舌紅，脈弦。

治則：疏肝解鬱，清熱養陰。

處方：如加味逍遙散加方。

10. 妒乳

產後乳癰，又稱乳吹。女子哺乳期間，乳汁不下，或因擠壓，致乳房脹硬紅腫熱痛，伴隨發熱身痛，舌紅，脈弦數。宜清熱解毒，行滯通乳。

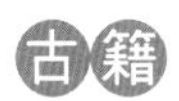

《傅青主女科》

「若乳房壅腫，結核色紅，數日外，腫痛潰稠膿，膿盡而愈，此屬膽胃熱毒，氣血壅滯，名曰乳癰……痛腫寒熱，宜發表散邪，痛甚宜疏肝清胃。」

《產寶》

「產後宜勤去乳汁，不宜蓄積。不出惡汁，內引于熱，則結硬堅腫，牽急疼痛，或渴思飲，其奶手進不得，若成膿者，名妒乳，乃急於癰，宜服連翹湯。」

11. 回乳

產婦不欲哺乳，或欲斷乳者，可與回乳。

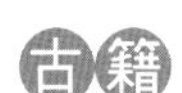

《婦科心法要訣》

「若食少乳多欲回其乳者，宜免懷散，即紅花、當歸尾、赤芍、牛膝也。若無兒食乳欲斷乳者，用麥芽炒熱熬湯作茶飲之。」

免懷散：濟陰綱目

（免懷散組成：懷牛膝 龍骨 牡蠣 山茱萸 生杜仲 山楂炒 麥芽）

酸斂之劑回乳：麥芽、烏梅、山楂、五味子。

★麥芽味甘性平，歸脾、胃、肝經，有行氣消食、健脾開胃、退乳消脹、除積等作用，臨床上常用於食積不消、脘腹脹痛、脾虛食少、乳腺增生、急慢性肝炎等治療。

★麥芽入肝經而能散鬱行滯、舒肝回乳，用於婦女斷乳或乳溢症。

★朱丹溪首開炒麥芽回乳之先河，《丹溪心法》中記載了炒麥芽治療「產後發熱，乳汁不通及膨，以及無子當消者」，故後世醫家臨床回乳多用炒麥芽。

★麥芽含有酶類、生物鹼類及其他化學成分。其中，麥芽中α澱粉酶和β澱粉酶的含量高，有助澱粉分解成麥芽糖和糊精，糊精可再被β澱粉酶分解成麥芽糖，有利吸收。

★麥芽中的麥角類化合物可能有擬多巴胺刺激劑的作用。多巴胺可作用於下視丘，與其受體結合使泌乳素釋放因子（PIF）增多，而PIF可明顯抑制泌乳素（PRL）的分泌。

★大劑量的生麥芽或炒麥芽（各40~60g），均具有回乳和降低哺乳婦女血清泌乳素的作用。

〔資料來源：藥師週刊（第1906期）〕

12. 產後發熱

女子產褥期，出現發熱持續不退，或突然高燒，伴隨惡露異常，小腹疼痛。

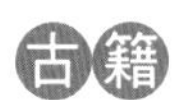

《婦人大全良方》

「凡產後發熱，頭痛身疼，不可便作感冒治之，此等疾症，多是血虛，或敗血作梗。」

《婦科心法要訣》

「產後發熱之故，非止一端……，若早起勞動，感受風寒，則為外感發熱。若惡露不去，瘀血停留，則為瘀血發熱。若去血過多，陰血不足，則為血虛發熱。」

辨證治療

● **正虛外感**

症狀：產後氣血驟去，身體虛極，外感邪毒乘虛相襲，故高熱寒顫。

治則：清熱解毒，佐扶正化瘀。

處方：如柴胡桂枝湯，加黃耆、連翹、熟地、杜仲。

13. 產後身痛

女子產褥期，出現肢體麻木重著，酸沉疼痛。此乃產時失血過多，四肢百骸空虛，風寒濕邪乘虛相襲，阻滯經絡。

古籍

《沈氏女科輯要》

「產後身痛多血虛，宜滋養。或有風、寒、濕三氣雜至之痹，則養血為主，稍參宣絡，不可峻投風藥。」

辨證治療

● **氣血虛**

症狀：麻木不仁，頭暈心悸，舌淡，脈沉細無力。

治則：益氣養血，溫經通絡。

處方：如補陽還五湯加方。

● **風寒濕邪盛**

症狀：麻木重著，痛無定處，屈伸不力，或疼痛甚，舌淡，脈沉緩。

治則：養血祛風，溫經散寒。

處方：如四物湯加黃耆、桂枝。

14. 產後盜汗

新產之後，睡中汗出，醒來汗止。

古籍

《傅青主女科》

「然當歸六黃湯又非產後盜汗方也，惟兼氣血而調治之，乃為得耳。」

辨證治療

● 血虛津虧

症狀：伴隨面色潮紅，五心煩熱，腰膝痠軟，頭暈耳鳴，舌紅少苔，脈細數。乃因產傷血，津液虧損，陰虛生內熱，熱迫汗泄。

治則：益氣養陰，生津斂汗。

處方：如八珍湯加青蒿、地骨皮。

15. 產後自汗

新產之後，汗出多且持續不止，動則加劇，畏寒惡風，面白無華，倦怠乏力，舌淡脈虛。

古籍

《諸病源候論》

「夫汗由陰氣虛，而陽氣加之，裏虛表實，陽氣獨發於外，故汗出也。」

辨證治療

● 氣虛不固

症狀：素體虛弱，因產氣血耗損，腠理疏鬆，衛陽不固。

治則：益氣固表，斂汗止汗。

處方：如補中益氣湯加熟地、杜仲、防風。

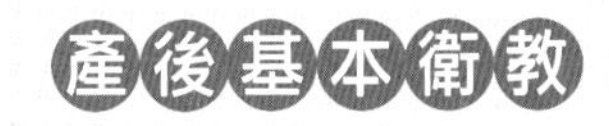

產後出院照護注意事項──

個人衛生

1. 惡露量約和月經量差不多，平均持續10~14 天，甚至30 天。自然生產惡露量多於剖腹生產。
2. 產後三天惡露量較多較紅，之後量減少、顏色變暗變淡，若45分鐘內衛生棉墊全濕且顏色紅並有血塊需注意，表示惡露量過多。
3. 返家後持續環形按摩子宮約10~14 天。以手掌壓子宮做環形按摩，若摸到一個硬的圓球體，表示收縮良好；須注意子宮收縮情形，預防產後大出血。
4. 正常產後當天子宮高度與肚臍平高，平均每天下降一橫指。
5. 勿熱敷下腹部以免引起子宮收縮不良造成大出血。
6. 定時排空膀胱。
7. 惡露未乾淨前，每次如廁後由前往後沖洗會陰部，並由前往後擦拭，採淋浴勿盆浴。
8. 傷口若有紅腫、疼痛或有分泌物需速返院，如無則4~6週返院做產後檢查。

飲食方面

1. 自然產一週內（剖腹產二週）避免自行進食人參及含酒食物（如要食用請諮詢合格中醫師指示）。
2. 返家後可飲用生化湯5~7 天，但要注意惡露量。
3. 產後均衡飲食，多攝取水分，避免食用寒、涼性食物。

4. 哺乳產婦每天增加五百大卡。

5. 母乳在室溫能放4~6小時、冷藏3~5天、冷凍3~6個月（冷凍庫母乳需冷藏解凍後才能溫奶）溫度為60 度，隔水加熱。

6. 哺餵母奶期間避免服用口服避孕藥。

乳房腫脹疼痛處理

1. 繼續讓寶寶多吸奶或多擠奶，以移出奶水。

2. 乳房腫脹會壓迫乳腺管，使乳汁不易流出，當乳房腫脹時，可先溫敷乳房，餵奶時，手採C型握住乳房，先往胸壁壓，再以大拇指及食指壓住乳暈，擠出一些乳汁，使乳暈變軟，再讓嬰兒吸吮，會較容易含住乳房，也就能有效吸吮。

3. 增加哺餵母乳的次數，盡量讓寶寶吸吮，若吸吮無效，則應將奶水擠出。餵奶前刺激催產素反射，如溫敷、溫水淋浴、按摩頸背部、輕輕按摩乳頭、刺激乳頭皮膚、幫助母親放鬆。

4. 冷敷乳房可減少疼痛感。

5. 乳房穴位按摩亦能減輕脹奶及疼痛。

★輕刮乳房附近四大穴位：膺窗穴、膻中穴、乳根穴、天谿穴，大約位置在乳房上、下、左、右各四個點使用。

★痧板或疏乳棒等朝著乳頭方向以適當力道輕刮（刮至乳暈邊緣處即可）。

★每個穴位刮7次每次4至5個循環，每天做2次，可刺激噴乳反應，促進乳汁分泌、解決脹奶問題。

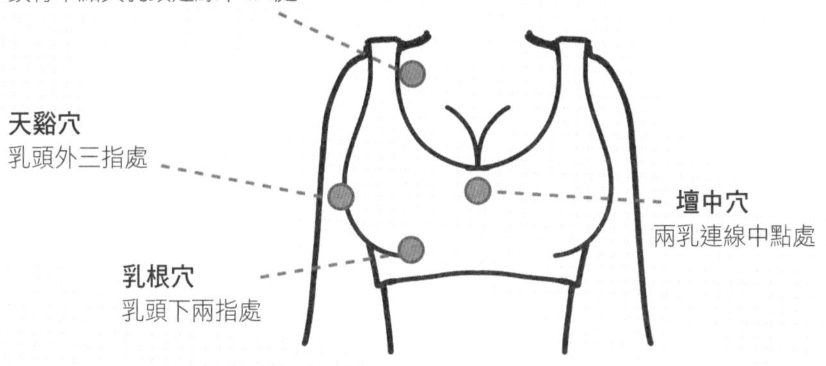

〔資料來源：北市聯忠孝院區護理科、國泰綜合醫院護理部〕

服用生化湯注意事項

1. 臨床觀察，服用生化湯後，確實有活血、促進骨盆腔血液循環的作用。所以凡是產後腹痛不止、惡露有血塊、伴有腰酸或惡露長期不止，或惡露速止而腹痛持續（多因太早服食補品所致）者，可經由專業的中醫師為您辨證處方服用生化湯。

2. 服用時機：生化湯具有「生」血、「化」瘀之功故有生化之名，但是以化瘀血為主。產婦產後屬"多虛多瘀"體質，所以坐月子期間不宜久服，建議自然產一般服用7~10帖，剖腹產一般服用5~7帖，達到子宮收縮及惡露排除的目的即可，如果服用時間太久反而會出現惡露點滴不淨的後遺症。

3. 禁忌症：產後有不正常出血、腹痛、便秘、腹瀉、感染發燒、發炎反應、流行性感冒、惡露黏稠味道不佳等症狀時需停服，必須由醫師診察施治後另開立處方；在服用生化湯一段時間後，也必需視產婦康復情形另行改方。

〔資料來源：中國附醫中醫部〕

中醫治療思路

胎前治療思路

＊腎虛是根本

中醫的「腎」，係指全身多個系統功能的集合，包括如生殖功能、泌尿系統、內分泌系統、免疫系統、腦下垂體、腎上腺，亦涵蓋腦、髓、骨骼、神經、代謝，甚至細微到細胞的修復與再生、基因的缺陷與健全，以上所有物質基礎及活動功能，皆屬中醫「腎」的範疇。

婦女孕育胎兒，自「腎上腺－下視丘－腦下垂體－脊椎脊髓神經－自主神經－卵巢子宮」之生殖軸的運作，精卵細胞的健全，母體在妊娠期間的體質變化、中後期內臟的負擔、產傷失血的耗損，胎前產後各種疾病的治療上皆須考慮從腎論治，在辨證基礎上的處方皆須考慮加入補腎藥，才能穩定胎兒及母體健康。

＊脾腎為主，兼重養肝

腎為先天之本，脾胃為後天之本，肝藏血主疏泄司血海，妊娠以血為本，衝任隸屬肝，故治療胎前產後諸病，須著重肝脾腎。

★妊娠前期（12週前）：精卵細胞分裂，胚胎發育期間，容易先兆性流產，胃腸道平滑肌鬆弛，消化排空力降低，屬脾虛腎弱，須大補脾腎，養血安胎。若惡阻嚴重，屬肝脾不和，須疏肝理氣，和胃養血。

★妊娠中期（3~6個月）：以養肝血兼補腎氣為主。

★妊娠後期（6個月~分娩）：母體內臟負擔漸增，謹防妊娠高血糖、高血壓、蛋白尿、妊娠毒血症，須脾腎兩補，柔肝防亢。

妊娠前期	妊娠中期	妊娠後期
>脾胃虛弱：大補脾腎，養血安胎。 >惡阻嚴重：屬肝脾不和，須疏肝理氣，和胃養血。	>養肝血兼補腎氣	>脾腎兩補，柔肝防亢

病去胎安，不忘顧護胎氣

胎前產後疾病的治療，須謹守辨證論治，考量疾病的病因、病性、病勢、病位，疾病與機體的邪正消長，同時考量妊娠的生理、病理，治療時必須顧護胎氣。即在辨證處方上，同時加入補腎、補氣、養血疏肝藥，並且慎用峻下、滑利、走竄、破血、耗氣、有毒之品。

預防重於治療

滿足生理，即是防治病理，盡量超前佈署，在疾病未發生前，即積極預防。

俗語說：「胎裡補勝月裡補」，胎前損傷，產後復原慢，且多後遺症，尤其是已屆妊娠糖尿、高血壓、蛋白尿、妊娠毒血階段，即使產後恢復正常，但已損傷根本，母體在往後容易提前罹患糖尿病、高血壓、慢性腎衰、心衰、眩暈、頭痛……等病。

故補腎養血、補氣柔肝，須貫穿全孕程的治療，並隨時注意脈症體徵，注重衛教醫囑。

★妊娠十二週前，若症象不穩，須服中藥積極安胎。

★當妊娠十二週後，若脈症穩定平順，至二十四週期間，可囑咐孕婦暫停中藥，但須自行觀察並定期回診（約每個月回診），但若有以下表列任何一項狀況發生，即須儘快回診。

★若二十四週後至分娩，症象平順，也可繼續自行觀察，但須每個月回診。

妊娠 12~24 週 / 醫囑回診時機

1. 感染：感冒、陰道、尿道
2. 陰部出血
3. 腹部疞痛、腹木、腹硬，尤其是黃昏後規律性不舒。（疞痛：綿綿作痛）
4. 心悸、動喘、心搏過快。
5. 皮膚癢：可能是妊娠糖尿前期表現。
6. 疲勞不易恢復，或黃昏後倦怠甚。
7. 胎過大或過小於二週。
8. 虛弱、暈眩、納少、腰痠甚。
9. 下肢水氣。
10. 血糖高、血壓高、蛋白尿

＊孕產全程互為因果

★胎前產後的治療，最需考慮因果相循。

★孕前年齡、素秉、母體身體條件、精卵品質，影響到妊娠初期中醫介入安胎的強度。

★妊娠惡阻過度嚴重，會導致孕婦營養不良、先兆性流產、甚至胎萎不長。

★妊娠中後期，血熱膚癢，很可能是妊娠糖尿的前期表現。

★妊娠期間，母體虛弱，容易誘發各種感染。

★妊娠期間腹疞痛、腹木、腹硬，若無即時改善，可能導致流產、早產、胎小、胎萎。

★心悸、動喘、心搏過快，可能導致妊娠高血壓、眩暈、胎萎、早產。

★妊娠常虛弱頭暈，之後可能進展成妊娠高血壓、妊娠毒血症。

★妊娠高血壓若無即時治療，即會進展至蛋白尿、妊娠毒血症、子癇。

＊安胎三階段

第一階段

妊娠12週前，攸關胚胎分化正常與否，當以護胎為主。主要改善並維持生殖軸的穩定，子宮內膜的厚度，腹腔環境及供血，母體因應妊娠的體質維護。

第二階段

妊娠13週至6個月，預防重於治療。主要維持症象及脈象平和，以防變生諸症。

第三階段

妊娠7個月後至分娩，母安方能庇子，須顧護母體臟器，尤其是心臟、腎臟、血糖、內分泌的恆定。

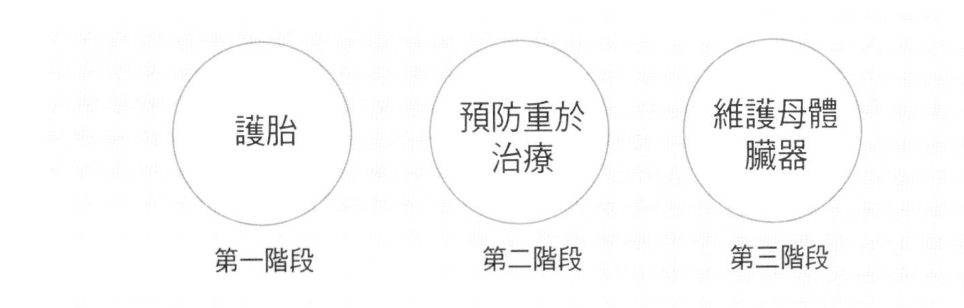

產後治療思路

＊產後體質狀態

產後雖是氣血大虧，八脈空虛，但產後體質虛與瘀同見，寒與熱交雜，既須固攝又須通利。婦人產後因仍存在母體為妊娠需要的荷爾蒙過度亢奮，妊娠後期的代謝廢物（水濕痰瘀），腹腔靜脈迴圈高血凝，交感神經不穩定，同時容易併發各種感染，加上須考慮產婦在孕前是否有免疫過亢的體質或疾病、或有肌腺症、或巧克力囊腫、或子宮肌瘤，所以產後的體質調理，切不可僅以虛論治。

產後體質常見以下三種矛盾互見：

● 虛與瘀同見

張子和云：「產後慎不可做諸虛不足治。」產後可能是腎虛、氣虛、血虛，係因孕胎耗損，產傷出血，致元氣虧損，抗病力減弱，但同時亦須考慮血瘀狀態，係因產後腹腔血循迴圈仍屬高血凝狀態，容易造成靜脈血栓，故產虛與血瘀同時存在，產後的處方策略，須補腎養血祛瘀，慎防因血瘀造成出血過多、心肌梗塞、產後中風等諸疾。

● 寒與熱交雜

孕產諸虛，但內分泌亢進，且易感染發炎，身體易產生寒熱往來或感染發炎。另外孕前若有自體免疫體質，或子宮內膜異位者，須考慮不宜大肆溫補，或妄用薑酒。

● 收斂不良與滯悶不張

產後氣血大虧，心肺氣弱，容易大汗、子宮收縮不良，故須溫補固攝，但欲回復腹腔孕前血循及穩定內膜，又須要通利排瘀，故既須固攝又須通利。

＊產後治療三大原則

一、補虛＋祛瘀

如生化湯處方，有當歸、川芎、桃仁、乾薑、炙甘草，須酌加人參、黃耆、理氣藥，加黃芩預防化燥。

二、固攝＋通利

處方須同時能加強子宮收縮，並且排除宮腔瘀血。故大補氣血須同時加入活血化瘀。

若便秘，需考慮溫瀉法，以補氣血藥加通便藥治療，斟酌加入薑、附、桂。若水氣不消，須以氣化通淋，以補氣養血藥，加通利濕熱藥治療。若大汗表裡不解，補氣養血斂汗的同時，須考慮處方和解陰陽，避免閉塞。

三、溫補＋清熱

溫補中須慎防感染化燥，故立方須考慮乳腺有否阻塞、泌尿道感染、外感，適時加入清熱解毒藥，或改以表裡雙解加補氣血藥治療。

若孕前即有免疫性疾病、或子宮內膜異位症、或血瘀血熱、陰虛陽亢體質者，於溫補中須加清熱藥、或清熱化瘀藥反制，避免化燥。

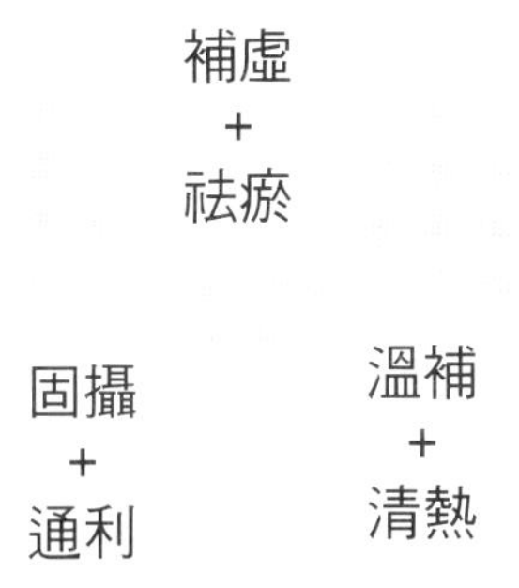

補虛
+
祛瘀

固攝
+
通利

溫補
+
清熱

＊胎前產後常用處方

柴胡桂枝湯

柴胡桂枝湯和解表裡，適用於胎前產後諸疾。如：有自體免疫疾病但身體偏虛弱者、或各種感染、或寒熱往來、或溫差調解不良、或身痛體痛、或體虛緊張焦慮。

★體虛加黃耆。

★發炎加清熱藥。

★盜汗低熱加青蒿、地骨皮清熱養陰。

★體痛加黃耆、當歸。

★緊張焦慮去桂枝加大棗。

★尿道炎加清熱利濕藥。

皆須考慮同時加入補腎藥如熟地黃、炒杜仲。

溫膽湯

溫膽湯適用妊娠嚴重惡阻，屬交感神經性，可考慮加入理氣藥、補腎藥效果更好。

香砂六君子湯

香砂六君子湯適用於妊娠惡阻屬脾胃虛弱者，或胎前產後脾胃虛弱、食少納呆。

須視情況加入補氣血及補腎藥，如黃耆、當歸、何首烏、杜仲。

若腸胃蠕動差，以上處方效果不佳，考慮加入乾薑、附子、玉桂子，但須加入少量的黃芩或黃連反制化燥。

當歸散

當歸散為安胎良方，其使用可貫穿整個孕程。

但單純使用當歸散效力不大，須加上各種藥物因應，尤其是補氣、補腎藥。

自擬補腎方

在安胎處方上，適時加入補腎方藥。或以補腎方為主，加入其他症象的方藥處置。

補腎方以熟地黃、山茱萸、炒杜仲為主，或加入適量的玉桂子、附子。

★氣虛加黃耆、人參。

★血瘀加丹參、川芎。

★溏便以何首烏易熟地黃。

★加黃芩或黃柏預防化燥。

★加重黃芩、黃連，預防並治療妊娠糖尿病。

★加黃柏、黃耆、白芍，補腎補氣疏肝，預防並治療妊娠高血壓。

★加黃柏、黃耆、茯苓、澤瀉，加重玉桂子、附子，治療妊娠後期水腫、蛋白尿。

★加天麻、黃耆、黃柏，治療妊娠眩暈。

● 半夏天麻白朮湯

半夏天麻白朮湯使用在胎產婦血壓低、脾胃虛弱，常伴消化力弱、食慾不振、頭暈目眩。

★但臨床上須加入黃耆、炒杜仲效果較好。

★若胎產婦憂鬱低潮，可加大棗一兩效果極佳。

● 五苓散加方

五苓散適用於胎前或產後諸濕腫滿，或尿少下肢腫脹。胎產婦使用五苓散須考慮加入足量的氣化藥物如黃耆、桂枝、黨參或人參，方能有效推動水濕。若合併尿道、或陰道感染，須加入清熱利濕藥如黃芩、蒲公英、龍膽草。

● 開骨方

基本處方：川芎8錢 當歸8錢 血餘炭10錢 龜板10錢

註：龜板先煎1小時，後入其他三味藥再合煎2小時，並濃縮成1碗，1次頓服。

開骨方適用時機

適用於待產婦體力不虛。

先煎濃縮，冷凍備存，當子宮口開二指時或陣痛明顯規律性15分1次時，即1次頓服。另外可備獨參湯濃煎（5~10錢），若分娩時氣力虛弱可加入一起頓服。如此可縮短產程並容易順產。

但若妊娠後期體力虛弱，腫脹喘急、血壓高、血糖高、蛋白尿、嚴重眩暈頭痛、下肢或全身水濕腫滿，已然進入妊娠毒血症前期，則不宜服開骨方。

開骨方加減運用

★氣虛心臟無力：加黃耆、或人參、或同時加入。

★若更乏力：加黃耆或人參，同時加入乾薑、附子、玉桂子、黃芩。

★下元虛，平時腸麻痺不蠕動，骨盆腔難充血：加牛膝、枳實、厚朴，考慮同時加入補氣藥。

● **生化湯**

基本處方：川芎8錢 當歸8錢 桃仁8錢 乾薑5錢 黃芩4錢 炙甘草3錢 （1劑/日）

生化湯適用時機

★產後第一週：足量。

★產後第二週：減量，加入補腎養血藥加減運用。

生化湯加減運用

★氣虛：加黃耆、人參。

★外感：加柴胡、桂枝、連翹。

★腰痠痛：加炒杜仲、骨碎補。

★水腫：加黃耆、茯苓、澤瀉。

病案介紹

案1 先兆性流產

李女，32歲。有氣喘史，感冒易久咳，平素基礎體溫高溫相6~8日。

目前妊娠8週，發生胎漏，腹部疠痛，陰部頻出鮮血，合併感冒，咳嗽嚴重，帶下陰癢，無惡阻感，舌淡白，脈滑但細弱。服西藥抗生素、黃體素。

處方 **水煎藥**

熟地黃5錢 山茱萸4錢 乾薑1.5錢 附子3錢 玉桂子5錢 炒杜仲8錢 黃耆20錢 黃芩5錢 陳皮8錢 砂仁4錢 （1劑/日）

處方 **科學中藥**

柴胡1.5g 連翹1.5g 乾薑0.5g 附子0.5g 砂仁1.5g 黃芩1.5g 麻黃1g 桂枝

1.5g 黃耆3g 杜仲1.5g 分成2包/日2包

以上中藥每日服4次（2次煎劑+2次藥粉/交替服/每次間隔4h）

註：以上處方服3劑後，陰部無出鮮血但有微黃褐淋。續服第七劑後，無再淋漓，始有惡阻。仍咳頻，續調至12週咳嗽改善及症象穩定後停服中藥。

〈治療思路〉

以大補腎大補氣血護胎，維持生殖軸內分泌穩定，即可使腦下垂體內生性黃體素正常分泌，達到安胎目的。另外科學中藥粉以柴胡桂枝湯架構，改善孕期咳嗽，因孕婦氣管弱久咳，須持續治療。

案2 安胎

劉女，35歲。結婚2年正常性生活/無避孕，曾滑胎2次，基礎體溫/高溫相8日。平素常感冒，久咳不易癒，希望受孕來院調理。

孕前處方 水煎藥

熟地黃5錢 當歸4錢 柴胡4錢 桂枝5錢 乾薑1錢 附子1錢 黃芩4錢 黃連3錢 陳皮8錢 砂仁4錢 黃耆20錢 （1劑/日）

註：以上處方於1個月內服21劑，之後回診告知已懷孕，隨即改安胎處方。

〈治療思路〉

久咳不癒，以柴胡桂枝湯為主方，加補氣養血之黃耆、熟地黃、當歸，可同時改善氣管過敏，預防感冒，並改善基礎體溫高溫相不足。陳皮、砂仁令胃和促進食慾及水煎劑吸收。黃芩、黃連可協助抗菌，預防慢性氣管發炎，搭配乾薑、附子，及重用黃耆，可為鼻腔及氣管帶來大量抗體，改善過敏性久咳。

安胎處方1 水煎藥

熟地黃5錢 當歸4錢 山茱萸4錢 炒杜仲8錢 玉桂子3錢 乾薑1錢 附子1.5 黃芩4錢 陳皮8錢 砂仁4錢 黃耆20錢 （1劑/日）

〈治療思路〉

以補氣養血處方，加山茱萸、炒杜仲，令心肺、腦部、腹腔有足量的供血供氧，即可達到安胎養胎效果，同時加入薑附桂，增強療效。炒杜仲必用8錢，另外加黃芩預防處方化燥，且抗菌消炎，預防孕間各種感染。

安胎處方2 水煎藥

妊娠7週，胃脹甚，時候久不消化，胃納減，虛暈乏力，脈弱。

調整處方如下：

熟地黃5錢 當歸4錢 山茱萸4錢 玉桂子5錢 乾薑3錢 附子5錢 黃芩5錢 陳皮8錢 砂仁4錢 黃耆20錢 （1劑/日）

〈治療思路〉

當胎象穩定後，因荷爾蒙因素，胃腸平滑肌鬆弛，妊娠惡阻感漸增，此時若再加重消導理氣藥會耗損元氣，所以增加薑附桂劑量，既可加強安胎，又能改善胃神經功能。此時亦可用半夏緩解橫膈膜痙攣，減少噁嘔，但不能改善嚴重胃脹痞。

安胎處方3 水煎藥

妊娠11週，惡阻，眩暈，黃昏腹木硬，晚間少腹墜痛，臃腫，二便少。

調整處方如下：

半夏4錢 天麻5錢 當歸4錢 白芍4錢 黃耆20 錢 黃芩5錢 陳皮8錢 砂仁4錢 乾薑1.5錢 附子3錢 玉桂子5錢 7劑 （1劑/日）

註：妊娠12週後，諸症改善。

〈治療思路〉

以半夏天麻白朮湯治療頭暈、噁心，改善腦血循環，重點在加重黃耆劑量，以及使用足量的薑附桂，方可穩定內分泌生理軸線，達到緩解症狀並且安胎的效果。

案3　嚴重惡阻，子腫

李女，32歲。妊娠8週，絨毛膜出血，血塊夾在胚胎下方。自妊娠起，胃腹痙痛甚，胃納少，嚴重惡阻甚至大吐，致胃潰瘍出血，住院補充電解質。脹氣甚，胸悶氣逆，饑食但不消，腰背酸痛，便秘，止吐藥過敏，住院期間請假來院就診。

安胎處方1　水煎藥

大棗5枚　內金5錢　半夏4錢　甘草3錢　生薑4片　竹茹4錢　陳皮8錢　萊菔子8錢　黃耆15錢　黃芩4錢　蘇子5錢　當歸4錢　川芎3錢　炒杜仲8錢　（1劑/日）

註：以上處方服至妊娠13週後，諸症改善。之後減藥，處方仍以補氣養血，和胃降逆養胎。

〈治療思路〉

本案病人妊娠惡阻，為肝脾不和，肝氣橫逆犯胃，胃失和降而嚴重嘔噁，屬中樞交感神經性過度反應。以溫膽湯為主方，蘇子、萊菔子加強和胃降逆療效，黃耆、當歸、川芎補氣養血，炒杜仲8錢配合補氣養血，穩定腰臍間供血，達到安胎目的，且能補強腎上腺不致亢奮，影響交感神經，間接改善肝氣橫逆。

妊娠32週，ac glu=180，胎過大2週，胎心率=110，下肢腫脹，動喘，羊水過多，胎位不正。

安胎處方2　水煎藥

熟地黃5錢　當歸4錢　山茱萸4錢　白朮5錢　黃芩5錢　黃連3錢　川芎3錢　白芍4錢　黃耆20錢　茯苓8錢　陳皮8錢　砂仁4錢　（1劑/日）

註：以上處方服14劑後，即妊娠34週，諸症改善，ac glu=125，胎心率=130，胎正常週數大小，水腫改善，羊水及胎位正常。

〈治療思路〉

此屬正虛邪實，正虛是母體胰島細胞、腎臟、心臟漸不能負荷，腹腔供血減弱，以致動喘、肢腫、胎心率過低。邪實係母體血糖漸不能控制，透過臍帶輸送至胎兒致胎兒過大，也導致羊水過度增生。處方須扶正祛邪同時並進，方可保母子均安，避免早產或胎兒生長遲滯。以補腎和大補氣血為主方改善正虛母子諸症，祛邪方面考量，以黃芩、黃連改善因血熱導致血糖及羊水異常，以白朮、茯苓利水消腫。32週的胎位不正尚有空間及時間，只要處方得宜自可轉正。

妊娠34週，坐骨神經痛，刺痛甚。

安胎處方3 水煎藥

當歸4錢 炒杜仲8錢 骨碎補8錢 黃芩5錢 黃耆20錢 玉桂子5錢 附子3錢 茯苓8錢 陳皮8錢 （1劑/日）

註：以上處方調養至足月生產（無痛分娩，子=3260g）

〈治療思路〉

以補氣血溫陽處方升提子宮，減輕神經壓迫，加炒杜仲、骨碎補，協助安胎同時，又能壯筋骨改善坐骨神經痛。

開骨方（1劑）

處方 水煎藥

人參5錢 川芎8錢 血餘炭10錢 懷牛膝5錢 黃芩3錢 當歸8錢 龜板10錢 枳實5錢 1劑 （1劑/日）（濃煎/臨產前一次頓服）

〈治療思路〉

本案病人妊娠全程體質虛弱，恐氣血虛心臟無力，單純開骨方不能喚醒腦部催產素，故加人參5錢合併頓服，加懷牛膝引藥入下焦，枳實理氣協助推動，黃芩預防化燥。

產後調理

產後乳腺阻塞，腰背痠痛，體痛，腹大不消，大便難服軟便劑仍，乳少，惡露少。

產後生化湯

處方 水煎藥

川芎8錢 當歸8錢 桃仁5錢 木香5錢 大黃2錢 炙甘草5錢 乾薑5錢 附子5錢 骨碎補8錢 黃耆10錢 7劑，水煎（1劑/日）

註：服後乳腺通暢，諸症改善，後續調理。

〈治療思路〉

產後大便難係神經遲鈍，腸不蠕動，故以溫瀉法治療。體虛生化湯加黃耆，腰背痛加骨碎補，乳腺阻塞宜水煎切不可酒煎，恐化燥生癰。

案4 試管出血不止

楊女，32歲，夫先天無輸精管症。民國96年曾做過2次試管失敗，第2次試管失敗後（96年12月）即來院調理，預計97年初進行第3次試管。

*初診 96年12月

臨床症狀：頭暈，煩躁，口乾，心悸，全身壅脹感，腹悶脹痛，研判屬卵巢過度刺激綜合徵。平時月經週期26日，經痛，經量少，有瘀塊。

卵巢過度刺激綜合徵

處方 水煎藥

川楝子4錢 延胡索4錢 川芎4錢 木香4錢 玉桂子5錢 白朮4錢 白芍3錢 黃耆10錢 當歸5錢 黃芩4錢 茯苓5錢 澤瀉5錢 7劑（1劑/日）

註：服後諸症象改善，之後改以聖愈湯加活血化瘀藥2週，再次月經來潮經量增加且瘀塊少。

〈治療思路〉

卵巢過度刺激後的症象寒燥虛亢互見，以當歸散為主方，加川楝子、延胡索，緩解過度刺激的壅脹、腹痛、煩躁之肝氣橫逆，加黃耆、玉桂子穩定內分泌生殖軸線，茯苓、澤瀉利濕，改善因荷爾蒙的水鈉滯留。

助試管著床處方

處方 水煎藥

熟地黃5錢 當歸3錢 白朮5錢 炒杜仲5錢 乾薑5錢 附子5錢 玉桂子5錢 黃芩5錢 黃耆20錢 砂仁4錢 天麻4錢 （1劑/日）

註：服完14劑後，試管成功著床，西醫要求不可服中藥遂無回診。

〈治療思路〉

以大補氣血合併大補腎陽，維持母體生殖軸線內分泌的濃度，並增加內膜厚度以利著床。

著床後應續服中藥，可避免內生性內分泌的分泌不足，及對外來荷爾蒙的反饋萎縮減少分泌。（可能發生胎動不安甚至胎停，縱使順利妊娠，但母體及胎兒長期承受高劑量人工荷爾蒙製劑，日後皆會有後遺症。）

＊妊娠後一診

妊娠13週，自妊娠起持續出血已10週，每日皆鮮血量大如月經來潮狀，服高劑量黃體素、止血劑仍出血不止，西醫告知若再出血1週，胚胎即不能保住，病人遂自行逕轉中醫就診。但見病人體態壅脹，胸悶，喘悸，虛倦，亢奮，緊張焦慮。

處方 水煎藥

當歸3錢 白朮4錢 白芍3錢 川芎3錢 黃芩8錢 茯苓4錢 黃耆15錢 附子3錢 玉桂子5錢 柴胡4錢 香附4錢 大小薊8錢 5劑 （1劑/日）

〈治療思路〉

以當歸散為主方，加重黃耆、玉桂子、附子，喚醒母體因高劑量人工黃體素導致的反饋減少分泌。加重黃芩抑制內膜過度表現，協助大小薊達到止血效果。柴胡、白芍、香附疏肝理氣解鬱，平衡生理軸線紊亂。茯苓消水氣。

＊妊娠後二診

服藥後身體輕舒，出血改善許多，病人服中藥後無告知，即自行停服黃體素及止血劑，於第5日復出血多，囑咐其快服回西藥。始覺有惡阻。

處方 水煎藥

於上方加半夏4錢，5劑/日

註：胎安無出血後，遂再度自行停服中藥。

〈治療思路〉

不宜驟停黃體素及止血劑，應在中醫處方症象穩定後漸進減少西藥。胎安內生性荷爾蒙穩定，才有較明顯的妊娠惡阻現象。但可惜在無出血後又自停中藥，日後恐變生諸症。

＊妊娠後三診

妊娠35週，妊娠毒血症，面膚腫，下肢水腫甚，大便努責，宮縮頻，腹木緊，頭暈，頭痛，蛋白尿，血壓高，血糖高。

處方 水煎藥

玉桂子5錢 白朮5錢 乾薑5錢 附子5錢 黃耆20錢 黃芩4錢 當歸4錢 豬苓4錢 茯苓8錢 澤瀉8錢 （1劑/日）

註：續服至分娩順產。

〈治療思路〉

晚期性妊娠毒血症，再尋求中醫調理，只能盡力維護但療效有限。以補氣溫陽利濕化濁處方治療。

＊產後一診

產後調理

產後傷口紅腫疼痛，仍水腫甚，大便難。

生化湯

處方 **水煎藥**

川芎8錢 炙甘草5錢 桃仁8錢 當歸8錢 乾薑5錢 黃芩8錢 麻黃1錢 茯苓8錢 澤瀉8錢 7劑（1劑/日）

〈治療思路〉

傷口紅腫疼痛，加重黃芩，不宜酒煎。茯苓、澤瀉利水消腫。桃仁、當歸潤燥通便。加少量麻黃，協助利水通竅。

＊產後二診

產後自盜汗，大汗淋漓，燥渴，口角炎，仍水腫但減，傷口仍紅腫，痔瘡出血。

處方 **水煎藥**

黃耆20錢 當歸5錢 白朮5錢 防風5錢 黃柏5錢 黃芩5錢 槐花5錢 茯苓8錢 澤瀉8錢 5劑（1劑/日）

〈治療思路〉

黃耆、當歸、白朮、防風，補氣養血止汗。仍有發炎、水腫，加清熱利濕藥。

＊產後三診

產後乳少，憂鬱低潮，腰痠，畏寒，倦怠。

處方 **水煎藥**

熟地黃5錢 當歸4錢 黃芩4錢 乾薑3錢 附子3錢 炒杜仲8錢 黃耆15錢 柴胡4錢 白芍3 大棗10枚 陳皮8錢 7劑（1劑/日）

〈治療思路〉

長期服用高劑量荷爾蒙，妊娠後期難維持，故易發生妊娠毒血症。產後水腫難消，係內臟缺血缺氧，水鈉嚴重滯留。產後荷爾蒙退減，繼而出現憂鬱低潮症。以補氣養血溫陽為處方，改善產後乳少、畏寒、倦怠。加杜仲改善腰痠。加柴胡、白芍、大棗改善產後憂鬱低潮。

續記：

此病人於2年後來診，希望再次生育，本院先給中藥4週後，再次試管成功，為龍鳳胎，胚胎植入後同時續服中藥10劑，之後自行停服中藥，過程順利。

妊娠25週時回診，始有水氣，續以中藥調理至分娩，37.5週破水，後期有水氣，但無高血壓、糖尿、蛋白尿之妊娠毒血諸症。

第一胎智能稍遲緩，龍鳳胎發育皆聰明正常。

案5　骨盆腔感染，胎盤早期剝離

張女，31歲，反覆骨盆腔感染史。

妊娠18週來診，胎盤過低，早期剝離，反覆出血2週，西醫囑咐須住院安胎，但張女仍需上班維持家計，故轉求中醫。

自妊娠起，帶下黃綠味穢，神疲乏力，面晦無華，頭暈頭痛，腹木硬緊，心悸，舌暗嫩紅，脈浮滑弱。

處方　水煎藥

黃耆20錢　當歸3錢　黃芩4錢　白朮4錢　龍膽草5錢　茯苓4錢　附子3錢　玉桂子5錢　炒杜仲5錢　陳皮5錢　乾薑1.5錢　（1劑/日）

註：以上處方續服至24週（共服45帖），諸症改善後停服中藥，服藥期間至足月分娩前，仍維持上班，剖腹產/母子均安，妊娠後期僅輕水氣。

〈治療思路〉

反覆骨盆腔感染帶下黃綠，再加上胎盤過低，早期剝離，反覆出血，須大補腎陽強力升提，方能截阻病機撥亂反正，逆轉出血早產憂慮，並提高免疫改善反覆感染，加入龍膽草、黃芩引藥入肝經抗菌消炎，加杜仲協助安胎。

＊產後一診

剖產後1週，忽寒熱，手足麻，喘悸，腰痠，自汗，惡露鮮紅，項強，無白帶。

生化湯

處方 水煎藥

黃耆10錢 黃芩5錢 陳皮5錢 白芍4錢 柴胡4錢 桂枝5錢 桃仁8錢 當歸8錢 川芎5錢 乾薑3錢 7劑 （1劑/日）

〈治療思路〉

產後已感染，故以生化湯合柴胡桂枝湯加減化裁。此時宜水煎，忌酒煎。

＊產後二診

感冒，輕惡露，手足麻，多夢。

處方 水煎藥

黃耆15錢 黃芩4錢 黃連1.5 錢 連翹4錢 陳皮5錢 砂仁4錢 柴胡4錢 桂枝5錢 炒杜仲8錢 熟地黃5錢 當歸3錢 川芎3錢 乾薑1錢 附子1 錢 大棗8枚 （1劑/日）

〈治療思路〉

仍有伏邪，餘熱未清，忌大肆溫補。故仍以柴胡桂枝湯為主方，加熟地、杜仲補腎養血，加大棗安神助眠。此方重點在於黃耆、清熱藥、溫陽藥，三者與柴胡桂枝湯的平衡協調，能達到扶正不滯邪、祛邪不傷正，再加入熟地、杜仲、大棗，治療產後腎虛並安定神經，可同時預防產後憂鬱。

案 6 妊娠糖尿・肌肉失養・崩

張女，40歲，37歲時生育第一胎。第一胎妊娠期間罹患妊娠糖尿、肌肉失養，即妊娠5月起即肩背臂痛甚，之後知覺極差，持續至生產，妊娠中後期全身嚴重水腫，高血壓、糖尿、蛋白尿。

＊初診

40歲，全身肩背手臂皆痠麻痛甚，或知覺極差，須大量運動方可稍緩解，夜間睡2小時即痠麻痛甚，須起身行走活動2~3小時方能緩解。

產後月經崩且久淋，月經週期22日/第1日崩，之後久淋。常感冒久不癒，扁桃腺腫痛，常須服抗生素，鼻過敏嚴重。眠淺易醒，食慾過佳，體胖。
表示希望調理後再次懷孕，因恐其體虛難負荷，再三囑咐其放棄再孕。

調理處方 水煎藥

熟地黃5錢 山茱萸4錢 蒼朮4錢 黃連1.5~3錢 黃芩8錢 桂枝5錢 附子1.5錢 黃耆15錢 當歸4錢 陳皮8錢 麻黃1.5錢 （1劑/日）

註：以上處方於2.5個月內，服48劑，發現妊娠5週。其中經歷1次經崩，1次扁桃腺化膿配服抗生素，其餘諸症改善，遂改以安胎處方。

〈治療思路〉

以補腎養血處方平衡生殖軸線內分泌紊亂，並改善神經肌肉損傷失養。加重清熱藥抑制子宮內膜過度表現。加麻黃、桂枝改善容易感冒及嚴重鼻過敏。

妊娠6週，胎心率過慢=106（正常120~160），先兆性流產，出血鮮紅量多，腹木硬痛。

安胎處方1 水煎藥

熟地黃5錢 白朮4錢 山茱萸5錢 玉桂子5錢 乾薑1.5錢 附子3錢 黃芩4錢 當歸3錢 炒杜仲5錢 陳皮8錢 黃耆15錢 （1劑/日）

註：以上處方服7劑後，胎心率=130，仍微出血，續服。

〈治療思路〉

以補腎養血處方安胎。重用薑附桂，促進心肺及腎上腺供血供氧，增強安胎效果。

妊娠9週，本週出血1次，虛暈，胸悶、痞脹納差，胎心率=142。

安胎處方2 水煎藥

陳皮8錢 砂仁4錢 半夏4錢 白朮4錢 柴胡4錢 白芍4錢 黃芩4錢 黃耆15錢 玉桂子5 錢 附子1.5錢 當歸4錢 炒杜仲8錢 （1劑/日）

註：以上處方服7劑後，無出血，續服至12週。

〈治療思路〉

此時自律神經不穩定，出現虛暈，胸悶、痞脹納差之柴胡症，故以小柴胡湯處方精神，加黃耆、玉桂子、附子、杜仲，補氣補腎溫陽藥協助安胎。加重陳皮、砂仁理氣消滯，促進食慾。

妊娠14週起，開始肢體痠痛症復，鼻過敏，口糜，頭暈，脹痞，斷續以補氣養血調理。

妊娠33週，pc glu=213，胎過大3週，行喘，夜咳，頭痛體痛。

安胎處方3 **水煎藥**

何首烏5錢 山茱萸4錢 炒杜仲8錢 黃芩5錢 黃連3錢 桂枝5錢 乾薑1錢 附子1.5錢 陳皮8 黃耆20錢 （1劑/日）

註：之後以上處方加減持續調理。

〈治療思路〉

胎過大屬血熱。行喘、頭痛體痛屬氣血兩虛。夜咳氣管弱，須慎防氣喘或感染。故以補氣補腎處方，加重清熱藥，並加桂枝合併薑附改善咳嗽。

34週，pc glu=185，續調理。
36週，水氣，喘滿，頭脹，痞嗝。
37週，水腫減，內診後出血。
38週，復神經痛，水腫顯。
39週，破水剖產=嬰3700g

產後調理

＊產後第一方

足腫，自汗，燥渴，目黏眵，夜咳，貧血，稍遲擠乳即乳房熱痛。

生化湯

處方 **水煎藥**

川芎8錢 當歸8錢 桃仁8錢 乾薑1.5錢 黃耆15錢 黃芩4錢 陳皮8錢 砂仁4錢 車前子4錢 （1劑/日）

〈治療思路〉

以生化湯加黃耆，可預防產後肌肉失養症再發。加黃芩預防化燥，同時改善乳腺阻塞可能細菌內生性感染。加車前子利水消腫。忌酒煎。

＊產後第二方

乳腺暢通不熱痛，結膜炎，惡露少。

處方 **水煎藥**

川芎4錢 當歸4錢 桃仁4錢 乾薑1.5錢 黃耆15錢 黃芩4錢 陳皮5錢 砂仁4錢 桂枝5 錢 附子1.5錢 連翹4錢 蒲公英4錢 荊芥4錢 （1劑/日）

註：續調4週後停藥，母子身體健康，諸症不復。4年後鼻過敏及體痠痛來院稍作調理即恢復健康。

〈治療思路〉

生化湯減半，加入補氣解表清熱藥，預防並治療產後感染。忌酒煎。

案7 妊娠濕疹・多肌瘤

卓女，37歲，子宮內多發性肌瘤，自妊娠起，發全身紅疹，癢顯，面膚晦暗。現妊娠6週，惡阻，腹悶痛，虛倦，舌淡紅下脈瘀，脈滑細弱。

處方 **水煎藥**

當歸3錢 黃芩4錢 川芎3錢 白朮4錢 玉桂子5錢 炒杜仲5錢 黃耆15錢 蒲公英4錢 荊芥4錢 丹參5錢 骨碎補8錢 續斷8錢 陳皮8錢 （1劑/日）

註：以上處方服至13週後，癢疹改善，續服至19週停藥，日後追蹤足月生產，嬰2850g，母子均安。

〈治療思路〉

以當歸散精神加黃耆、杜仲、玉桂子，補腎安胎為主方。加蒲公英、荊芥清熱解表，治療全身紅疹癢。加丹參、骨碎補、續斷，既可協助安胎，並預防子宮肌瘤在孕期增大。

案8　妊娠濕疹・中期胎動不安

劉女，37歲，二次手術史（29歲巧囊腫6cm /36歲卵巢黏液性瘤21cm），卵巢黏液性瘤術後隨即懷孕。妊娠25週，濕疹，全身紅疹，癢甚，症1.5個月，面膚無華，痘瘡，眠淺易醒，納少。

近數日宮縮頻繁，腹硬痛甚，舌紫暗，舌下瘀脈怒張。

安胎處方　水煎藥

何首烏5錢　山茱萸4錢　炒杜仲8錢　黃芩5錢　當歸3錢　白芍3錢　川芎3錢　陳皮8錢　黃耆15錢　附子1.5錢　玉桂子5錢　7劑（1劑/日）

安胎處方　科學中藥

當歸1.5g　白芍1.5g　杜仲1.5g　肉桂1g　附子1g　黃芩1.5g　砂仁1.5g　黃耆3g　蒲公英1.5g　2x7/日

註：以上中藥服1週，日4次/2粉2煎交替服。

1週後宮縮改善（25週），但仍虛暈。

2週後宮縮虛暈皆改善（26週），但膚癢仍嚴重，病人不願再服煎劑，遂改科學中藥。但已充分告知可能早產及妊娠後期可能併發毒血症問題。

〈治療思路〉

此時胎動嚴重，以安胎為主，已難顧及皮膚癢疹。但因血熱癢疹，故安胎藥不可用溫熱藥，必致癢疹大發、甚至嚴重大過敏。病人癢疹非單純性濕疹，是腫瘤性誘發血瘀血熱症象，短期難改善。

妊娠31週來電，病人全身嚴重水腫，濕疹仍嚴重，腹痛木硬甚，喘暈，血壓高，血糖高，蛋白尿，已然併發妊娠毒血症。病人表示希望服水煎劑安胎，但考量其濕疹膚癢非比尋常，舌紫暗，且舌下瘀脈怒張，但此期安胎處方須大補氣血、大補腎陽，濕疹膚癢必大發作，難以兩全，故婉拒請其西醫就診。

續記：

此病人產後3月，隨即復發卵巢黏液性瘤5cm，產後1年=增大為13x7cm，遂來院調理。處方雖以大劑活血袪瘀散結藥治療，但始終舌脈瘀象不退，心中暗自擔心會轉變成惡性腫瘤。

3個月後複檢，卵巢黏液性瘤增為15x9cm，隨即停服中藥安排手術。停服中藥1個月後手術取出，腫瘤增大至22x14cm，且中心已癌變。西醫要求術後後化療，病人無化療回中醫接續調理預防復發。（本案後續處方在婦科雜病一卵巢囊腫篇，有完整記載）

案9　胎萎・臍帶繞頸

陳女，35歲，平素眠淺，痔瘡，便秘，肌腺症，經痛甚須止痛，多憂思，膚晦暗無華。妊娠29週，胎萎，生長遲滯，臍帶過細，腹終日木硬，心悸，腹墜重痛，水腫顯，便秘。

處方　水煎藥

當歸4錢　芍藥4錢　川芎3錢　黃芩5錢　白朮5錢　熟地黃5錢　炒杜仲8錢　附子3錢　玉桂子5錢　黃耆15錢　陳皮8錢　生大黃1錢　（1劑/日）

註：以上處方，服7劑後（30週）水腫減，服21劑後（32週）諸症改善，但超音波仍胎兒過小，續服中藥調養。

〈治療思路〉

以當歸散加補氣補腎藥安胎，重用桂附溫陽，加強效果。

33週，胎1555g，臍帶繞頸，宮縮頻繁。

處方　水煎藥

當歸4錢　芍藥5錢　川芎3錢　黃芩5錢　白朮5錢　熟地黃5錢　炒杜仲5錢　附子3錢　玉桂子3錢　黃耆10錢　陳皮8錢　生大黃1錢　大棗10枚　（1劑/日）

註：以上處方，服7劑後（34週），臍帶已無繞頸，胎增400g=1955g。

〈治療思路〉

以原方安胎，降低黃耆、玉桂子劑量，避免腹腔神經血管敏感，加大棗一兩，肝苦急急食甘以緩之。

再服7劑後（35週），胎=2280g。

之後改回原方（29週時處方）

37週=2400g

38週=2500g

39週順產

開骨方（1劑）

處方 **水煎藥**

川芎8錢 當歸8錢 血餘炭10錢 龜板10錢 黃耆20錢 枳實5錢 厚朴5錢 玉桂子5錢 附子3錢 1劑 （1劑/日）

〈治療思路〉

病人孕程氣血虛弱，故開骨方重加黃耆補氣強心，以利推動藥力。平日腹腔神經較遲鈍，腸不蠕動，故加枳實、厚朴，協助黃耆引藥入骨盆，以利供血。重用玉桂子、附子溫陽，加強藥效。

＊產後調理

產後體力可，正常惡露，傷口痛。

處方 **水煎藥**（生化湯/1週）

桃仁5錢 乾薑3錢 川芎5錢 當歸5錢 黃芩5錢 陳皮5錢 骨碎補8錢 黃耆15錢 懷牛膝5錢 7劑，水酒各半煎 （1劑/日）

〈治療思路〉

因產前經痛、肌腺症，加骨碎補、懷牛膝、黃芩預防。體虛故以水酒各半煎，但不宜全酒，亦不宜過度溫補。

惡露少許，腰痠便秘，納少，尿少，自汗多，虛倦。

處方 水煎藥

熟地黃5錢 當歸3錢 山茱萸4錢 炒杜仲8錢 附子1.5 錢 玉桂子5錢 山楂4錢 陳皮8錢 丹參5錢 骨碎補8錢 黃耆15錢 黃柏5錢 大黃1錢 （1劑/日）

註：以上處方共服14劑。

〈治療思路〉

以補氣養血補腎溫陽，改善產後體虛弱、腰痠、自汗。加理氣消導藥，協助黃耆改善食慾不振。加丹參、骨碎補、黃柏清熱化瘀，預防肌腺症因補劑增生。

＊產後調理

產後3週，突復出少量鮮紅惡露，頻尿，溲熱且少，溲後尿口痛，便秘。經詢問：因其母親照護，給服大量薑酒，囑停服/忌過服燥熱。

處方 水煎藥

熟地黃5錢 當歸3錢 川芎1.5錢 骨碎補8錢 玉桂子3錢 炒杜仲8錢 陳皮8錢 大黃2錢 黃芩8錢 黃耆10錢 蒲公英8錢 水煎服（1劑/日）

註：以上處方共服14劑後改善停藥。

〈治療思路〉

以補腎養血處方，降低補氣、補陽劑量，加重黃芩、蒲公英清熱利濕止淋，預防尿道炎及子宮內膜充血。加大黃通便，改善骨盆腔鬱血。

案 10　產後乳腺不通

陳女，32歲，產後自服1週坊間生化湯。來診時惡露少許，乳腺不通，乳房有硬塊且按痛，微咳，白痰，下肢水腫。

處方 水煎藥

熟地黃5錢 當歸4錢 川芎3錢 柴胡4錢 蒲公英5錢 黃芩5錢 沒藥4錢 丹參5

錢 桃仁4錢 骨碎補8錢 陳皮8錢 黃耆10錢 乾薑1錢 車前子4錢（1劑/日）

註：以上處方共服14劑後改善。

〈治療思路〉

以補氣養血治療產後體虛。加化瘀藥散結消腫疏通乳腺。加蒲公英、黃芩預防乳腺發炎。加少許乾薑協助陳皮，促進吸收但不滯邪。

案 11 胎盤提早老化

廖女，32歲，曾滑胎2次（皆無心跳）。經量過少，經間易頭暈、頭痛，基礎體溫/高溫僅9日。經本院調理3個月後，高溫期有12日，之後順利懷孕。妊娠33週時來診，胎兒偏小（31週），西醫檢查表示胎盤提早老化。初診時下肢水腫，指關節腫痛，喘悸，皮膚癢，噁心，虛暈，頭痛，囑咐其須預防早產。

處方 水煎藥

當歸3錢 川芎3錢 白朮4錢 黃芩5錢 玉桂子5錢 附子3錢 黃耆20錢 蒲公英5錢 茯苓8錢 澤瀉8錢 枳實4錢 （1劑/日）

註：以上處方服7劑後，諸症改善，續服至足月順產，母子均安。

〈治療思路〉

以當歸散精神，加重補氣溫陽藥黃耆、玉桂子、附子安胎。加茯苓、澤瀉，合併補氣溫陽，治療妊娠腫滿。黃芩、蒲公英改善膚癢，預防感染，避免溫陽藥化燥。

chapter

5

更年期綜合徵

更年期綜合徵

重新認識更年期

婦女由生殖年齡過渡至不能生殖的時期，稱為更年期。更年期包括三個階段：

★第一階段：停經前期，停經前的2~5年，平均是4年左右。

★第二階段：停經期，為持續停經的第一年。

★第三階段：停經後期，停經後至卵巢功能完全消失期間。

更年期的年齡範圍大約在40~60歲左右，是女性生命很重要的階段。

更年期間，身體臟腑機能及神經精神紊亂，容易進展為加速衰老的病理狀態，同時在紊亂的病理狀態中，較易罹患各種慢性病、自體免疫疾病、甚至惡性腫瘤。

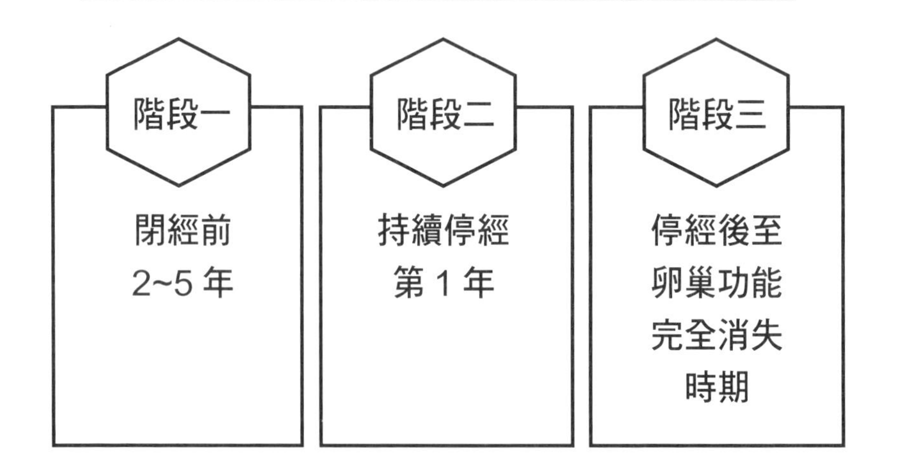

＊更年期主客觀的症狀體徵

臨床主觀上常見的更年期間的症狀有：月經紊亂，潮熱潮汗，五心煩熱，頭暈耳鳴，心悸失眠，腰膝痠楚，煩躁易怒，情緒低落，記憶減退，浮腫便溏，皮膚麻木刺癢或蟻爬，骨質疏鬆……等。

係因女性停經期間，性腺生殖軸發生退行性的改變，致腎上腺－下視丘－腦下垂體－脊椎脊髓神經－自主神經－卵巢生殖軸失去了平衡約制，導致自律神經功能退化、失衡、紊亂，容易產生許多神經精神的不適。

同時身體在客觀上也發生了普偏的退行性改變，如腸胃蠕動變慢消化力差、皮膚暗沉不再細緻光滑、黏膜上皮細胞退化容易乾枯、毛髮退化乾枯容易掉髮、代謝變慢、骨質疏鬆、筋骨關節退化……等。

＊更年期實際的感覺

更年期婦女常有一些自覺性症狀，如：

★心跳變快或變明顯（怦怦跳）。
★覺得緊繃或緊張（神經質）。
★睡眠障礙、靜不下心。
★呼吸困難、恐慌焦慮不安、憂鬱低潮。
★容易生氣或哭泣、注意力難集中。
★覺得疲倦或缺乏元氣、對大多數事物失去興趣。
★感覺頭暈或快昏倒的感覺、頭部項背感覺緊繃。
★身體痠麻或刺痛、頭痛、肌肉關節酸痛、手腳感覺較遲鈍。
★容易發炎、燥渴。
★熱潮紅（一陣熱一陣冷、臉紅或冒汗）、夜間流汗。
★對性失去興趣……等。

以上的症狀，與自律神經功能退化、失衡、紊亂有關，係因雌激素與黃體素的減少，不能約制下視丘和垂體，進而功能亢進所致。長期自律神經功能紊亂，造成身體陰陽失衡，進而變生諸病症。例如：容易引內外邪入侵，諸如體外或自發性感染、自體免疫疾病、癌症……等；或糖尿病、高血壓等慢性病的提早誘發；容易耗損正氣，形成病理性老化，提早進入腎陰虛、肝腎陰虛、肺腎陰虛、腎陽虛、心腎陽虛、脾腎陽虛……等久病入腎的症象。

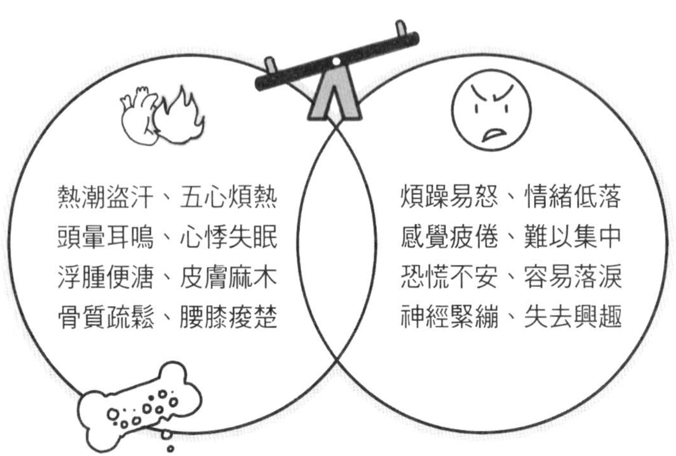

＊更年期生理上的改變

現代醫學研究發現，每位婦女全身有400多處組織和器官的細胞膜上，有雌激素受體。當雌激素減少時，這些組織器官就會發生退行性病變或代謝上變化。例如：

生殖系統

性器官萎縮，第二性徵逐漸消失，性功能減退，性交不適，陰道分泌物減少，外陰搔癢。

泌尿道系統

應力性尿失禁，頻尿急尿、尿痛，易尿道發炎。

血管縮舒功能失調

面潮紅，潮熱汗，盜汗，畏寒，夜間或承受壓力時發作較頻繁。初期多清晨將醒時，之後任一時間，突然發作。此症狀會持續1~3年，少數婦女甚至持續終身。

心血管系統

動脈粥樣硬化，進程明顯比男性加快。表現為：心悸、頭暈、頭痛、耳鳴。

神經精神系統

記憶力減退，注意力不集中，情緒不穩，失眠，憂鬱，焦慮，煩躁不安，過度自信或自卑，易激動，喜悲哭，煩惱，消沉，多疑，頭痛，對生活失去信心和興趣，甚至產生輕生念頭。

肌肉、骨骼及關節系統

骨質疏鬆，肌肉痛，腰背酸痛，關節疼痛，抽筋，駝背，容易骨折，關節變形。

皮膚毛髮及黏膜

皮膚退行性變化，如皮膚乾燥，變薄，彈性光澤消失，皺紋，皮膚搔癢及皮疹。皮膚感覺異常，如麻木、刺痛、蟻行、蟲爬、溫度降低。
色素沉著亢進，出現老年色素斑。毛髮脫落，出現白髮。口鼻腔乾燥，眼結膜乾澀。

乳房

乳腺萎縮及鬆懈。

＊更年期後易罹患疾病

　　更年期間，臟腑陰陽失衡，自律神經失調，各種失調及老化的疾病容易提早發生，如：冠心病、動脈硬化、頸腰椎病、肌腱關節退化、高血壓、糖尿病、骨質疏鬆、睡眠障礙、自體免疫疾病、惡性腫瘤、皮膚老化、各種慢性病……等。

＊西醫病因病理

卵巢功能減退是引起更年期綜合徵的主要原因。因濾泡發育不全或不能排卵，黃體素減少不能與雌激素拮抗，進而引起子宮內膜過度增生，導致功能失調性出血。當雌激素減少至不能刺激子宮內膜，則月經停止，更年期症狀陸續產生。

雌激素與黃體素的減少，導致下視丘－腦垂體－脊椎脊髓神經－自主神經－卵巢軸之間平衡紊亂。雌激素對垂體的反饋抑制作用減弱，產生下視丘和垂體的功能亢進，促性腺激素（促卵泡激素FSH，促黃體生成激素LH）分泌增多，導致自律神經、激素、神經傳導介質釋放紊亂，干擾大腦皮質及各臟器功能，進而出現一系列自律神經失調症狀。

＊西醫治療（荷爾蒙補充）

優點

可改善膚質、發汗、陰道發炎、血管舒縮症狀、陰道萎縮、性慾、尿道感染、殘尿、昏睡、易怒、睡眠、偏頭痛、四肢酸痛、骨關節炎、骨質疏鬆症、牙周病、延緩腦退化、糖尿、高血壓……等臨床症狀。

缺點

增加罹患血栓、中風、心血管疾病、膽結石、乳癌、子宮內膜癌、各種癌症、皮膚黏膜過敏……等風險。

更年期中醫治療思路

＊中醫病因病理

腎虛是根本

《素問‧上古天真論》

「女子七歲，腎氣盛，齒更髮長，二七而天癸至，任脈通，太衝脈盛，月事以時下，故有子，……七七任脈虛，太衝脈衰少，天癸竭，地道不通，故形壞而無子也。」

中醫的「腎」，係指全身多個系統功能的集合，包括如生殖功能、泌尿系統、內分泌系統、免疫系統、腦下垂體、腎上腺，亦涵蓋腦、髓、骨骼、神經、代謝，甚至至微到細胞的修復與再生、基因的缺陷與健全，以上所有物質基礎及活動功能，皆屬中醫「腎」的範疇。

更年期婦女，荷爾蒙減退，全身多器官退化，細胞修復再生力降低，是絕對的腎虛。但因下視丘和垂體的功能亢進，容易進展為腎陰虛、陰虛陽亢、陰虛火旺等症象，陰陽互根互損，一段時日後，亦可能進展為腎陽虛、脾腎陽虛、腎陰陽兩虛。

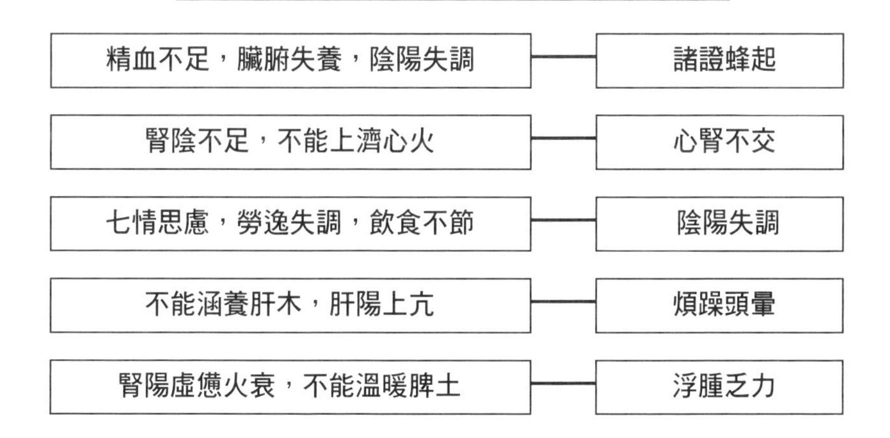

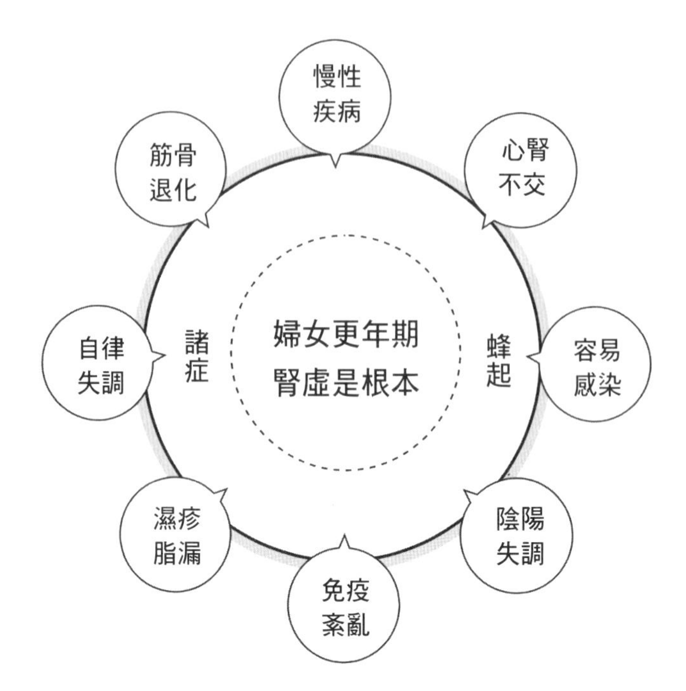

＊中醫腎虛分陰陽

腎陰虛

★腎陰不足，陰虛內熱

症見潮熱面赤，潮汗，五心煩熱，口乾，便秘，溲黃，舌質紅，脈細數。

★腎陰虛精虧

合併頭暈耳鳴，腰膝痠軟，足跟痛。

腎陽虛

★腎氣不足，衝任失固

月經紊亂，先期，量多，或崩中漏下。

★腎虛膀胱不約

小便頻數清長，甚至不禁。

★腎陽虛，氣化失常

浮腫，瀉下，帶下量多，腰背冷痛。

中醫治則治法

病之本：在**腎**

病之標：在**肝**

注重：調理**臟腑陰陽**、**脾胃**、**營衛**

減緩：**腎**氣**衰**退速度

盡可能降低：由此引發**臟腑**、**陰陽失調**

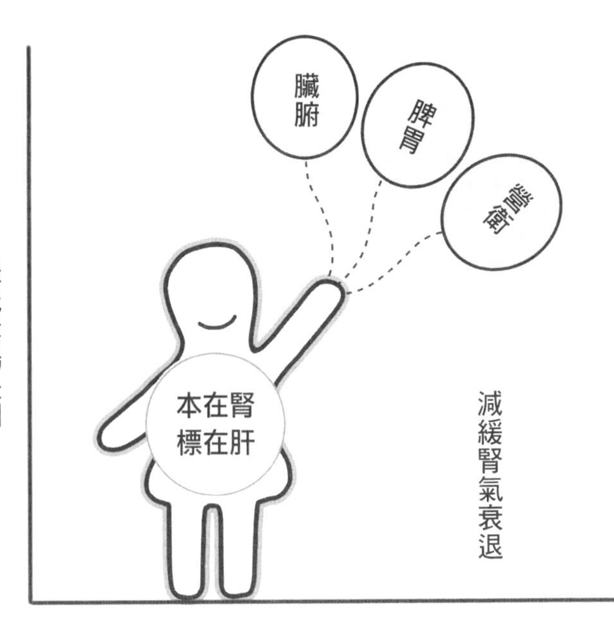

更年期中醫治則治法

以補腎為主

腎陰虛者	腎陽虛者	肝氣橫逆者	肝陽上亢者
於補腎養陰藥中加入少量補陽補氣藥，陰陽同補。	於補陽補氣藥中加入少量清熱養陰藥，反制化燥。	於疏肝養陰方中加入補腎藥，如熟地、山茱、杜仲，腎氣足則肝不橫逆。	於重鎮安神劑中加入補腎藥，如熟地、山茱、杜仲，補腎存根，引熱下行。

*常用基本處方

● 知柏地黃湯加減

【方藥】

黃柏8錢 生地黃5錢 山茱萸4錢 生杜仲8錢 陳皮8錢 砂仁4錢 白芍5錢

註：加少量補氣、補陽藥，如黃耆5錢 玉桂子1錢 附子1錢。

【適用】

更年期腎陰虛諸症。如：失眠，高血壓，糖尿病，甲亢，貝希氏症，煩躁焦慮。

● 加味逍遙散加方

【方藥】

當歸4錢 白芍5錢 白朮4錢 甘草1.5錢 大棗5枚 柴胡4錢 黃柏5錢 何首烏5錢 山茱萸4錢 炒杜仲8錢 陳皮8錢

【適用】

更年期，正氣不虛，肝鬱氣滯諸症。

●八味地黃湯加減

【方藥】

熟地黃5錢　山茱萸4錢　玉桂子1.5~5錢　附子1.5~3錢　炒杜仲5~8　黃柏5錢　陳皮8錢　砂仁4錢　黃耆10~20錢

【適用】

更年腎陽虛諸症。諸症虛損，各種更年後慢性病。

●建瓴湯加方

【方藥】

懷牛膝8錢　龍骨5錢　牡蠣5錢　黃柏8錢　白芍5錢　生杜仲8錢　生地黃5錢　代赭石8錢

【適用】

更年肝陽上亢諸症。如：高血壓，失眠，糖尿病，甲亢，惡性腫瘤陽亢症……。

●半夏白朮天麻湯加方

【方藥】

半夏4錢　白朮4錢　天麻4錢　黃柏5錢　乾薑1錢　附子1.5錢　玉桂子1.5錢　陳皮8錢　砂仁4錢　黃耆10~20錢　當歸4錢　大棗5~10枚　炒杜仲8錢

【適用】

更年期，頭暈、頭痛、焦慮、失眠、腰痠。

婦女更年期疾患：以補腎為主
腎陰虛
陰陽同補
知柏地黃湯
加減
腎陽虛
少量清熱養陰，
反化燥
八味地黃湯
加減
肝氣橫逆
疏肝養陰又補腎
加味逍遙散
加減
肝陽上亢
重鎮安神又補腎
建瓴湯
加減
半夏白朮天麻湯加減

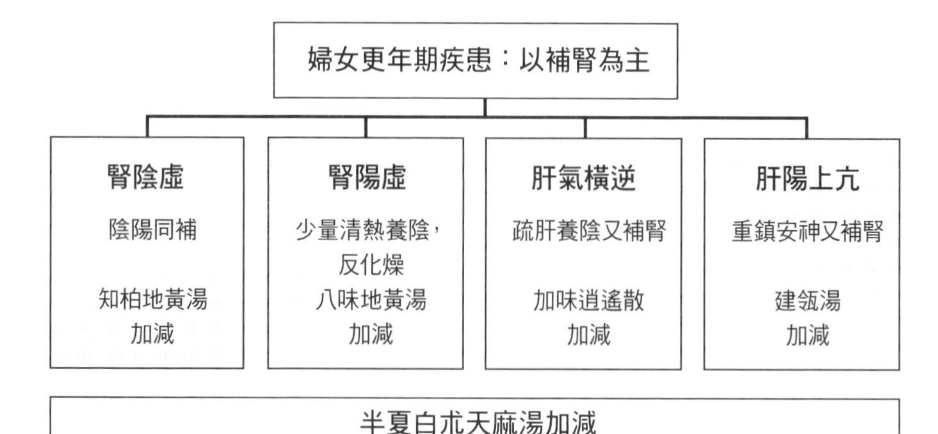

＊中醫治則

更年期月經的調理原則

停經期間，經少或經遲，無不適者，觀察即可，無需治療。

先期久淋或過多，須盡快治療。（避免持續耗損虛弱，影響生殖軸更紊亂）

經崩、或久淋的治療原則：調補腎陰腎陽，合併清熱化瘀，佐以疏肝，注重脾胃吸收。

● 經崩、或久淋

自擬補腎方加減

熟地黃5錢 當歸3錢 山茱萸4錢 炒杜仲8錢 玉桂子1.5~3錢 附子1.5~3錢 黃芩8~10錢 丹參8錢 黃耆10~15錢 陳皮8錢 砂仁4錢

加減法：

★眠難焦躁：加柴胡4錢 白芍4錢 大棗8枚。

★合併肌瘤或腺瘤：去杜仲8錢，改骨碎補8錢，捨桂附或僅用1.5錢。

★去血過多，虛暈貧血：黃耆加至20錢，或配服人參，或配服荷爾蒙。

● 肝鬱，經血久淋

加味逍遙散加方（+清熱/補腎/化瘀）

當歸4錢 白芍4錢 柴胡4錢 黃芩4錢 陳皮8錢 黃柏4錢 何首烏5錢 山茱萸4錢 生杜仲5~8錢 丹參4~8錢 大棗5~10枚 黃耆5~10錢

加減法：

★舌象有瘀：加重丹參。

★子宮收縮不佳：加重黃耆。

★煩躁失眠：加重大棗、生杜仲。

● 內膜過度增生（慎防癌變）

經崩鮮紅瘀多，以補腎法治療不佳者，改以丹沒四物湯加方。

黃芩8錢 黃連5錢 黃柏8錢 丹參8錢 沒藥4錢 陳皮8錢 砂仁4錢 生地黃5錢 白芍3錢 山茱萸4錢 生杜仲8錢

更年期症狀的改善

● 偏脾腎陽虛

症狀：納差腹脹，神疲體倦，形寒肢冷，諸虛不足。

處方：如桂附地黃湯加減、半夏白朮天麻散加方。

● 偏肝腎陰虛

症狀：潮熱，自汗，盜汗，失眠，腰膝痠痛，頭暈，目眩，耳鳴，口咽乾燥。

處方：知柏地黃湯加減。

● 情緒不定

症狀：焦躁易怒，喜悲低潮。

處方：加味逍遙散加補腎藥，加重大棗。

更年期諸症蜂起的防治

以辨證論治，擬基本處方，再參考以下藥物治療：

★血枯膚燥：加何首烏、當歸、菟絲子、丹參。

★合併濕疹：加蒲公英、荊芥。

★筋骨退化：骨碎補、續斷、杜仲。

★高血壓：依辨證處方，或：補腎、補氣血、疏肝、平肝降逆。

★糖尿病：依辨證處方，加重清熱藥。

★心律不整：依辨證處方，加補腎養陰緩肝藥。

★眩暈：脾腎兩補，如半夏白朮天麻湯加方、或腎陰陽兩補。

★感冒喘咳：柴胡桂枝湯加方。（加補腎、補氣、補陽、清熱，注意開脾胃）

★甲亢：建瓴湯、知柏地黃湯。

★類風濕：柴胡劑合併養血補腎，加壯筋骨藥，加重清熱藥。

★貝希氏症：育生免疫過亢方、或知柏地黃湯加生杜仲。加少量桂附。

★紅斑性狼瘡：柴胡劑，加清熱養血補腎藥。

★脂漏性膚質：知柏地黃湯加牛膝、何首烏、當歸、生杜仲

病案介紹

案1　更年經崩

王女，50歲。48歲起月經常遲且不定期，但經量尚可，近半年起經崩終月，已刮除內膜2次，仍快速增厚及經量過多不停，服荷爾蒙及止血劑效果不佳。虛弱乏力，心悸，頭暈，頭痛。舌淡白齒痕，脈細弱。

處方　水煎藥

熟地黃5錢　山茱萸4錢　玉桂子3錢　附子1.5錢　丹參8錢　沒藥4錢　黃芩8錢　黃耆15錢　當歸3錢　陳皮5錢　枳實5錢　（1劑/日）

註：以上處方持續服用，自服中藥後月經逐月且症狀改善。第1次經來2日/量少，第2次/量多3日，第3次/量少，遂停服中藥。停服中藥之後維持經遲量少，於1年後順利停經。

〈治療思路〉

本案病人的症象已現氣虛陽虛夾瘀夾熱。故以補腎法平衡雌激素及黃體素，可矯正雌激素的過度表現，從而改善內膜增生速度，並改善因出血過多的虛弱狀態。加丹參、沒藥清熱化瘀，可直接抑制子宮內膜異常增生。

此方重點在於攻補同施。若見體虛專於用補，子宮內膜必更增生，出血更多。若見出血多僅用清熱化瘀，則會陷入虛虛之害，內分泌軸更失衡，也許可能短暫止血，但隨後出血更甚，身體更虛。故攻補同施，寒熱互用，處方的劑量須能矯正失衡，維持陰陽和諧平秘。

治療更年長期經血過多，須持續服水煎藥，最好能維持3次月經改善，改善的狀況須包括週期正常或延遲、經量正常或更少、瘀塊減少或已無、甚至順利停經……等。

子宮內膜與經量過多

治療經血量過多仍須分辨是子宮內膜增厚，或是子宮內膜增生。

子宮內膜增厚

常見於功能失調性出血，臨床表現月經先期、或經量過多、或經期過長，此病常因荷爾蒙分泌不正常造成，更年期卵巢老化階段屬此。中醫屬腎虛合併瘀熱，治療以補氣養血補腎法，改善生殖軸荷爾蒙的分泌與平衡，再加清熱化瘀藥糾正內膜過度增厚現象。處方如熟地、山茱萸、杜仲、骨碎補、黃芩、丹參、黃耆，考慮加少量桂附引火歸元，若焦躁難眠加柴胡、白芍、大棗。黃芩及丹參必重用。

子宮內膜增生

是指顯微鏡下，在一個切片區間裡，子宮內膜細胞數量變多、變密，甚至發生細胞病變。常伴非經期異常出血。中醫以瘀熱論治，用丹沒四物湯（丹參、沒藥），加黃芩、黃連、黃柏治療。皆須大劑力求快速抑制病勢。

案2　更年經崩 / 肌腺症 / 口糜

蘇女，50歲，平素有肌腺症。2年前開始月經期間大量出血，經痛1週，先期且久淋。經西醫治療，持續服荷爾蒙藥10個月調經，但之後發現乳房有增生纖維囊腫，遂停服荷爾蒙後復經崩。

B肝帶原/肝指數正常，乳房有多處鈣化點，乳房刺痛，乳頭有分泌物。

反覆口腔潰瘍，乾渴，眠難且少。納便可，舌淡暗紅，舌下瘀深，脈弦弱。

Hb=7.5 PLT=300k CA125=53

處方 水煎藥

生地黃5錢 山茱萸4錢 玉桂子3錢 附子1.5錢 陳皮8錢 砂仁4錢 黃芩8錢 丹參10錢 沒藥4錢 骨碎補8錢 （1劑/日）

註：以上處方續服6週後，第1次月經來/常量，不痛且無淋。續服至3次月經來皆善，之後斷續服藥半年月經皆善。

〈治療思路〉

本案病人雖血象不足，但症象尚屬腎虛瘀熱，故暫不用耆，以補腎處方加桂附引火歸元，穩定內分泌生殖軸，重加黃芩、丹參、沒藥、骨碎補清熱化瘀藥抑制內膜，扶正祛邪同施，既可改善內膜過厚，更可同時治療乳房纖維囊腫及肌腺症。

案3　更年肌瘤經崩

黃女，51歲，多發性子宮肌瘤（最大的有8cm，其餘多枚）。長期經崩且久淋，長期陰道感染/陰癢、黃白帶多。胃痛，脹痞。舌淡暗嫩紅，下脈瘀，脈弦。

處方 科學中藥

何首烏1.5g 山茱萸1.5g 丹參1.5g 黃芩1.5g 龍膽草1.5g 乾薑0.5g 肉桂0.5g 附子0.5g 黃耆2g 陳皮1.5g 砂仁1.5g （3x1/日）

註：以上處方3個月內共服56日（8週），經量改善漸減，之後順利停經。

〈治療思路〉

本案月經量過多且久淋，實因卵巢老化，功能失調性出血，並非子宮肌瘤因素，故可以補腎化瘀清熱法治療成功。加龍膽草、黃芩，合黃耆及補腎藥，協助抗菌、改善免疫及修復陰道酸鹼值。

案4　更年膚癢及諸症

徐女，50歲，42歲停經，乾眼症。近2個月發紅疹塊，搔癢紅熱，全身性膚癢，搔抓則膚紅腫。平日睡眠6h/但眠難易醒，常口腔潰瘍，納便常。舌薄暗紅，脈弦滑。

處方　科學中藥

黃芩2g　黃連1.5g　黃柏2g　甘草1g　砂仁1.5g　青蒿1.5g　地骨皮1.5g　何首烏1.5g　山茱萸1.5g　（3x1/日）

註：以上處方續服二週後，諸症狀改善，持續調理，鞏固療效。

〈治療思路〉

本案病人有自體免疫體質，皮膚癢紅熱係因免疫性血熱狀態，更年期間腎虛眠難血熱更增，故以清熱化瘀抑制其免疫過亢表現，血熱緩解，皮膚症狀順勢改善。

另外加何首烏、山茱萸補腎，可降低交感神經的陽亢反應，同時改善口腔黏膜的修復力，避免進展至貝希氏症。

案5　更年眠難口糜

李女，51歲。入眠極難已3年/須2小時以上方能入睡。平日虛倦乏力，腰痠，大便不暢，易口糜，胃嘈雜，口乾渴。舌暗紅齒痕，脈弦弱。

處方　科學中藥

加味逍遙散10g　砂仁1.5g　黃柏1g　黃連0.5g　肉桂0.5g　附子0.5g　（3x1/日）

註：以上處方服四週後改善停藥。

〈治療思路〉

以疏肝解鬱清熱潛陽，改善睡眠障礙、燥渴、排便不暢。加微量桂附補腎引火歸元，增強處方療效。加砂仁改善胃不適。

案6　早衰更年症

曾女，36歲，20歲時罹患卵巢癌/三期，手術切除雙側卵巢且合併化療。化療後服黃體素合動情素至今，因服荷爾蒙故經逐月來潮。

症狀及體徵：面膚黃晦無華（面焦），頭髮稀疏且細，掉髮5年，消瘦，虛倦甚，潮熱汗，心悸，多夢，燥渴，便秘，頭痛，入眠極難，甚終夜不眠，長年感冒不易癒。舌瘦紅，脈弦弱。

處方　水煎藥

柴胡4錢　桂枝5錢　白芍3錢　黃芩5錢　黃連3錢　黃柏5錢　大棗5錢　黃耆15錢　乾薑1錢　附子1錢　熟地黃5錢　當歸4錢　丹參5錢　炒杜仲5錢　陳皮8錢　砂仁4錢　（1劑/日）

註：調養1年，諸症改善，不易感冒，恢復年輕體力，氣色紅潤，順利停荷爾蒙。

〈治療思路〉

本案為化療藥物的遠期副作用，及術除雙側卵巢後更年期提早到來、諸症蜂起，全身機能衰退紊亂，必須長期持續調理，方能見效。以柴胡桂枝湯合大補氣血為主方，酌加補腎藥如桂、附、杜仲，改善根本體虛失衡及外感諸症。久病必瘀，加丹參去舊生新。

案7　更年諸症

黃女，53歲，更年症。胸悶，心悸，頭脹悶，項強，耳鳴終日，胃脹痞甚，打嗝頻，眠淺易醒。舌淡紅，脈弦。

處方 **科學中藥**

加味逍遙散9g 黃柏1g 半夏1g 砂仁1.5g 陳皮1.5g （3x7/日）

註：以上處方，續服2週，諸症皆有改善。

案8 更年諸症

蔡女，53歲，45歲停經。

症狀：太陽穴束緊痛，多年；入眠難，易醒難再，服助眠可睡3h；潮熱盜汗，夜頻尿多尿，脹痞，頭暈，噁心，大便日1，舌淡紅下瘀深，脈弦。

處方 **水煎藥**

當歸3錢 白芍4錢 甘草1.5錢 大棗10枚 柴胡4錢 陳皮8錢 砂仁4錢 懷牛膝5錢 黃連3錢 黃柏5錢 川楝子4錢 延胡索4錢 黃耆8錢 （1劑/日）

註：以上處方服2週後，睡眠及諸症改善。

〈治療思路〉

本案諸症係因更年期自律神經退化失調，故以加味逍遙散為主方，重加黃連、黃柏、大棗潛陽緩肝，加川楝子、延胡索、懷牛膝加強療效。因本虛標實，恐一派清熱緩肝藥會導致腦部供血不佳進而眩暈虛弱，加黃耆預防。

但變天仍頭緊脹悶，右膝內側筋膜炎。改方如下：

處方 **水煎藥**

當歸3錢 白芍4錢 甘草1.5錢 大棗8枚 柴胡4錢 陳皮8錢 砂仁4錢 黃連1.5錢 黃柏5錢 川芎3錢 黃耆15錢 炒杜仲5錢 骨碎補5錢 （1劑/日）

註：續服2週後改善。

〈治療思路〉

睡眠及陰虛陽亢症改善後，虛憊症現。故減黃連、去疏肝理氣藥，加重黃耆，加杜仲、碎補。處方以補氣養血緩肝堅筋骨收功。

案 9　更年高血壓

王女，61歲，更年後發高血壓。BP=155/95，無服降壓劑。

症狀：容易頭痛、頭暈、噁心，晨起項肩強，右手麻，胃弱脹痞，腰痠，眠難易醒，低潮焦慮，虛倦乏力，口淡。大便日2行，夜尿2次，舌淡白，脈弦弱。

處方　**水煎藥**

半夏4錢　白朮4錢　天麻4錢　黃柏5錢　陳皮8錢　砂仁4錢　乾薑1.5錢　附子1.5錢玉桂子1.5錢　黃耆15錢　當歸3錢　炒杜仲8錢　川芎3錢　大棗10枚　（1劑/日）

註：以上處方續調8週後，血壓及諸症改善。再續服4週鞏固療效。

〈治療思路〉

本案病人之症象屬足太陰痰厥頭痛，脾胃虛弱，痰濕內生，痰濁上擾，阻礙清陽。以現代醫學的認識，係因體虛腦部缺氧，腸胃功能較弱，甚至細胞間的水分吸收及代謝障礙，導致水及黏液代謝阻滯神經傳導或供氧，變生諸多症狀。以半夏白朮天麻湯為主方，矯治脾胃氣虛，再加上杜仲、大棗，協同主方穩定血壓及自律神經，同時改善睡眠及低潮。

案 10　更年血壓時高低

曾女，50歲，血壓忽高低。月經20日1行，量少不暢，經後乳脹。中夜醒後難再眠，項強，胸悶，眩暈，胃脹痞易嗝逆，二便常。舌淡紅，脈弦。

處方　**科學中藥**

半夏白朮天麻湯10g　黃柏1g　甘草1.5g　杜仲1.5g　肉桂0.5g　附子0.5g　（3x7/日）

註：以上處方續服2週後，諸症改善。之後改調經處方。

〈治療思路〉

以半夏白朮天麻湯加杜仲及少量桂附，改善因內分泌生殖軸線不穩定，所導致的交感神經失衡，產生血壓不穩及失眠現象。

半夏白朮天麻湯係香砂六君子湯加味，加入桂附可改善脾胃功能虛弱，並糾正因脾虛所致細胞水分代謝紊亂，影響腦部神經傳導，而有頭暈、項強等症狀。加杜仲協助桂附補腎。加黃柏、甘草，潛陽緩肝。全方一升一降，一開一闔，故可改善虛中夾亢諸症。

案 11　更年頭痛 / 失眠

林女，57歲，睡眠障礙6年/服安眠藥仍不佳。常年頭部脹熱痛甚，頭熱痛時須連飲椰子水原汁4個方可稍和緩。平日倦怠，燥渴，胃脹氣，食慾不振，目乾澀。大便日1，舌質暗紅，脈弦緩。

處方　水煎藥

懷牛膝8錢　黃連1.5錢　黃柏8錢　甘草3錢　白芍5錢　陳皮8錢　砂仁4錢　生杜仲4錢　炒杜仲4錢　生地5錢　山茱萸4錢　玉桂子1.5錢　（1劑/日）

註：以上處方，續服2週後，頭熱痛改善。續服8週，睡眠及諸症改善後停藥。溏便何首烏易生地黃。

〈治療思路〉

本案病人屬肝腎陰虛陽亢，本虛標實。故以補腎處方，加懷牛膝、玉桂子引火歸元、引熱下行。加甘草、白芍緩肝，協助安定神經緩解陽亢。生炒杜仲各半，療效較好且不助邪。加重黃柏入腎潛陽。

案 12　更年甲亢 / 失眠

顏女，54歲，更年後發甲狀腺亢進、失眠，症狀已3年。

症狀：甲亢3年/西藥控制。入眠極難/3h，甚則終夜不眠，易醒難再。胃酸，心悸，盜汗，小腿常抽筋。舌質瘦紅，脈弦數。

處方 水煎藥

代赭石8錢 龍骨4錢 牡蠣4錢 懷牛膝5錢 黃柏8錢 甘草1.5錢 大棗8枚 白芍5錢 蒼朮4錢 陳皮5錢 砂仁4錢 生杜仲8錢 （1劑/日）

註：以上處方續服10週後，甲亢症狀及睡眠皆改善，血檢皆正常，順利停服西藥。之後中藥減半服（1帖改服2日），續調3個月，鞏固療效，後續多年追蹤皆善。

〈治療思路〉

建瓴湯加方治療各種屬陰虛陽亢、或陰虛火旺證型的原發性疾病，如高血壓、糖尿病、甲狀腺亢進、失眠、躁鬱症、免疫性疾病、腦腫瘤……等。本案病人甲狀腺亢進、失眠心悸，以建瓴湯為主方，加大棗緩肝助眠，因更年期發病，加杜仲補腎，協助主方穩定內分泌軸線。

案13 更年迷走神經性暈厥

李女，63歲，更年後常發暈厥。西醫檢查：自律神經失調，迷走神經性暈厥。每次暈厥前，即氣逆上衝頭面心胸，遂後仰昏厥不知人，之後會自己甦醒但虛弱乏力。

平日容易緊張焦慮，失眠/服安眠藥可睡，常舌潰瘍，目多黏眵，口燥渴。大便日2~3次。舌暗紅，舌尖紅有裂痕，脈弦。

處方 水煎藥

當歸3錢 白芍5錢 蒼朮5錢 甘草1.5錢 柴胡4錢 黃連1.5錢 黃柏5錢 大棗枚 砂仁4錢 陳皮8錢 黃耆10錢 玉桂子3錢 附子1.5錢 （1劑/日）

註：以上處方，續服7劑後，心緒較穩定，氣上衝逆有改善。持續服10週，無發暈厥，諸症改善。之後停藥，追蹤皆身體康泰，未曾再發作。

〈治療思路〉

症狀氣逆上衝頭面心胸後暈厥，西醫稱為胸腹癲癇，中醫稱為奔豚，在醫學上是屬疑難雜病，不易治療成功。《金匱要略》：「奔豚病，從少腹起，上衝咽喉，發作欲死，復還止，皆從驚恐得之。」奔豚病屬迷走神經性失調，西醫並無根治藥物，僅能以抗癲癇藥物加以控制，再等待病人自行改善，以中醫的辨病辨證合參論治，卻能有效根治本病。

本案發病後暈厥，症狀更甚於發作欲死。以清熱疏肝為主方，加桂附引火歸元，加黃耆改善體力。處方重點在於疏肝與補氣、清熱與溫陽，相反相成，陰陽和諧平秘，能有效穩定內分泌，撥亂反正。

案 14　更年頭痛畏寒

盧女，52歲。一年半前罹患子宮頸癌，術除子宮，無化療。近半年常頭重痛，常夜半因嚴重畏寒急診多次。情緒不穩，焦慮低潮，服荷爾蒙藥仍無改善。眠難且淺，盜汗，舌偏紅下瘀，脈弦緩。

處方　水煎藥

柴胡4錢　桂枝5錢　白芍4錢　黃芩5錢　青蒿4錢　乾薑3錢　附子3錢　川芎4錢　丹參5　香附5錢　黃耆10錢　龍眼肉10錢　（1劑/日）

註：以上處方續服三週後諸症改善佳，但偶發頭暈。修改處方：依上方去附子3錢，加天麻5錢，續服四週鞏固療效後停藥。

〈治療思路〉

頭重痛，嚴重畏寒急診，再加上情緒症狀，是自律神經退化症象，病人的血管舒縮及體溫調節功能失常。本案中醫屬表陽虛、寒熱往來，故以柴胡桂枝湯為主方，調節太陽少陽二經，加重乾薑、附子溫陽改善逆冷，加黃耆補表，且協同龍眼肉治療臟躁。重點在於黃芩、青蒿、乾薑、附子之寒熱互用，須溫陽藥改善逆冷但不能化燥令睡眠更難。

三週後諸症改善，但偶發頭暈，係因正氣來復，須慎防溫補太過，故去附子、加天麻收功。

案 15　更年乾癬

藍女，53歲。今年起發乾癬，髮際耳周多。眠7h（11點後/囑早眠）。舌暗嫩紅，脈浮弦。

處方 科學中藥

何首烏2g 當歸2g 山茱萸1.5g 黃連1.5g 黃柏1.5g 青蒿1.5g 地骨皮1.5g 牛膝1.5g 砂仁1g （3x1/日）

註：以上處方續服2週後，症象進步，續調理。

〈治療思路〉

本案病人之乾癬屬初發，且免疫過亢尚不嚴重，故服科學藥粉即可緩解。以補腎養血加清熱養陰藥治療。

案16 更年腰膝退化

陳女，55歲。更年後腰痠痛甚，雙膝退化腫痛，不能蹲。平日：眠難/易醒難再/偶服安眠藥，口乾，自盜汗，心悸，下肢靜脈曲張，便硬羊屎/偶便血。舌暗瘦紅，脈弦弱。

處方 水煎藥

懷牛膝8錢 骨碎補8錢 炒杜仲8錢 黃連1錢 黃柏5錢 黃耆10錢 附子1.5錢 玉桂子3錢 陳皮5 丹參5錢 桃仁4錢 大黃1錢 （1劑/日）

註：以上處方服4週後改善自行停藥。於9個月後症復回診，再服6週後改善停藥。

〈治療思路〉

本案病人諸症，屬陰虛陽亢上盛下虛，故以牛膝、碎補、杜仲，補腎、堅筋骨。加黃連、黃柏清熱潛陽，加丹參、桃仁化瘀止痛。處方重點在黃耆及桂附，補氣並引火歸元，除了可協同諸藥改善諸症象外，更可預防在使用清熱補腎藥後，腦髓缺氧缺血，突發血壓過低或眩暈等症。

案17 更年脂漏 / 高血壓

高女，51歲，面膚紅腫熱癢脫皮，擦類固醇數年。高血壓，失眠，焦慮=皆服西藥控制。睡時右手1.2.3指麻，易飢/飢則頭暈，胃酸逆流，目乾癢，痔瘡腫癢。面膚晦暗無華，唇黑。舌質暗紅，下脈瘀，脈弦滑弱。

處方 水煎藥

當歸3錢 白芍4錢 白朮4錢 甘草3錢 柴胡4錢 大棗8枚 黃柏4錢 川楝子4錢 延胡索4錢 黃芩4錢 蒲公英4錢 黃耆10錢 萊菔子8錢 （1劑/日）

註：以上處方服7劑後，面膚改善。共服4週後，諸症改善，之後減服西藥。隨後改服科學中藥，斷續調理更年症。

〈治療思路〉

以加味逍遙散為主方，加川楝子、延胡索、大棗疏肝緩肝，達到調節神經精神症狀，令身體自然和諧平衡，再加上黃芩、蒲公英清熱消腫，自然免疫不致過亢。川楝子、延胡索疏肝理氣，加清熱藥及大棗，可有效緩解因神經精神引起的肝經鬱熱各種症狀，搭配萊菔子治療胃酸過多。

案18 更年遺傳性糖尿病

邱女，53歲。雙親及兄姊皆有糖尿病。1年半前發現罹患糖尿病，中度脂肪肝。平日易倦，嗜睡，眠淺，易陰癢，體胖多脂，月經遲/量多瘀多。胃酸多，自盜汗，口渴，大便少/2~3日1行，脈弦弱，舌淡暗紫。平均血糖ac/pc glu=250/330，無服降血糖西藥。

處方 水煎藥

首烏8錢 山茱萸4錢 生杜仲4錢 骨碎補8錢 懷牛膝5錢 黃芩5錢 黃連3錢 黃柏5錢 大黃3錢 黃耆8錢 陳皮5錢 玉桂子1.5錢 附子1.5錢 （1劑/日）

註：持續治療3個月後，諸症改善。血糖ac/pc glu=110/125，皆無服降血糖西藥。

〈治療思路〉

遺傳性糖尿病，尤其是雙親及手足皆是者，先天基因偏弱，須以腎虛論治，但疾病的病理現象、發展過程、代謝產物、飲食作息及情緒因素，也可能演變成虛實夾雜，不能純用補腎。本案以補腎法為主軸，加清熱通腑，寒溫並用，補瀉同施，達到補不滯邪、瀉不致虛，故能治療成功。

若干時日後，或許此病人仍可能進展成糖尿病患，但延後發病年齡、改善臨床症象、降低併發症，對於生存及生活品質有很大的意義。

案 19　更年糖尿 / 經崩

劉女，56歲。糖尿病及高血壓3年。

月經仍如期來潮量多瘀塊多。貧血相，消瘦無華，易飢，燥渴煩熱，不眠，虛暈，腰痠，便秘，多尿。舌暗瘦紅無苔，舌下絡脈瘀張，脈弦數弱。

處方　水煎藥

生地黃5錢　山茱萸4錢　生杜仲4錢　炒杜仲4錢　白芍5錢　玉桂子3~5錢　附子1.5~3錢　丹參8錢　骨碎補8錢　黃芩8~10錢　黃耆10~15錢　陳皮8錢　砂仁4錢（1劑/日）

註：服藥3個月後順利停經，血壓血糖皆改善。

〈治療思路〉

此案屬本虛標實的病理症象。

易飢、燥渴、煩熱、便秘、多尿、不眠、高齡仍月經如期量多……等症狀，屬陰虛血熱血瘀；貧血、虛弱、腰痠……屬腎虛。故以補腎清熱化瘀法，同時改善逆亂諸症。

初期黃芩10、黃耆10、玉桂子3、附子1.5，以清熱化瘀為主，補氣溫陽藥不宜過重，恐會增加內膜過度增生。經量減少後改黃芩8、黃耆15、玉桂子5、附子3，在抑制子宮內膜增生的同時，改善長期耗損致腎陰陽兩虛症象，修復並穩定內分泌。

案20　更年肌肉病變

吳女，53歲，甲狀腺亢進（指數偏高），無服西藥。

症狀：雙眼皮下墜，聲帶閉鎖不全，消瘦，肌肉鬆軟。午後虛倦，潮熱汗，眠難易醒，夜間驚悸，頭暈，脹痞噁，頭悶重，燥渴，大便日1行。舌暗嫩紅，脈弦。

處方　水煎藥

當歸3錢　白芍3錢　白朮4錢　甘草3錢　柴胡4錢　黃連1.5錢　黃柏5錢　半夏4錢　大棗8枚　陳皮8錢　砂仁4錢　黃耆10錢　（1劑/日）

〈治療思路〉

以加味逍遙散的精神，先改善陽亢導致睡眠及腸胃功能。此時加黃耆10錢，可預防身體陽亢因處方糾正後，呈現眩暈虛憊狀態。

以上處方服30劑後，腸胃功能進步，改方如下：

處方　水煎藥

白芍3錢　白朮4錢　甘草3錢　柴胡4錢　黃連1.5錢　黃柏6錢　大棗5錢　陳皮8錢　砂仁4錢　黃耆10錢　熟地黃5錢　山茱萸4錢　（1劑/日）

〈治療思路〉

漸進加入補腎藥，存本儲斂，預防無根之火再起。

以上處方服24劑後，值中秋轉涼，復頭暈，噁心，胃酸，眠難易醒，改方如下：

處方　水煎藥

半夏4錢　天麻4錢　白朮4錢　陳皮8錢　砂仁4錢　黃連1.5錢　黃柏5錢　乾薑1錢　附子1錢　黃耆10錢　當歸4錢　甘草3錢　大棗10枚　（1劑/日）

以上處方服七劑後，諸症改善，長結實肌肉，僅存輕微眼皮下墜，遂停藥割雙眼皮。

〈治療思路〉

陽亢改善後，會進入氣虛或腎虛本態，故改以半夏白朮天麻湯，改善腦部供血、調和腸胃，加大棗緩肝，持續改善睡眠及驚悸。

案 21　更年結節性紅斑 / 血管炎 / 乾燥症

盧女，59歲。全身性叢發暗紅色結節，高出皮面，約2~5cm，甚者大如雞卵，疼痛，觸之痛甚。平日脊背惡寒，發熱，疼痛，咽痛，筋骨酸痛，虛弱，口糜，午後亢且發燒，至清晨熱退。諸症患病六年，常因感冒誘發，過去服抗生素可緩解，本次持續3個月，諸治效差。眠難，盜汗，便秘，尿黃赤。舌暗紅下瘀深，脈滑。

處方　水煎藥

黃芩8錢　黃連5錢　黃柏8錢　甘草3錢　青蒿8錢　知母8錢　地骨皮8錢　丹參8錢　砂仁4錢　陳皮8錢　（1劑/日）

感冒：加柴胡、桂枝、羌活

體虛：加黃耆、當歸

註：以上處方加減，持續治療，漸進改善，最後痊癒。

〈治療思路〉

結節性紅斑屬自體免疫性疾病，故以大劑清熱養陰為主方，重加化瘀藥改善發炎後結節增生。罹患此病者，須常調息養氣，清淡飲食，作息正常，不宜過勞，不宜溫補，更須避免焦躁生氣，感冒或季節交替時，病轉增惡，須持續治療。

案 22　更年間質性肺炎 / 心衰 / 乾燥症

楊女，52歲，長期熬夜、過勞。51歲停經。

46歲，喘甚不舒，西醫檢查=肺心症，肺已有1/2纖維化。

48歲，慈濟H.確診：間質性肺炎、乾燥症。

51歲，確診：肺高壓、右心衰。
現服奎寧，秋水仙鹼片/1年。
症狀：胸悶，動即易喘，咳痰白稠，口乾渴，目乾澀，面膚晦暗無華/多暗褐斑，四肢末端暗瘀（脫疽）。舌胖大淡暗紫，下脈瘀，脈弱。

處方 水煎藥

何首烏5錢 當歸5錢 丹參5錢 山茱萸4錢 黃芩4錢 黃柏4錢 乾薑1錢 附子1錢 黃耆10錢 茯苓4錢 炒杜仲5錢 骨碎補5錢 陳皮8錢 （1劑/日）

註：以上處方續服4個月後，諸症陸續進步改善，接續調理。

〈治療思路〉

以首烏、當歸，合併補腎藥，補腎納氣柔肝（改善因發炎間質增生），諸症漸改善。重點在芩、柏及薑、附、耆的比例，清熱抗菌外又能為氣管表皮細胞帶來大量抗體修復。

案23 更年/類風濕

王女，52歲，生育三子。類風濕性關節炎47歲起發病（大林慈濟H.確診。長期服用：奎寧、免疫抑制劑、葉酸、消炎止痛）
血檢：ANA=1:160 RF=75（<15） CRP=0.2 anti-CCP=340（<10） RFIgA=77.6（<6）
雖然每日服西藥，但仍反覆發作，全身大小關節皆腫熱痛僵。膚晦無華，嚴重鼻過敏，鼻涕倒流，耳癢，視糊，胃脹。經仍來，常量，經前腹脹乳脹。眠納可，舌質淡暗紅，舌下絡脈瘀，脈弦。

處方 水煎藥

柴胡4錢 桂枝5錢 黃芩5錢 黃連3錢 黃柏5錢 陳皮8錢 骨碎補8錢 炒杜仲8錢 黃耆8錢 何首烏4錢 當歸4錢 丹參4錢 乾薑1錢 附子1錢 （1劑/日）

註：以上處方續服2個月後，血檢改善，順利停服西藥。續服5個月後，諸症改善，全停中藥。於一年後回診，治療聲帶水腫，類風濕無復發。

〈治療思路〉

病人因嚴重鼻過敏，故以柴胡桂枝湯精神，加清熱補腎、養血堅筋骨藥，順利改善諸症象。

案 24 更年 / 面紅斑潰瘍

丁女，52歲。已發病2個月，面部紅斑漸增，紅熱痛，中心潰瘍凹陷。其母多年前SLE來院治癒，故暫無赴西醫檢查，希望先以中藥治療。

平日口糜反覆，面脂漏膚炎/紅癢脫屑，痘瘡。體力可，眠淺，舌淡暗紅，脈弦。

處方 水煎藥

黃芩5錢 黃連3錢 黃柏5錢 青蒿5錢 知母5錢 地骨皮5錢 生地黃5錢 山茱萸4錢 何首烏5錢 當歸5錢 蒲公英4錢 荊芥4錢 黃耆10錢 陳皮8錢

註：以上處方，2日服1劑，調養半年，穩定改善後停藥。

〈治療思路〉

以清熱養陰藥緩解免疫過亢，並預防進展至紅斑性狼瘡。蒲公英、荊芥、黃耆協助皮膚抗菌消炎。何首烏、當歸改善皮膚退化，可降低免疫細胞及皮表細菌病毒侵犯。加生地黃、山茱萸補腎陰，上病下取，在更年期發病者取得關鍵性的效果。

案 25 更年 /SLE・乾燥症 ・類風濕 ・貝希氏症

王女，56歲。檢查同時罹患：乾燥症，貝希氏症，類風濕、紅斑性狼瘡。

家族病史：祖父及父親皆肺癌逝，兄舌癌逝，母親糖尿病。52歲曾術除副甲狀腺（因過度亢進，致血鈣過高）。

病人反覆以下諸證：尿道炎，尿潛血，口糜，陰糜，骨酸痛，口咽燥渴，關節熱痛，皮膚紅斑，終年感冒，胃炎，胃酸，心悸，喘悶，低熱，虛倦，眠難，焦慮，貧血，消瘦，納便可。

血液檢查：

ANA=480，C3，C4，IgG偏低，AFP偏高，AST/ALT偏高，anti-DNA（+），抗-Ro（SS-A）（+），抗-La（SS-B）（-），RF380（<15）

處方 水煎藥基本方

柴胡4錢 黃芩5錢 黃連3錢 黃柏5錢 桂枝5錢 白芍3錢 甘草3錢 大棗5錢 陳皮8錢 砂仁4錢 黃耆15錢

症狀加減

發熱咳喘：加連翹5錢 乾薑1.5錢 附子1.5錢

皮膚紅斑：加何首烏5錢 當歸5錢

胃炎胃酸：加萊菔子8錢

關節痛：加骨碎補8錢 生杜仲4錢 炒杜仲4錢

低熱：加青蒿4錢 地骨皮4錢

尿道炎：加龍膽草4錢 蒲公英4錢

口陰糜：加熟地黃5錢 山茱萸4錢 附子1錢 玉桂子1錢

眠難：加重大棗、黃柏

註：病人無服西藥，長期中醫調養（10年），約1劑服2日，雖症狀斷續但都輕淺。曾經停服中藥2個月，諸症蜂起且皆嚴重，經每日1劑調理2個月後方緩解，之後又恢復2日1劑。

〈治療思路〉

病人終年感冒狀態，故以柴胡桂枝湯為主方，對治不論是免疫或感染的邪正相爭，或因疾病造成的紊亂體質或焦慮失眠，開闔進退得宜。

本案病人因有遺傳性腫瘤體質（免疫細胞對身體內在條件辨識不良），及罹患乾燥症、貝希氏症、類風濕、SLE四種疾病，持續中醫治療能減輕症狀，預防進展惡變及腫瘤，但不易治癒。

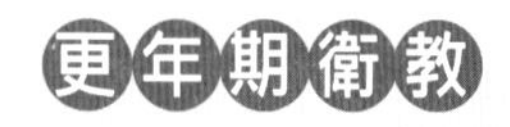

1. 政府所提供的預防保健檢查項目

政府的預防保健服務

30歲以上	每年1次子宮頸抹片檢查
45-69歲	每2年1次乳房攝影檢查
50-74歲	每2年1次大腸癌篩檢
40歲以上未滿65歲	每3年1次成人預防保健
65歲以上	每年1次成人預防保健

2. 更年期預防保健由正確與均衡的飲食、運動、注意骨質流失做起

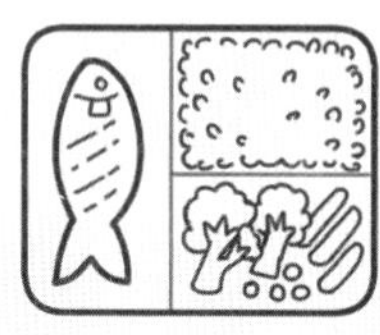

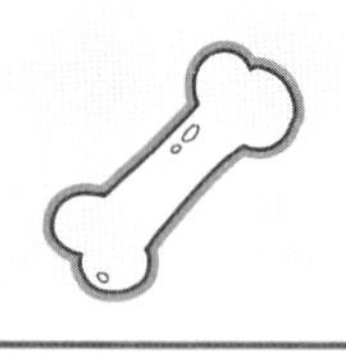

正確、均衡的飲食　　運動　　注意骨質流失

3.正確、均衡的飲食

★聰明分配、多樣選擇：全穀根莖類及蔬果類應該佔飲食量的2/3以上，少葷多素，以天然未加工食品為主，飲食須遵守低脂、高纖、高鈣、均衡飲食的原則，主食則可依個人的喜好選擇。

★**精挑細選、質優量少**：為增加鈣質，每天1.5杯牛奶或奶製品是必要的；盡量減少過度精緻加工的食品及油、糖、鹽及調味料的使用量；避免澱粉與油糖混合的食物，如：蔥餅、油飯、蛋糕等。

★**各有所長、截長補短**：營養存在各類食物中是無法互相取代的，因此均衡飲食可以分配在三餐。豆漿、豆類、五穀等含有豐富植物雌激素的食物，

★**彈性調整、享受美味**：建議在享受美食或年節過後兩三天，可以清淡飲食來調和一下。

★**鉅細靡遺、安全補充**：別忘了將下午茶、點心等食物都要放在均衡飲食量中一併考慮，依據六大類食物之分類互相代換，例如下午茶多吃了塊蛋糕，可減少晚餐的飯量，增加蔬菜類並搭配適量的豆蛋魚肉類攝取即可，而宵夜最好避免。維生素及健康食品等營養補充劑，最好諮詢醫師依個人需要選用，同時要注意劑量及服用方法，使補充的營養能發揮效果，並避免過量產生不適。

4.如何開始運動？

★**循序漸進**：運動量從小到大，慢慢增加，讓身體有時間可以適應；如果有心血管疾病、關節病變及糖尿病等慢性疾病，應該有專業運動教練指導，以避免運動傷害為要務。

★**充足暖身**：運動包含熱身運動、主運動及緩和運動三部分，進行主運動前，可以採用走路、伸展肌肉、活動關節等動作做熱身運動，使身體溫度提高，減少運動傷害的發生。運動後進行緩慢跑步、伸展肌肉等緩和運動，可使體溫慢慢下降，減少由運動所產生的酸痛。

★**多樣選擇**：依自己興趣或健康狀況選擇慢跑、快走、騎腳踏車、有氧運動、太極拳、游泳、土風舞及羽球、網球、桌球等做為主運動項目，可

以將有氧、阻力和伸展運動進行搭配，增加運動樂趣且可以鍛鍊不同部位的肌肉。

★**結合生活**：運用逛街購物、上下班通勤時段，由每次10分鐘開始，分段累積身體活動量，每天累積30分鐘，每週累積150分鐘以上中度身體活動。

★**注意強度**：剛開始運動時，要運動到身體熱熱的或有些累的感覺，等習慣後最好要進行到呼吸心跳比平常快一些，可以說話但無法唱歌的情況，才達到中度身體活動。

5.降低骨質流失的方法

★建立良好生活習慣作息正常，避免抽菸、喝酒、熬夜。

★攝取充分鈣質，根據民國100年國人膳食營養參考攝取量建議，19歲以上成人每日足夠鈣攝取量為1000毫克。

★鈣質含量高的食物請參考附表，必要時可在醫師建議下服用鈣質營養補充片。

★適當的曬曬太陽能幫助身體產生維他命D，加強腸道對鈣的吸收，還可增加骨質再造速率。

★規律並持續地運動，可強化肌肉和骨骼，減緩骨質流失速率。

〔補充資料：衛福部國民健康署〕

婦科雜病

流產

（自然流產、手術流產、藥物流產）

定義

流產發生於於妊娠12週以前稱為「早期流產」，13~20週之間，則稱為「晚期流產」。

當身體發生創傷、手術、感染、流產、墮胎後，「腎上腺－下視丘－腦下垂體－脊椎脊髓神經－自主神經－卵巢子宮」生殖軸，即中醫的「腎－天癸－衝任－胞宮」會產生紊亂，此紊亂涵蓋神經、免疫、內分泌，也會產生自我保護的封閉狀態，若無適當處置，常是導致往後神經精神失序、月經異常、不孕的主因。

中醫對於流產的治療，須區分自然流產、手術流產、及藥物流產。

＊自然流產

導致女性自然流產的原因，在胚胎方面，可能是基因問題或胚胎發育不完全，致使無法在母體內繼續分裂生長，在母體方面如自體免疫異常、感染、挫傷等因素，亦會導致胚胎萎縮。

中醫治療自然流產，須考慮妊娠前的體質狀態，及妊娠後生殖軸荷爾蒙及母體生理是否啟動。通常妊娠5週時流產，生殖軸荷爾蒙及母體生理尚未啟動，故流產後對體質影響不大，但若希望再次受孕成功，須對流產因素及母體條件加強調理。若妊娠5週後流產，生殖軸荷爾蒙及母體生理已啟動，屬腎虛夾瘀。

★若妊娠前體質狀態好，荷爾蒙及妊娠生理未啟動

只須服用1至2週活血養血處方即可，如桃紅四物湯、丹溲四物湯、或桂枝茯苓丸……等。

★若妊娠前體質狀態好，荷爾蒙及妊娠生理已啟動

屬腎虛血瘀，以補腎化瘀，兼以疏肝理氣調理，如丹沒四物湯加山茱萸、杜仲、柴胡。

★若妊娠前體質狀態差，荷爾蒙及妊娠生理未啟動

屬氣血兩虛，須以補氣養血加化瘀藥調理，如丹沒四物湯加黃耆、柴胡。

★若妊娠前體質狀態差，荷爾蒙及妊娠生理已啟動

屬氣血兩虛兼腎虛，須以補氣養血補腎加化瘀藥調理，如丹沒四物湯加山茱萸、杜仲、黃耆、黃芩，加少量玉桂子、附子。

以上後三者處方建議以水煎藥效果較好，調理約2週後，再視情況調整處方。

自然流產調理

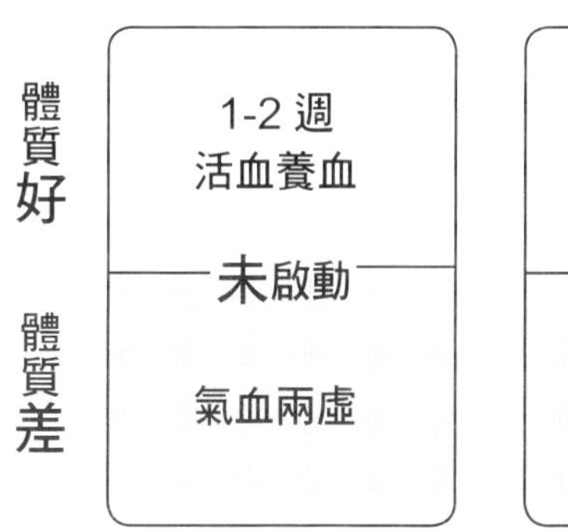

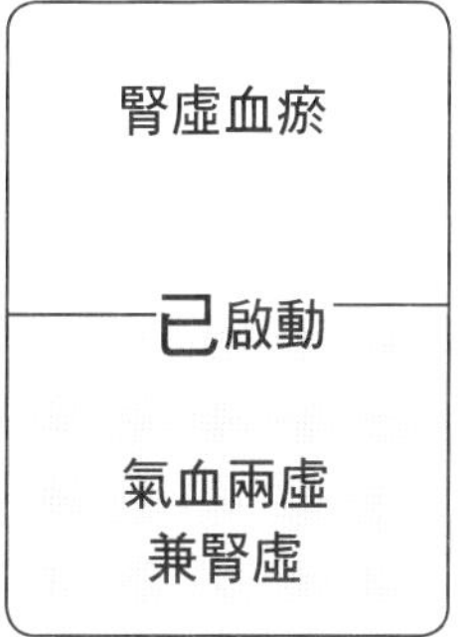

*手術流產

手術引產須考慮麻醉損傷，刮宮後宮頸、子宮肌肉層及內膜損傷，亦可能導致子宮急慢性感染。麻醉會造成心腦腎的低灌流，及生殖軸、神經、免疫、內分泌的紊亂，身體的反應可能是遲鈍不敏感或神經精神過亢，亦會讓母體誤以為仍然處在懷孕的生理狀態，進而導致月經異常及影響日後再次懷孕的機會。刮宮後的宮頸、子宮內膜及子宮肌肉層損傷，易

發生習慣性流產、早產，及產後出血。刮宮後的子宮急慢性感染，是導致免疫性不孕的重要因素。

中醫治療手術流產後遺，須考慮病人的體力恢復情況、生殖軸內分泌的衡定回復、腹腔高血凝的修正、子宮內膜損傷修復，及預防感染。

★若是麻醉後導致低灌流及遲鈍不敏感

臨床表現為頭暈頭痛、噁心腹脹、腰痠腿軟、虛弱乏力、水氣、心搏弱。舌淡紅，脈細弱。

此屬氣虛腎虛血瘀，須補氣補腎養血化瘀。

以聖愈湯加丹參、黃芩、天麻、砂仁治療，或半夏白朮天麻湯（重用黃耆15~20錢）加當歸、丹參、黃芩治療。酌加薑附桂溫陽可加速改善。

若腹痛瘀塊多、舌下脈瘀，須加重化瘀藥。若有水氣須加利濕藥。

★若是麻醉後造成神經及內分泌紊亂

臨床表現為頭暈頭痛、煩躁、焦慮、虛倦、失眠、月經久淋或先後不定期，舌瘦紅，脈弦弱。

此屬氣虛肝鬱血瘀，須補氣養血合併疏肝化瘀。

以柴胡劑加清熱化瘀藥治療，此時黃耆劑量不宜過重（約8~10錢）。

若見虛倦過於補氣，必引化燥陽亢。

★若是麻醉後引起交感神經過亢

臨床表現為焦躁亢奮、潮熱自汗、中夜失眠、頭痛項強、面紅目赤、燥渴便秘、舌紅，脈弦數等。

此屬陰虛陽亢，須先以重鎮安神處方加清熱化瘀藥治療。

如建瓴湯或知柏地黃湯，加丹參、沒藥、黃芩、黃連。

待陽亢症象緩和後，再改以補氣養血疏肝藥調理。

＊藥物流產

藥物流產主要是服用RU486藥物。

第一劑 RU486（Mifepristone）

是黃體素拮抗劑，會導致子宮肌收縮，胚胎隨著子宮內膜自然崩落，達到流產目的。服用後1~2日內可能會出血，也可能沒有出血。

第二劑是前列腺素（misoprostol）

於第一劑後的36~48小時服用。服藥後的6小時內通常會開始持續出血7~10日，有如月經來潮一般，子宮收縮劇烈時會有腹痛症狀，出血量也較多，胚囊排出後，出血及腹痛會逐漸緩解。

RU486會造成子宮發炎、出血量過多、腹痛、頭暈頭痛，屬中醫氣虛合併瘀熱，以補氣養血並加重清熱化瘀藥治療。需考慮補血與祛瘀、固攝與通利、溫補與清熱等三法同時施用療效較好，並且加重清熱化瘀藥。

病案介紹

案1　手術刮宮後仍淋不止

徐小姐，33歲。手術刮宮後1個月，仍褐淋不止，小腹悶脹痛終日，虛倦，畏寒，眠納便可。舌質偏暗紅，脈弦弱。

處方　水煎藥

枳實5錢　厚朴5錢　桃仁5錢　柴胡4錢　當歸4錢　白芍4錢　白朮4錢　沒藥4錢　黃芩5錢　玉桂子5錢　黃耆10錢　大棗5枚　（1劑/日）

註：以上處方給予7劑，服完4劑後淋停，服完7劑後，體力及畏寒改善。

〈治療思路〉

此案雖經手術刮除內膜及胚囊，但因腹腔靜脈迴圈的高血凝狀態仍未解除，再加上子宮收縮不良，及麻醉因素導致生殖軸荷爾蒙紊亂，所以持續淋漓，腹痛、虛倦、畏寒。故以當歸、芍藥改善小腹悶脹痛，以枳實、厚朴協同黃芩及化瘀藥改善靜脈迴圈的高血凝，以黃耆、玉桂子修復損傷，以柴、芍、棗平衡自律神經。

案2　手術刮宮後調理

陳小姐，27歲。1年前手術巧克力囊腫（左4cm/右6cm），輸卵管粘連/手術時有撥開，術後服三月避孕藥。

1個月前手術刮宮，至今面晦無華，虛弱，暈眩。

平日逆冷，痛經，經血瘀塊多，排卵期少腹痛，眠納便常。舌質偏紅，下脈瘀深，脈弦弱。

處方　水煎藥

熟地黃5錢　當歸3錢　丹參8錢　骨碎補8錢　黃芩5錢　陳皮8錢　砂仁4錢　黃耆10錢　炒杜仲8錢　川楝子4錢　（1劑/日）

註：以上處方續服2週後，體力改善，瘀象改善。於下次排卵期及經間不痛。

〈治療思路〉

以聖愈湯精神補氣養血，加杜仲補腎，改善刮宮後虛弱眩暈。加丹參、骨碎補、黃芩改善經痛瘀多。加川楝子調節術後交感神經紊亂。

案3　子宮外孕，滑胎，持續高溫

顏小姐，29歲。子宮外孕，自行滑胎後，基礎體溫仍持續高溫，持續虛倦，腰痠甚。平日眠難多夢，虛倦但易亢奮，腰痠，痞脹，大便不暢。舌質暗瘦紅，脈弦滑。

處方　水煎藥

懷牛膝5錢　炒杜仲8錢　骨碎補8錢　陳皮8錢　砂仁4錢　白芍5錢　丹參5錢　黃柏5錢　黃耆10錢　桃仁4錢　川芎3錢　（1劑/日）

註：以上處方服1週後，基礎體溫回復正常，諸症皆有改善。

〈治療思路〉

本案子宮外孕雖自行流產，但生殖軸內分泌仍維持在懷孕的生理狀態，屬於中醫的陰虛陽亢。故以懷牛膝、杜仲、骨碎補、白芍、黃柏補腎潛陽，加化瘀藥改善腹腔靜脈廻圈高血凝，酌加黃耆避免因潛陽化瘀藥導致虛暈。

案4　RU-486去胎後出血過多

簡女，35歲，服RU-486持續出血二週，仍然血色鮮紅量多，虛暈，腹痛，燥渴，大便硬，舌質紅，脈弱數。無服西藥（西醫給藥：抗生素、消炎劑、子宮收縮劑）。

處方　水煎藥

生地黃5錢　當歸4錢　白芍5錢　黃芩8錢　黃連3錢　桃仁4錢　丹參8錢　陳皮8錢　砂仁4錢　黃耆10錢　玉桂子3錢　附子1.5錢　（1劑/日）

註：以上處方服7劑後改善。

〈治療思路〉

本案因無服西醫之抗生素、消炎劑、子宮收縮劑，故虛、瘀、熱更甚。故以聖愈湯精神，加桂附溫陽，改善子宮收縮。加重清熱化瘀藥，改善內膜損傷及腹腔高血凝。但腰痠，腹輕疞痛，頭痛咽痛，將感冒狀。

處方　水煎藥

熟地黃5錢　當歸4錢　柴胡4錢　白芍4錢　黃芩4錢　連翹4錢　炒杜仲8錢　陳皮8錢　砂仁4錢　黃耆15錢　桂枝5錢　附子1.5錢　（1劑/日）　7帖

〈治療思路〉

以柴胡桂枝湯加重黃耆，加熟地黃、杜仲，表裡雙解，補氣養血補腎，改善感冒同時，調理去胎後生殖軸荷爾蒙的損傷紊亂。

案5　RU-486後亢奮

楊小姐，39歲。RU-486引產後，亢奮，煩躁，口乾，乳脹痛，失眠終夜，但虛倦甚。舌質暗紅，下脈瘀，脈弦弱。

處方 水煎藥

當歸3錢 白芍5錢 蒼朮4錢 生甘草1.5錢 柴胡4錢 黃連3錢 黃芩5錢 熟地黃5錢 丹參5錢 桃仁4錢 黃耆10錢 陳皮8錢 大棗8枚 （1劑/日）

註：以上處方續服2週，排出大量瘀血，諸症改善。

〈治療思路〉

此案同時呈現虛弱與亢奮，子宮發炎與收縮不良，故以補氣養血改善虛倦及子宮收縮不良。以清熱化瘀改善腹腔高血凝的瘀熱狀態。加柴胡、白芍、大棗，協助清熱藥，改善亢奮、煩躁、失眠。

案6 RU-486後常排卵出血

王小姐，29歲。服RU-486去胎後，常排卵出血數日，須服雌激素方能緩解，症近一年。平素工作壓力大，焦躁，經痛，易倦，眠納便常。舌質嫩紅有裂痕，脈弦弱。

處方 水煎藥

生地黃5錢 當歸3錢 白芍4錢 山茱萸4錢 炒杜仲5錢 附子1.5錢 玉桂子3錢 黃耆15錢 黃芩5錢 蒼朮5錢 陳皮8錢 （1劑/日）

註：以上處方續服2週，後續追蹤無再排卵出血。

〈治療思路〉

以補腎法修復並平衡去胎後荷爾蒙的不足與紊亂，寒熱互用，溫清同施。

案7 RU486去胎後持續出血量多

陳女，37歲。服RU486去胎，至今第17日，仍持續出血量多，血色暗紅。腹重墜酸，眩暈，虛倦，兩大腿內側僵痛甚。

處方 水煎藥

生地黃5錢 山茱萸4錢 當歸4錢 黃芩8錢 丹參8錢 陳皮8錢 砂仁4錢 黃耆

10錢 生杜仲8錢 玉桂子3錢 附子1.5錢 （1劑/日）

註：以上處方服1劑即出血停，諸症改善，續服完7劑，之後再以補氣養血藥調理1週痊癒。

〈治療思路〉

方中可見補血與祛瘀、固攝與通利、溫補與清熱等三法同時施用，順利改善病症且恢復健康。

卵巢囊腫

定義

卵巢囊腫是指液體聚集在卵巢中，形成一種囊泡狀的組織。卵巢囊腫是廣義卵巢腫瘤的一種，囊腫有數種不同類型，大多數為良性腫瘤，常見於20~50歲之間的育齡女性。

*種類

卵巢囊腫最常見的原因為功能性囊腫，與週期性女性荷爾蒙分泌有關，排卵前由濾泡所形成的，稱之為濾泡性囊腫；排卵後由黃體形成則稱之為黃體性囊腫，通常會自行消失。

其餘常見的卵巢囊腫還有巧克力囊腫、出血性囊腫、畸胎瘤、漿液性上皮囊腫、黏液性上皮囊腫、卵巢癌……等。

*症狀

- 可能無症狀。
- 疼痛或壓迫感：單側下腹部疼痛或腫脹感。鈍痛或刺痛，持續或時有時無。
- 囊腫破裂或卵巢扭轉時，會突然劇烈的疼痛，噁心和嘔吐
- 月經紊亂：囊腫可能干擾正常荷爾蒙分泌，可能導致不孕。
- 其他症狀：性交疼痛、頻尿、便秘。

*形成原因

- **停經前婦女**：可能原因是排卵期、皮樣囊腫（畸胎瘤）、多囊性卵巢、子宮內膜異位症、懷孕、嚴重骨盆腔感染、非癌細胞生長、癌症……等。
- **已停經婦女**：可能原因是骨盆腔感染、非癌細胞生長、癌症……等。

＊黃體囊腫破裂

形成：黃體沒有隨月經週期萎縮，持續增大形成囊腫。

症狀：黃體囊腫充滿血管分布，破裂易引發腹腔內出血，可能出血過多甚致休克，屬婦科急症，須及時手術。

誘發：如激烈性行為、外力撞擊、運動……等。臨床症狀為下腹劇烈疼痛，噁心、嘔吐。

病案介紹

案1　黃體囊腫破裂

蔡女，31歲。排卵亢進，常發生黃體囊腫，且易腫大破裂。破裂時腰腹痛甚，噁心，嘔吐，拒按，超波腹腔血水多。

夜班工作，平日眠淺，性急躁，腰痠，易頭痛，二便常，舌瘦紅，脈弦細。

處方　水煎藥

黃芩5錢　黃連3錢　黃柏5錢　白朮4錢　赤芍4錢　當歸3錢　大小薊8錢　蒲黃8錢　木香5錢　延胡索5錢　茯苓5錢　澤瀉5錢　（1劑/日）

註：30歲發病2次，31歲發病2次，每次皆服7劑後改善。

〈治療思路〉

離經之血散溢腹腔，必造成發炎及淋巴液增生，故以大小薊、蒲黃涼血止血、散瘀解毒消癰。以木香、延胡索理氣止痛，協助化瘀。加重清熱利濕藥改善腹腔急性發炎及淋巴液增生。以當歸散精神的處方作加減，治療疾病且同時緩解子宮、卵巢、及輸卵管痙攣。

最後一次發病，囑咐其續回診調理，鞏固療效：

處方　水煎藥

當歸4錢　白芍4錢　甘草3錢　柴胡4錢　茯苓5錢　黃芩4錢　黃柏4錢　炒杜仲5錢　骨碎補5錢　黃耆10錢　大棗8枚　川楝子4錢　延胡索4錢　木香4錢　（1劑/日）

註：以上處方續服1個月停藥。4年後因躁鬱症來院，追蹤此病無再發。

〈治療思路〉

婦人作息不規律，心情急躁，易造成荷爾蒙紊亂，導致排卵不順暢。故以逍遙散為主方，川楝、元胡加強疏肝理氣，大棗安定心緒。加杜仲、骨碎補、黃耆，協助補氣補腎化瘀，穩定內分泌軸線。以上處方有效改善排卵障礙，預防再發生黃體囊腫。

案2　更年卵巢囊腫持續增大

蔡女，53歲，停經期卵巢囊腫9cm。停經1年後增至11cm，邊緣不規則，內膜增厚，來院詢問意見，囑其盡速手術，術後須回中醫調理，預防復發及癌變。術後3個月，發潮熱汗，兩膝痛（原退化關節炎），便秘，口和，脈弦滑，舌暗紅下瘀深。

術後調養更年症，並預防癌變：

處方　水煎藥

何首烏5錢　山茱萸4錢　炒杜仲8錢　骨碎補8錢　丹參8錢　黃芩5錢　陳皮8錢
黃耆10錢　當歸3錢　大黃2錢　（1劑/日）

註：以上處方每日1劑，持續調養3月，症象改善後停藥，追蹤3年無復發。

〈治療思路〉

以補腎法緩解更年期症狀，加杜仲、骨碎補改善關節退化。重用丹參、骨碎補預防癌變。重點在舌質瘀象須退散，弦滑脈象須平緩，即所謂改變腫瘤微環境。

案3 低惡性囊腫

劉女，39歲（產後復發卵巢瘤時）。29歲時手術巧克力囊腫6cm，36歲時術卵巢黏液瘤21cm/術後即受孕。106/12/29生產，產後復發卵巢黏液性瘤（107/3=5x3cm，108/1=13x7cm）。

哺乳中，虛暈吐，便日2~3回，舌紫暗舌下瘀脈怒張。卵巢黏液性瘤13x7cm。

108/1/18 ~ 5月初

處方 水煎藥

丹參8~15錢 黃芩5錢 陳皮5錢 黃耆10錢 沒藥4錢 茯苓5錢 骨碎補8~10錢 枳實5錢 厚朴5錢 （1劑/日）

註：以上中藥服98劑（至108/5初），舌瘀象更甚，108/4/18複檢=15x9cm，遂即安排手術。108/6/12手術時（停服中藥約40日），卵巢黏液性瘤=22x14cm，腫瘤中心已癌變。

術後病人回中醫持續調理，預防復發，至今諸善。長期虛暈漸改善（因妊娠期間頭部神經缺氧缺血，致神經損傷。）

〈治療思路〉

以大劑活血化瘀藥抑制腫瘤增生。加枳實、厚朴理氣降逆，協助化瘀藥，改善腹腔鬱血及高血凝狀態。加黃耆穩定頭暈頭痛症狀。

本案雖然無法消除腫瘤，病人最後仍須手術切除，但在服中藥期間，腫瘤增大速度明顯減緩，停服中藥後急速增大，且中心已惡變，證實中醫藥在治療腫瘤方面，仍有很大發揮空間。

案 3　卵巢囊腫增長速度表

時間	卵巢黏液瘤	立方	備註
105年底	21cm		手術/術後即懷孕
106/12/29生產			
107/03	5x3cm	12立方	
108/01/18	13x7cm	71立方	開始服中藥
108/04/18	15x9cm	106立方	服中藥98劑/至5月初
108/06/12	22x14cm	242立方	停服中藥40日後

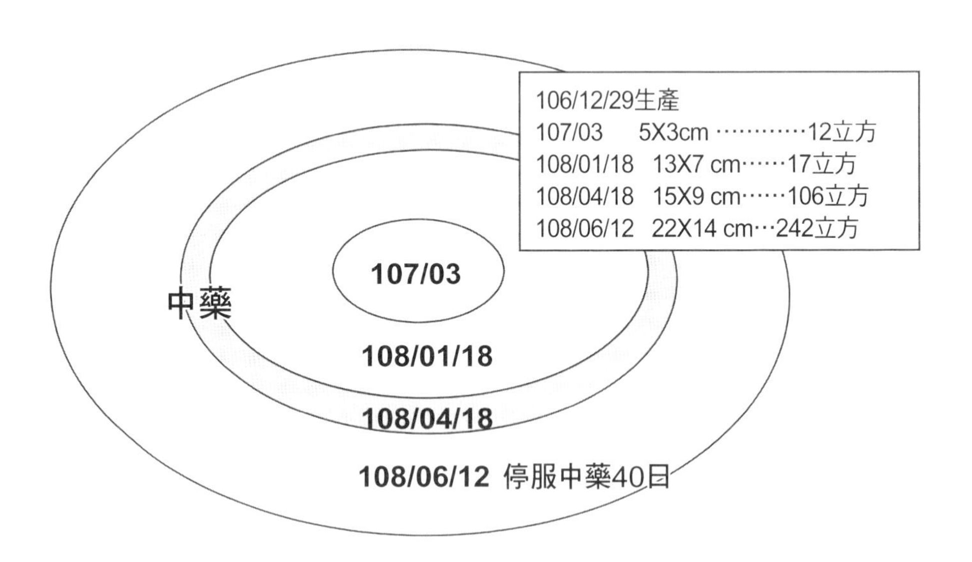

子宮外孕

定義

受精卵著床在子宮腔以外的地方。著床位置包括輸卵管、卵巢、腹腔、子宮頸。其中極大可能著床在輸卵管。

子宮外孕的原因，可能是反覆人工流產、骨盆腔感染、輸卵管狹窄阻塞、結紮或宮內避孕器、人工受孕或試管嬰兒、曾經輸卵管手術……等。

子宮外孕的症狀，可能有腹部疼痛，不正常出血，骨盆腔壓痛，子宮體膨大，血壓降低，心跳變快，體溫偏低，骨盆腔腫塊……等。

＊西醫治療

- Methotrexate（MTX）注射法。
- 手術治療：β-hCG>5000IU/L，或外孕病灶>4cm，或有肝、腎、胃腸和血液疾病者，或Methotrexate治療失敗者，須以手術治療。

病案介紹

案1　反覆子宮外孕

章女，37歲。平日經痛，久淋，常溢乳汁，經期30日，自37~39歲期間，分別3次子宮外孕，均來院就診。每次經遲半月即來診。

處方　水煎藥

乳香4錢　沒藥4錢　丹參8錢　骨碎補8錢　桃仁4錢　當歸4錢　黃柏4錢　枳實5錢　厚朴5錢　白芍4錢　黃耆8錢　（1劑/日）

註：第1次，服7劑後改善，自行停服中藥。
第2次，判斷錯誤，先予疏肝理氣調經，1週後改治子宮外孕處方無效，遂轉赴西醫手術。
第3次，服7劑後改善，自行停服中藥。

〈治療思路〉

以承氣湯精神，合併大劑活血化瘀藥，消腫消積，可有效排除外孕之不正常腫塊。

案 2 引產後子宮外孕

黃女，29歲。曾子宮外孕（27歲），右輸卵管切除。來院就診前21日引產（胚胎無心跳），至今β-hCG仍高，超音波發現有外孕病灶。
症狀表現：左少腹硬痛，腹僵緊，煩悶壅脹。舌質紅，下脈青紫，脈弦滑。

處方 水煎藥

五靈脂8錢 蒲黃8錢 乳香4錢 沒藥4錢 桂枝5錢 白芍4錢 桃仁4錢 枳實5錢 厚朴5錢 懷牛膝5錢 茯苓5錢 （1劑/日）

註：以上處方服7劑後，經來，複檢β-HCG正常。

〈治療思路〉

以桂枝茯苓丸合承氣湯精神，加重化瘀藥，散瘀止痛消積。

多囊性卵巢症候群
（Polycystic ovary syndrome，PCOS）

定義

多囊性卵巢症候群是一種心理、生殖、代謝、內分泌，多重因素且長期影響導致的複雜性疾病。女性卵巢有過多不成熟的濾泡，且排卵稀少，男性荷爾蒙過高，導致經期不規則、不孕，同時伴隨體重增加、多毛、掉髮、睡眠障礙、痘瘡、情緒障礙……等症狀。

歐洲人類生殖胚胎學學會及美國生殖醫學會，認為符合下列兩項，就可確診：

★不排卵、很少排卵或月經不正常（月經不來、或偶爾來、經量過多或過少或久淋）。

★雄性素過多的表徵：如青春痘、多毛髮等。

★超音波診斷卵巢多囊腫的現象。

＊西醫治療

1. 藥物治療

口服避孕藥物：尚無計畫懷孕者，給予合成的黃體素加雌激素，可以降低雄性素，並降低雌激素對子宮內膜的刺激，讓內膜休息。

刺激排卵藥物：計畫懷孕者，給予刺激排卵藥物，促進卵泡成熟，誘發排卵。

胰島素增敏劑：減少肝臟製造和釋出葡萄糖，降低胰島素分泌，抑制雄性素。

黃體素：調整患者的生理週期以及保護子宮內膜。但黃體素無法抑制雄性素。

2. 改善生活型態

3.控制體重、運動、避免高油脂食物。

中醫治療思路

中醫治療多囊性卵巢，依臨床體徵，大致可分為四型。

1. 先天不足（氣血兩虛、腎虛）

症象：病人表現乾瘦或瘦弱，面膚晦暗或面白無華，虛倦乏力，舌淡紅或淡白，或瘦薄，或少苔淨苔剝苔，脈細弱。自初經起即常經遲或閉經，基礎體溫偏低且無高溫相，屬腎虛或氣血兩虛。

治療：宜健脾補氣養血，或大補腎陰腎陽。

處方：如聖愈湯加方，或右歸飲加方。

2. 脾虛水濕

症象：病人體胖多脂，肌肉鬆軟，虛弱倦怠，頭暈目眩，動喘乏力，憂鬱低潮，舌淡白瘦薄或瘦薄紅，少苔或淨苔剝苔，脈弦細弱。此脾氣虛水濕痰飲不得氣化。

治療：宜補氣養血或補腎養血，加淡滲利濕，再視情況加清熱或溫陽藥。

處方：如香砂六君子湯、或半夏白朮天麻湯、或補陽還五湯等處方，加重黃耆、杜仲。酌加茯苓、澤瀉利濕。酌加乾薑、附子、玉桂子溫陽化濕。

3. 腎虛痰熱

症象：病人平日體質尚可，肌肉偏結實，但因長期勞累、熬夜、緊張壓力，導致壓力性荷爾蒙過度分泌，精神亢奮。臨床表現體胖，肌肉脂肪增生，疲勞倦怠，耐力不足，頭痛頭暈，口乾舌燥，失眠多夢，煩躁焦慮憂鬱，大便秘或溏，尿少尿赤，血壓血糖可能正常或升高，舌瘦紅有瘀，脈弦滑重按無力。此屬腎陰虛陽亢合併痰熱夾瘀。

治療：宜補腎加清熱化痰化瘀，酌加溫陽引火歸元。

處方：如溫膽湯加清熱化瘀藥治療，或知柏地黃湯加清熱化瘀。考慮酌加少量桂附引火歸元，並囑咐病人作息及營養正常，多加運動。

4. 瘀熱痰濁

症象：病人體力佳，肌肉壯實，面多痘瘡，皮膚搔癢過敏，黑棘皮症，體多毛，精神亢奮，煩躁失眠，血壓血糖血脂偏高，口乾，便秘，平日嗜食冰品、炸烤食物，舌暗紅且瘀，脈弦滑有力。此屬血熱痰瘀氣滯。

治療：以大劑活血化瘀加清熱化痰，輔以疏肝解鬱，並須通利二便。

處方：如黃連解毒湯加丹參、沒藥、柴胡、白芍、陳皮。並囑咐病人清淡飲食，作息正常，多加運動。

病案介紹

案1　多囊性卵巢，閉經

林女，16歲，就讀高二，67kg/167cm，檢查=多囊性卵巢。

國二初經，前2個月正常來，之後常遲至。國三終年無月經，高中約1年一行，經痛甚，經量正常。肌少多脂，口乾口臭，面膚黃無華，納便常，舌質偏紅，脈弱。

處方　水煎藥

熟地黃5錢　當歸4錢　川芎3錢　丹參5錢　炒杜仲8錢　黃耆15錢　黃連1錢　黃柏4錢　枳實5　附子5錢　玉桂子5錢　茯苓4錢　（1劑/日）

註：以上處方服27帖後，月經來潮，不痛，經量正常。持續調理，共服74帖後停藥，月經皆如期逐月且不痛。1年半後月經復遲3月不至，回診治療，再以前方續服45帖後停藥，服藥期間經來潮，之後訪查數年，月經逐月且正常。

〈治療思路〉

本案病人多囊性卵巢，為卵巢發育不成熟，症象屬腎虛（先天不足）合併脾虛水濕，故以補氣養血補腎藥，加重桂附大補腎陽。雖卵巢發育不良為腎虛陽虛，但肌少多脂，口乾口臭，仍存在脂肪過度增生，體內蘊熱，故加黃連、黃柏反制，避免化燥。加枳實、茯苓，行滯利濕，促進吸收及代謝。

案2　多囊性卵巢，無高溫相

呂女，38歲。多囊性卵巢，結婚3年無避孕/未曾懷孕/夫檢正常。
體胖少肌多脂，煩熱口乾，面膚晦暗，血糖偏高，acglu=145，陰癢帶下，子宮肌瘤3個（3cm/2cm/1.5cm），經期28，經量正常，基礎體溫=濾泡期偏高（36.4~36.5）/皆無高溫相。眠納可，大便溏/日2~3行，舌淡暗，脈弦滑。

處方　水煎藥

何首烏5錢　山茱萸3錢　炒杜仲8錢　黃柏4錢　附子1.5錢　玉桂子3錢　乾薑1.5錢　丹參5錢　龍膽草4錢　黃耆15錢　陳皮8錢　砂仁4錢　（1劑/日）

註：以上處方服28帖後，排大量黑臭大便，月經來潮=高溫相8日，再持續調理3個月後順利懷孕，隨後改以安胎處方。

〈治療思路〉

病人體胖少肌多脂，煩熱口乾，面膚晦暗，血糖偏高，屬多囊性卵巢腎虛痰濁型。此型病人虛亢同見，以補腎法，加少量桂附，改善卵巢功能。加重黃耆協助補腎藥修復卵巢，且增強代謝及免疫。加黃柏、龍膽草、丹參，改善雄性荷爾蒙過亢產生的瘀熱症象，並改善陰癢帶下。

案3　多囊性卵巢，經量過多或淋漓

曹女，24歲。自初經起，經痛甚須服止痛，終月淋漓，或月二行且經量過多，瘀塊多。近1年準備考試，壓力大，睡眠過少。面白無華，虛暈，消瘦，喘悸，腰薦酸，口和，二便常。舌淡紅，舌下瘀，脈弦細。
西醫檢查：多囊性卵巢，荷爾蒙不足。

處方 水煎藥

熟地黃5錢 山茱萸4錢 丹參5錢 骨碎補5錢 炒杜仲5錢 黃芩5錢 玉桂子5錢 附子5錢 蒼朮4錢 陳皮5錢 砂仁4錢 黃耆10錢 （1劑/日）

註：以上處方加減，續調4個月改善，後續訪查無再發。

〈治療思路〉

病人荷爾蒙及卵巢發育不成熟，故以補腎陽法長期調理，加入5錢黃芩避免化燥。

案4　不孕，多囊性卵巢，反覆感冒頭痛

張女，35歲，結婚多年不孕。西醫婦科檢查=多囊性卵巢。自30歲起，常經遲或久淋或閉經。來診前3個月，1次月經無來，2次久淋，皆無高溫。平日易暑睏，容易感冒，乳脹痛，發蕁麻疹，經間頭痛顯。舌質紅，脈弦弱。

處方 水煎藥

熟地黃5錢 當歸3錢 白芍3錢 川芎4錢 柴胡4錢 羌活3錢 連翹5錢 桃仁4錢 枳實5錢 砂仁4錢 黃耆15錢 炒杜仲5錢 淫羊藿4錢 玉桂子5錢 （1劑/日）

註：病人自來診到順利懷孕，共5個月，期間斷續服藥56劑。發現已孕隨即改安胎處方。

〈治療思路〉

多囊性卵巢女性若體質虛弱者，須以大補氣血加補腎溫陽藥治療。本案病人因容易感冒，且亦暑睏，故在治療處方上，加柴胡、羌活、連翹，溫陽藥選用玉桂子補而不滯，較不易留邪，須慎用或不用乾薑、附子，容易閉門留寇，導致身體發炎壅滯變生諸症。

若以上處方病人有感覺煩躁、或口乾渴、或失眠、或感冒不癒，須考慮玉桂子減量，另外再加入黃連或黃芩。

子宮平滑肌瘤

定義

子宮平滑肌瘤又稱子宮肌瘤，是女性骨盆腔中最常見的腫瘤，臨床上惡變的機率極低，由子宮平滑肌細胞增生而成。肌瘤可生長在子宮的任何一個部位，可以是單個或多發性。子宮肌瘤大部分是由女性荷爾蒙的刺激而增大，所以在更年期之後，肌瘤便會開始萎縮。

臨床的症狀常見有——經血過多、淋漓，可能會有骨盆腔的慢性疼痛，例如：痛經、性交疼痛等。若是肌瘤發生扭轉，也可能造成急性疼痛；若是肌瘤太大，壓迫到泌尿系統，可能造成頻尿、解尿困難、尿失禁、或是腎積水，壓迫到腸子，則可能造成阻塞或便秘。

依據子宮肌瘤生長的位置，可概分成三大類：

① **漿膜下肌瘤**：由子宮往腹腔內生長，臨床症狀較不明顯，但過大會有腹脹及骨盆腔壓迫症狀。。

② **黏膜下肌瘤**：往子宮內腔生長，臨床症狀較明顯，常表現經血過多，亦會導致不孕、流產、早產、及產後出血。。

③ **肌層內肌瘤**：位於子宮肌層內，是最常見的肌瘤形態，過大會有經血過多，經痛，腹痛。

現代醫學研究，認為產生子宮肌瘤的病因病理，可能是：

★基因異常（染色體7、12、14缺陷）

★荷爾蒙因素（如雌激素、黃體素）

★上皮生長因子刺激腫瘤生長。

西醫治療方面，可分成三部分，即定期觀察、藥物治療和手術治療。對於肌瘤不大，或是沒有明顯的臨床症狀，可以定期觀察，無需積極治療。藥物治療方面，因肌瘤引起的出血或疼痛，使用「促性腺激素同型藥物」，降低血中雌性素濃度，進而減小肌瘤體積，但使用後可能出現類似停經症候群，亦會造成骨質流失。症狀較為嚴重，藥物治療無效者，或是高度懷疑是惡性腫瘤，便要施行手術治療。

＊中醫治療思路

古籍

★子宮肌瘤屬中醫「石瘕」的範疇。

★《靈樞。水脹篇》：「石瘕生於胞中，寒氣客於子門，子門閉塞，氣不得通，惡血當瀉不瀉，衃以留止，日以益大，狀如懷子，月事不以時下，皆生於女子。」

★《三因極一病證方論》：「癥瘕多因經脈失於將理，產褥不擅調護，內作七情，外感六淫，陰陽勞逸，飲食生冷，遂致營衛不輸，新陳干忤，隨經敗濁，淋露凝滯，為癥為瘕。」

★《內經》：「大積大聚，其可犯也，衰其大半而止。」

★《醫宗金鑑・婦科心法要訣》：「形虛病盛先扶正，形證俱實去病急，大積大聚衰其半，須知養正積自除。」

臨床體會

★氣滯血瘀，痰濕凝滯是本病的病機關鍵，治療須以活血化瘀破積消癥為主，酌加化痰利濕，並通利二便，清除腫瘤細胞代謝產物。

★處方雖以理氣化瘀藥，行滯破瘀散結為主，但仍須顧護正氣，平衡陰陽。須視實際體質須要，如氣血兩虛輔以補氣養血藥，體質虛寒者輔以溫經散寒藥，體質夾熱者輔以清熱養陰藥。

★子宮平滑肌瘤的治療，常合併在經量過多、經痛、月經先期等臨床症狀，處方以治療主要臨床症狀，加重化瘀散結藥，如丹參、骨碎補、續斷、茜草、沒藥、桃仁、紅花等擇用之。

★子宮肌瘤尚小，且增生速度慢，無臨床症狀，一般無需特別治療。但若多發且增生速度快，或肌瘤長在子宮腔內（肌層內），阻礙內膜血流，會出現經血過多，經痛，腹痛，則須積極治療，處方以清熱化瘀散結為主。若肌瘤增生速度快且過大，則未來進展至惡性子宮肌肉瘤的機率增大，建議手術摘除。

病案介紹

案1　子宮肌瘤，痛經，胃痛

高女，47歲。子宮肌瘤3.2cm，經痛3年，痙痛甚不能眠，經血瘀塊多。胃脹痛，易嗝，胃酸逆流，多夢，倦怠，頭項僵緊，大便硬3日1行。舌淡紅胖大齒痕，脈弦弱。

處方　科學中藥

柴胡1.5g 白芍1.5g 甘草1g 砂仁2g 川楝子1.5g 延胡索1.5g 丹參2g 黃柏1g 大黃0.5g 桃核承氣湯1.5g （3包/日）

註：以上處方共服8週後，諸症改善。

〈治療思路〉

本病患以四逆散的精神，加入川楝子、延胡索、丹參，疏肝理氣，化瘀止痛治療，加黃柏協助改善睡眠，加通便藥可改善便秘及小骨盆腔鬱血。
本案的症狀，與子宮肌瘤不一定有關，但處方中丹參、延胡索已考慮到合併治療肌瘤，若要加強肌瘤治療，可再加骨碎補、沒藥、續斷、茯苓，化瘀消癥效果更好。

案2　痛經甚，內膜異位症，粘連

林女，38歲。曾2次因巧克力囊腫手術（18歲/35歲，皆5cm）。
近期檢查：子宮肌瘤4cm，輕度腺瘤，右卵巢巧克力囊腫5cm，輸卵管水腫，腸粘連，右腹粘連。CA-125=96

自20歲起經痛至今，經間痛如刀割，經後右腹抽痛甚1週，皆須服止痛。乳脹痛，經量過多或過少，週期30，經前便秘，經後溏。舌暗紅淡紫，舌下瘀，脈弦弱。

處方 水煎藥

骨碎補8錢 丹參8錢 沒藥4錢 黃柏5錢 當歸4錢 柴胡4錢 白芍4錢 黃耆8錢 延胡索4錢 陳皮8錢 蒼朮4錢 （1劑/日）

註：以上處方共服45劑後，諸症改善。

〈治療思路〉

此病患以疏肝理氣，清熱化瘀施治。以骨碎補、丹參、沒藥、黃柏活血化瘀清熱，治療子宮肌瘤、肌腺瘤及巧克力囊腫，佐以柴胡、白芍、延胡索疏肝理氣，陳皮、蒼朮促腸胃吸收，加黃耆、當歸，慎防因大劑活血理氣清熱藥耗損正氣。

子宮內膜異位症

定義

子宮內膜異位症，係指有生長功能的子宮內膜組織（腺體與基質），出現在子宮腔黏膜以外的身體其他部位。在雌激素影響下，發生週期性出血，同時伴有周圍纖維組織增生和形成粘連。

子宮內膜常見侵犯於骨盆腔腹膜、卵巢、子宮直腸凹陷、手術傷口，也可能侵犯膀胱、直腸。臨床表現為：痛經，性交疼痛，骨盆腔疼痛，慢性疼痛，經量過多，淋漓，不孕……等症狀，諸症狀進行性且日漸加劇，懷孕或停經，症狀可緩解。

真正的致病機轉尚不清楚，但有研究指出可能因子宮內膜經由輸卵管逆流至腹腔內，許多婦女會經血逆流，但多被防禦機能消滅，但只有防禦機能不正常時，內膜組織才會存活。也可能是腹膜體腔細胞化生，即子宮內膜由腹膜體腔細胞化生而引起，肺或腦的內膜異位，可能經血液或淋巴傳播。內膜異位病灶會產生出血、炎症反應、纖維化。

＊西醫治療

★非類固醇消炎藥：抑制前列腺素

（副作用：胃潰瘍，腎功能受損。）

★雌激素合併黃體素：內膜萎縮

（副作用：體重增加，陰道異常出血，高血壓，脹氣，噁心，憂鬱。）

★雄性激素：抑制腦下垂體及卵巢。

（副作用：內膜萎縮，月經停止。）

★GnRHa：與腦下垂體性腺激素接受器結合，影響卵巢，致內膜萎縮似停經的低雌激素狀態。

（副作用：更年期症狀。）

★手術治療。

＊中醫治療思路

子宮內膜異位症的病灶，會反覆產生出血、炎症反應、纖維化，在中醫屬瘀熱證。以活血化瘀加清熱解毒為治療原則。但須合併辨證施治，如：

★肝氣鬱結者，以疏肝理氣，加清熱化瘀藥治療。
★腎陰虛者，以補腎養陰，加清熱化瘀藥治療。
★氣血兩虛，以補氣養血，加清熱化瘀藥治療。
★腎陰陽兩虛，補腎陰腎陽，加清熱化瘀藥治療。

病案介紹

案1　巧克力囊腫術後復發

吳女，39歲。36歲曾巧克力囊腫手術，今39歲復發。（囊腫=左側卵巢5cm/右側卵巢3cm）

經期正常，無經痛，月經常量。舌嫩絳，下脈瘀深，脈弦細。

處方 科學中藥

桂枝茯苓丸8g 乳香1.5g 沒藥1.5g 骨碎補1.5g 續斷1.5g （3x1/日）

註：以上處方續服7週後停藥。複檢巧克力囊腫：左側2.5cm/右側消失。病人反覆復發，斷續服藥，皆有改善。

案2　巧克力囊腫，經痛，體虛易感染

陳女，27歲，巧克力囊腫（右側卵巢5.5x3.7cm /左側卵巢3.5x1.6cm），CA125=132

平日經痛甚數日/須服止痛，月經週期28日，消瘦無華，鼻過敏甚，終日鼻塞清涕。反覆陰道感染，黃白帶多，納便常，舌淡紅，脈弦弱。

處方 水煎藥

柴胡4錢 桂枝5錢 黃耆10~15錢 骨碎補10錢 丹參10錢 黃芩4錢 沒藥4錢 川楝子4錢 延胡索4錢 陳皮8錢 龍膽草4錢 7劑 （1劑/2日）

處方 科學中藥

柴胡1.5g 桂枝1.5g 丹參2g 沒藥1.5g 白芍1g 砂仁1.5g 黃芩1.5g 延胡索1.5g 黃耆2g （BID/7日）

註：以上處方各開1週，交替服用（共服2週）。服藥4週後，經來輕痛，鼻過敏改善。服藥2個月後複檢右側（3.5x3cm）/左側（1.6x1cm），CA125=81。諸症改善，接續治療。

〈治療思路〉

病人體虛，反覆上呼吸道及陰道感染，故以柴胡桂枝湯為主方，加重黃耆改善體虛截斷外感。加重骨碎補、丹參、沒藥（劑量為2日1劑），合併清熱藥，治療子宮內膜異位瘤。因前列腺素子宮收縮痙痛，以川楝子、延胡索緩解，並協助治療腫瘤。

案3　子宮內膜異位症，緊張憂鬱

唐女，34歲。憂鬱症，服西醫神經安定劑3年，子宮內膜異位症，子宮肌瘤，經痛甚3~4日/持續10年，均須服強效止痛劑，甚至急診。

月經週期正常，經量過多，瘀塊多，經後易久淋，Hb=7。平日入眠難，易醒難再眠，納便常。舌質暗紅，下脈瘀深，脈弦。

處方1 科學中藥

骨碎補3g 丹參2g 沒藥1.5g 黃芩1.5g 川楝子1.5g 延胡索1.5g 桃仁1.5g 砂仁1.5g （3x1/日）

註：以上處方服7週，經量及瘀塊減少，但仍痛甚急診。

〈治療思路〉

病人宿外無法服煎劑，只能先抑制子宮內膜過度增生，故以清熱化瘀，疏肝理氣為治療原則。重用骨碎補補腎化瘀，合併化瘀藥及黃芩清熱，除了可抑制子宮內膜增生，並可穩定內分泌生殖軸線。川楝子、延胡索疏肝理氣止痛，希能緩解緊張焦慮引起的前列腺素過多分泌，產生子宮過度收縮性疼痛。

處方2 **科學中藥**

加味逍遙散9g 丹參1.5g 沒藥1.5g 黃芩1g 砂仁1g 3x1/日

註：囑咐病人調息養氣。以上處方服4週後，經來少痛，之後續調，期間虛暈，加服鐵劑。

〈治療思路〉

處方1雖能改善經量過多，但仍持續經痛甚，此是情緒性非瘀痛，故囑咐病人開朗樂觀，調息養氣，才能緩解敏感神經路徑，另改以疏肝理氣為主方。經痛治療成功的關鍵在心不在藥。

案4 子宮內膜異位症，經崩經痛

王女，42歲。經痛經崩，貧血，西醫檢查=肌腺症，建議術除子宮。

近2年經間痛甚。經崩且瘀多，症狀持續3日，服止痛藥3日，且經後久淋，月經週期/28。之前曾他處服中藥1年仍無改善，遂轉向西醫服荷爾蒙調經4個月（109/1~4月），服荷爾蒙期間月經正常。停藥後，4月底經來正常，5/29經來回復如前經痛及血崩3日。

全身黑痣多，消瘦，膚晦暗無華，眠難，緊張焦慮，易溏便，脹痞，虛弱，貧血相，Hb=6.5，服鐵劑。舌紅暗下脈瘀深，脈弦滑。

＊初診（109/6/5）~三診

處方 **水煎藥**

丹參8錢 骨碎補8錢 沒藥4錢 黃芩8錢 桃仁4錢 柴胡4錢 白芍4錢 何首烏5錢 炒杜仲8錢 陳皮5錢 砂仁5錢 （1劑/日）

註：以上處方續服35劑，mc6/24，諸症稍稍改善。

〈治療思路〉

以何首烏、骨碎補、炒杜仲補腎，穩定內分泌生殖軸線，促進黃體分泌，從而平衡雌激素過度表現。丹參、骨碎補、沒藥、桃仁、黃芩清熱化瘀，抑制子宮內膜過度增生。柴胡、白芍緩解睡眠障礙及緊張。陳皮、砂仁協助腸胃消化吸收。

7/10病人來院，表示對6/24月經狀況失望，無信心再服中藥治療，諮詢西醫術除子宮的意見，因為王女沒有生育的打算，便告訴她可以繼續服中藥等待改善，也可以術除子宮後再回中醫調養，王女表示將赴原已安排的7月底手術，故無再給中藥。

＊四診（109/8/3 再次回診）

病人表示mc7/20，經痛及血崩症狀均減半，且無淋漓，遂取消手術，續回中醫調理。無溏便，好眠，舌淡暗，下脈瘀深，脈弦弱。

處方 水煎藥

丹參8錢 骨碎補8錢 沒藥4錢 黃芩8錢 熟地黃5錢 炒杜仲8錢 陳皮8錢 砂仁5錢 黃耆10錢 14劑 （1劑/日）

〈治療思路〉

腸胃狀況改善，無溏便，故以熟地黃易何首烏，補腎兼顧補血功效，但因擔心熟地黃滋膩，故加重陳皮理氣。脈弱，加黃耆，原脈弦滑，是內膜快速增殖期，雖虛但仍熱亢，若太早給予補氣或溫陽藥，恐會增加內膜供血供氧，加快增生速度。

＊五診（109/8/17）~六診（109/9/4）

mc8/16症狀更改善，幾乎無痛無瘀，經量正常，經後微褐淋3日。原舌象淡暗，下脈瘀深，但有較改善，脈弦弱。

處方 水煎藥

丹參8錢 骨碎補8錢 沒藥4錢 黃芩8錢 熟地黃5錢 炒杜仲8錢 陳皮8錢 砂仁5錢 黃耆10錢 附子1錢 玉桂子1.5錢 各14劑 （1劑/日）

〈治療思路〉

經量大減，表示子宮內膜活性已削減。脈弦重按弱無力，故再加少量玉桂子、附子，加強補腎引火歸元，穩定內分泌生殖軸。

＊七診（109/9/18）

眠淺

處方 水煎藥

丹參8錢　骨碎補8錢　沒藥4錢　黃芩8錢　熟地黃5錢　炒杜仲8錢　陳皮8錢　砂仁5錢　黃耆10錢　柴胡4錢　白芍3錢　附子1錢　玉桂子1.5錢　14劑（1劑/日）

〈治療思路〉

加柴胡、白芍，疏肝解鬱，協助黃芩清腦熱，緩解神經緊張，改善睡眠。

＊八診（109/10/9 ）

諸症改善，處方如七診，接續調理1個月鞏固療效。

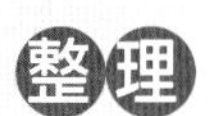

經崩且瘀多/3日，經後久淋，症狀2年。

★109/1~4月服荷爾蒙，期間經來正常，mc 4月底尚善，mc5/29症復。

★6/05~07/9 服中藥。

★7/10~08/2 停中藥。

★8/03~10/9 續服中藥。

★mc：6/25 7/20 8/16 9/9 10/7

★以上共服91劑，6月症仍，7月症減半/無淋，8月症更減/淋3日，9月及10月經來皆善。

案 5　痛經甚，內膜異位症，粘連

林女，38歲。曾2次因巧克力囊腫手術（18歲/35歲，皆5cm）。

自20歲起經痛至今，經間痛如刀割，經後右腹抽痛甚1週，皆須服止痛。乳脹痛，經量過多或過少，週期30，經前便秘，經後溏。舌暗紅淡紫，舌下瘀，脈弦弱。

近期檢查：子宮肌瘤4cm，輕度腺瘤，右卵巢巧克力囊腫5cm，輸卵管水腫，腸粘連，右腹粘連。CA-125=96

處方　水煎藥

骨碎補8錢　丹參8錢　沒藥4錢　黃柏5錢　當歸4錢　柴胡4錢　白芍4錢　黃耆8錢　延胡索4錢　陳皮8錢　蒼朮4錢　（1劑/日）

註：以上處方共服45劑後，諸症改善。

〈治療思路〉

此病患以疏肝理氣，清熱化瘀施治。以骨碎補、丹參、沒藥、黃柏活血化瘀清熱，治療子宮肌瘤腺瘤及巧克力囊腫，佐以柴胡、白芍、延胡索疏肝理氣，陳皮、蒼朮促腸胃吸收，加黃耆、當歸，慎防因大劑活血理氣清熱藥耗損正氣。

案 6　痛經甚，巧克力囊腫，鼻過敏

陳女，26歲。經痛甚數日，須服止痛，經量過多，週期28。

鼻過敏顯，終日噴嚏鼻涕，易感冒，面白無華，消瘦，納可，二便常。舌淡紅，脈弱。

檢查：巧克力囊腫（卵巢=左側5.5cm/右側3.7cm），CA125=132

處方　水煎藥

柴胡4錢　桂枝5錢　白芍4錢　黃耆10~15錢　黃芩8錢　丹參8錢　骨碎補8錢　沒藥4錢　桃仁4錢　陳皮8錢　（1劑/日）

註：以上處方加減，共服90劑後，諸症改善。
複檢：巧克力囊腫（卵巢=左側2.4cm/右側1.6cm），CA125=55

〈治療思路〉

本病患屬氣虛血瘀，常有表症，故以柴胡桂枝湯為主方，改善鼻過敏及易感冒，並加入大劑活血化瘀藥治療巧克力囊腫，用黃芩8錢可協助化瘀藥抑制子宮內膜過度增生，並避免巧克力囊腫因使用補氣藥化燥增大。

案 7　經量過多，功能性出血

王女，42歲。經崩持續至今已20日，經色暗紅且瘀多。
西醫檢：腺肌瘤，建議刮除內膜。10年前曾因巧克力囊腫手術。
近期數月情緒壓力大，搬家過勞，睡眠不足。舌淡紅，脈弦滑。

處方　**水煎藥**

熟地黃5錢 當歸3錢 山茱萸4錢 蒼朮4錢 黃芩10錢 玉桂子5錢 附子5錢 香附4錢 黃耆10錢 大小薊8錢 （1劑/日）

註：以上處方共服7劑後，經崩改善無再復發。

〈治療思路〉

本方以熟地、山茱萸、玉桂子、附子大補腎陽，穩定生殖軸，加入大劑量黃芩、大小薊協助抑制子宮內膜過度增生。

乳腺增生

定義

女性乳房受性激素（雌激素、孕激素等）調控。月經結束後，體內的雌孕激素水平開始上升，為下一次月經來潮做準備，此時乳房內的細胞隨著上升的性激素水平也開始出現增生，直到月經來潮前雌、孕激素達到高峰，乳房組織持續保持增生的狀態，當雌、孕激素水平下降後，月經來潮，同時乳腺組織開始復舊，也就是恢復到之前的狀態。故經前出現些微乳房脹痛，月經後即緩解，是一種生理變化。

但若經前症狀嚴重不適，或月經來潮後乳腺組織仍然增生，不能復舊或者復舊不全，即屬病理性乳腺增生，乳管管壁細胞增生合併發炎及纖維化，未來進展成乳癌的機率相對增加。

病理性乳腺增生的臨床症狀：單側或雙側乳房硬結腫塊、脹痛、刺痛，經前尤甚，甚者不能觸衣，伴兩脇脹滿，心煩易怒，經行之後減輕或無減輕。有部分患者可能產生乳頭溢液。

病理性乳腺增生發病的原因，可能是：

★**內分泌失調**：如卵巢不健全、月經失調、甲狀腺病、肝功能障礙。

★**情緒壓力**：如緊張、熬夜、睡眠不足。

★**飲食因素**：如高熱量飲食、飲酒、吸菸。

★**其他因素**：如內衣過緊、不哺乳、高齡不孕、避孕藥、含雌激素保健食品……等。

中醫病因病機

各種因素，如七情所傷，肝鬱氣滯，或脾胃氣虛，痰瘀互結，或衝任失調，氣滯寒凝，導致乳腺管受雌激素影響，乳管管壁細胞增生所致。

中醫治療係以肝氣鬱結，氣滯血瘀為主要病機，治療宜疏肝解鬱，理氣散結。

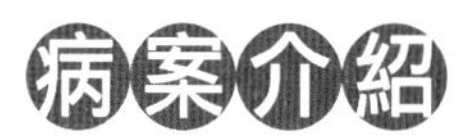

病案介紹

案1　近更年，壓力，乳腺增生

沈女，47歲。月經週期21日。雙側乳房自排卵期起腫脹、灼熱、抽痛、刺痛，痛甚不可觸。經後僅稍稍緩解，房仲工作壓力大，性急躁，口乾渴，入眠難。便秘大便7日1行，舌暗紅，脈弦。

處方　水煎藥

乳香3錢　沒藥4錢　柴胡4錢　白芍3錢　當歸4錢　桃仁4錢　甘草1.5錢　木香4錢　枳實4錢　川芎3錢　大棗10枚　黃芩4錢　黃柏4錢　大黃2錢　（1劑/日）

註：以上處方共服21劑後，諸症改善後停藥。於1年後及5年後症復，分別回診各服7劑後改善。

〈治療思路〉

以疏肝理氣藥改善情緒壓力造成的內分泌失調，重加化瘀藥，散結消癥。

案2　乳腺增生，輸卵管阻塞，乳纖維瘤

林女，35歲，未婚，曾乳腺纖維瘤手術2次，經痛及乳脹痛刺痛症狀10多年。月經期間右少腹痛甚，月經週期35日，常量，瘀塊多。排卵至月經期間，乳房明顯脹痛甚、刺痛，經期過後乳痛仍，但較緩解。

面膚晦暗，倦怠，易感冒，煩躁易怒，焦慮低潮，口乾渴，入眠難多夢，腰膝痠痛，頭暈頭痛，納可，大便硬日1行，舌暗紅舌下脈瘀張，脈弦弱。

檢查=右側輸卵管阻塞。乳腺增生，乳房多發性纖維瘤。

處方 水煎藥

熟地黃5錢 白芍3錢 當歸4錢 黃耆10錢 柴胡4錢 黃連1.5錢 黃柏5錢 丹參8錢 沒藥4錢 炒杜仲5錢 桂枝5錢 枳實5錢 砂仁4錢 大棗8枚（1劑/日）

註：以上處方續服3個月後，諸症改善，舌質瘀象退。感冒加黃芩4錢。

〈治療思路〉

本案病人氣血兩虛，合併肝鬱血瘀，又容易感冒，故以補氣養血、疏肝化瘀為主，加桂枝改善容易感冒體質，加大棗改善易怒低潮及睡眠，加重化瘀藥改善乳腺增生及輸卵管阻塞。此方乃以聖愈湯與柴胡桂枝湯精神合方化裁，補而不滯，散而有守，同治內傷外感，開合進退得宜。

乳癰
（乳腺炎）

定義

乳腺炎形成的原因，多因乳房腫脹或是乳腺管阻塞而未適當處理，使細菌侵入乳房組織發生感染。乳腺炎經常發生在產後2~5天內，乳汁的排出不順暢或不完全（如延遲餵奶或未依寶寶的需求餵奶），乳房中奶水滯留，導致乳房腫脹，細菌順勢入侵，常因表皮金黃色葡萄球菌，或大腸桿菌感染。

乳腺炎常見症狀為：乳房脹硬，紅腫熱痛，發燒，身痛，全身倦怠，甚至膿瘍。

中醫治療思路

中醫觀察，乳癰病人在孕前，常伴有乳房纖維腺瘤、乳癖（乳腺增生）、經前乳脹痛……等症，且舌質多有瘀象。

《傅青主女科》：「若乳房壅腫，結核色紅，數日外，腫痛潰稠膿，膿盡而愈，此屬膽胃熱毒，氣血壅滯，名曰乳癰……痛腫寒熱，宜發表散邪，痛甚宜疏肝清胃。」

中醫治療原則：宜清熱解毒，行滯化瘀，扶正解表。

病案介紹

案1　產後乳腺炎

楊女，36歲，產後乳腺炎。孕前乳房有多發性纖維瘤，乳癖，經前乳痛甚。產後2個月發乳腺炎，紅腫熱痛，有硬塊，體痛，發熱，口乾渴，便秘，體力可。

處方 水煎藥

天花粉4錢 甘草3錢 白芷4錢 沒藥4錢 皂角8錢 赤芍4錢 防風4錢 乳香3錢 當歸4錢 連翹5錢 黃芩8錢 蒲公英8錢 枳實8錢 大黃1錢 （1劑/日）

註：以上處方服7劑後改善停藥。於1.5個月後，症復發如前，再服7劑。之後追蹤多年無再發。

〈治療思路〉

以仙方活命飲，重加清熱解毒藥，消炎退熱，破瘀散結。

案2 反覆乳癰清創

蘇女，40歲。懷孕時發妊娠毒血前期（4月起水腫顯）。

反復發乳癰，持續2年，曾手術3次。乳房常紅腫熱硬脹痛、熱癢、化膿、神經抽痛，近半年須反復清創引流（約2~3週1次），長期配服抗生素。

經前1週乳脹痛甚。煩躁，口乾，心悸，虛倦，經痛，大便2日1行。舌瘦薄，下脈瘀深，脈弦弱。

處方 水煎藥

黃芩5錢 黃連3錢 連翹5錢 蒲公英5錢 乳香3錢 沒藥4錢 陳皮8錢 砂仁4錢 皂刺4錢 黃耆15~20錢 當歸4錢 熟地黃5錢 （1劑/日）

註：以上處方續服70劑後，癰無再復，但勞時仍神經抽痛，經前1週仍乳脹痛甚。續服45劑後諸症改善，追蹤10年無再復發。

〈治療思路〉

以清熱化瘀藥，抗菌消炎，散結消積。合併補氣養血藥，增強免疫，截斷反覆感染。

案3　更年乳癰

劉女，53歲。右乳膿瘡持續2年，近1週發乳癰，紅腫硬熱痛，虛倦無華，舌瘦紅，下脈瘀。

處方　水煎藥

天花粉5錢　甘草1.5錢　白芷5錢　沒藥4錢　乳香3錢　皂刺5錢　防風4錢　赤芍4錢　黃耆15錢　當歸4錢　蒲公英8錢　黃芩5錢　枳實5錢　（1劑/日）

註：以上處方共服6週，陸續排膿後傷口癒合。

〈治療思路〉

以仙方活命飲，加清熱解毒藥，消炎退熱，破瘀散結，合補氣養血藥有利排膿、傷口癒合。

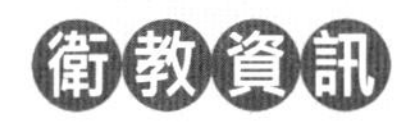

乳房內之乳汁流出不良形成乳房腫脹，或是乳腺管阻塞後，會發展成乳腺炎。

預防乳腺炎的方法

★哺乳時要讓嬰兒正確含住乳房，依嬰兒的需求哺乳（夜間也要哺乳），並時常改變哺乳姿勢。
★避免4小時以上未哺乳。
★避免經常使用安撫奶嘴，以免嬰兒吸吮乳房的時間較少。
★哺乳時避免手指用力壓到乳暈或乳房，而阻塞乳汁的流出。
★避免太緊的胸罩或是其他壓到乳房造成的壓力。

〔補充資料：衛福部國民健康署〕

陰道炎及盆腔炎

＊陰道炎

係陰道黏膜及黏膜下結締組織的炎症。發病原因為陰道的自然防禦功能減弱，導致細菌病毒入侵。

本病好發於幼女和更年後婦女，因雌激素缺乏，陰道上皮薄，細胞內糖原含量減少，陰道不能維持弱酸性，故抵抗力低下，容易受感染。臨床可區分：

★**細菌性陰道炎**：灰白色白帶，魚腥臭味，輕度陰道搔癢及灼熱感。

★**滴蟲性陰道炎**：灰黃或黃綠色白帶，外陰搔癢灼熱。

★**念珠菌陰道炎**：乳白色凝乳狀態或片狀或水樣白帶，外陰嚴重搔癢灼熱。

★**老年性陰道炎**：黃黏或水樣白帶，陰道燒灼感，嚴重者可為膿性，甚至出血。

★**淋菌性陰道炎**：膿性分泌物，或黃白帶增多，陰部紅腫熱痛。

各種感染性陰道炎，都可能感染累及尿道，造成尿痛、尿急、血尿。或上行感染骨盆腔。

＊盆腔炎

女性內生殖器（包括子宮、卵巢、輸卵管），及其周圍結締組織，和盆腔腹膜的炎症。炎症可能侷限一個部位，也可能幾個部位同時發生。

盆腔炎可區分為急性盆腔炎及慢性盆腔炎，誘發因素為：產褥期、流產後，或宮腔、盆腔手術，或經期衛生不良，或多性伴侶。

常見病原體為葡萄球菌、鏈球菌、大腸桿菌、厭氧菌、結核桿菌，性病原體為淋菌、衣原體、支原體、皰疹病毒。

主要臨床表現為：小腹或少腹疼痛、墜脹，痛引腰尻，或伴隨發熱，白帶增多。

盆腔炎屬於中醫的「帶下病」、「婦人腹痛」、「熱入血室」、「產後發熱」等範疇。

＊中醫治療思路

主要治則：清熱利濕，扶正化瘀。

★**急性期**：正氣尚不虛，以清熱利濕為主，並通利二便。

★**慢性期**：以清熱利濕合併補虛為主。

（補虛：視屬氣虛、氣血兩虛、脾虛、腎虛，分別論治。）

急、慢性期之治療皆須考慮加入活血化瘀，疏肝理氣藥。

病案介紹

案 1　陰道黴菌感染

林女，33歲。長期黴菌感染，下腹悶痛，行房痛。

常熬夜，工作時間長，眠難，月經週期50天。舌瘦紅，下脈瘀，脈弦細。

處方　水煎藥

陳皮8錢　白朮5錢　當歸4錢　白芍4錢　川楝子4錢　延胡索4錢　桃仁4錢　黃芩4錢　黃柏4錢　龍膽草4錢　黃耆15錢　茯苓4錢　大棗5枚　（1劑/日）

註：以上處方續服2週後，帶下及睡眠改善。再服3週後停藥。

〈治療思路〉

病人工作時間長，常熬夜且睡眠障礙，屬肝鬱脾虛合併氣血兩虛證，此際必免疫力降低，致陰道黴菌感染纏綿難癒。故以補氣養血、疏肝理氣健脾為主方，改善睡眠及增強免力。加黃芩、黃柏退熱抗菌，協助改善睡眠及抗感染。加龍膽草清利下焦濕熱直接抗菌。睡眠改善亦能增強抗菌力。

案 2　糖尿病 / 陰道感染

張女，28歲。二型糖尿病，高中起服西藥控制，HbAlc=9.5（母=糖尿）。

陰道反覆感染近2年。搔癢，外陰腫痛，帶下白稠或綠稠，燥渴，夜尿頻，稍憋尿即洩少。平日痛經/須服止痛，經量常，月經週期28日。舌淡暗紅，脈弦弱。

處方 水煎藥

黃耆15錢 蒲公英5錢 黃芩5錢 龍膽草8錢 黃連1.5錢 丹參8錢 桂枝5錢 陳皮8錢 砂仁4錢 車前子4錢 （劑/日）

註：以上處方持續服3個月後，諸症改善。

〈治療思路〉

以蒲公英、黃芩、黃連、龍膽草，清熱利濕抗菌，直接抑制細菌病毒。黃耆增強免疫，誘導骨髓產生專一免疫。桂枝解表，喚醒陰道上皮細胞（如樹突細胞及殺手細胞）的免疫活性。加丹參8錢，改善經痛及外陰腫痛。清熱藥加車前子、丹參，外陰腫痛可緩解。

本案病人纏綿感染10多年，已存在多種抗生素的抗藥性，故須治療一段時日疾病方可斷除。

案3 陰道感染/不孕

女，31歲。黃綠帶持續1年。帶下白稠或黃綠，塊狀，量多，反覆發作。
平日手足逆冷，易疲倦，月經逐月，基礎體溫/高溫=7日

處方 水煎藥

玉桂子3錢 白朮5錢 炒杜仲5錢 附子3錢 黃耆15錢 黃芩4錢 當歸4錢 蒲公英5錢 龍膽草5錢 熟地黃5錢 枳實5錢 茯苓5錢 （1劑/日）

註：以上處方於2個月內，共服21劑，症狀改善，高溫增至12日。停藥3個月後順利懷孕。

〈治療思路〉

以補氣養血、補腎補陽糾正虛弱體質，增強供氧供血，改善盆腔循環與子宮內條件，搭配清熱利濕藥抗菌消炎，因此順利懷孕。

案4 骨盆腔炎 / 憂鬱症

呂女，48歲。骨盆腔發炎1個月，腹悶脹痛，黃白帶多。
偏頭痛多年，憂鬱恐慌，近期壓力大，胸悶吸短，心悸，月經先後不定期。
胃痛脹痞嗝。舌淡紅，脈弦弱。

處方 水煎藥

大棗15枚 半夏4錢 白朮4錢 白芍4錢 柴胡4錢 萊菔子8錢 黃耆15錢 黃芩4錢 當歸4錢 龍膽草4錢 茯苓4錢 （1劑/日）

註：以上處方服7劑後，骨盆腔炎改善。改以治療其他症狀。

〈治療思路〉

病人有偏頭痛、憂鬱恐慌等肝鬱症狀，故以逍遙散為主方。加重黃耆改善免疫力。加萊菔子改善胃症。加重大棗可增加血清素改善憂鬱臟躁。

案5 反覆骨盆腔炎

陳女，54歲。美髮工作，過勞，常憋尿，反覆骨盆腔炎4年。小腹悶痛脹顯（疑粘連），黃帶多。咽腫哽痛，面晦無華，溢淚。
心悸，頭暈痛。眠納便可。舌淡暗，脈弱。

處方 水煎藥

黃耆20錢 丹參5錢 柴胡4錢 甘草3錢 黃芩4錢 蒲公英4錢 龍膽草8錢 黃連1.5~3錢 陳皮8錢 大黃0.5錢 （1劑/日）

註：以上處方持續服3個月後，諸症改善。改服科學中藥鞏固療效。

〈治療思路〉

以補氣化瘀，清利下焦濕熱，改善各種症狀及長期感染。長期反覆感染必須以水煎劑治療一段時日，方能逆轉。

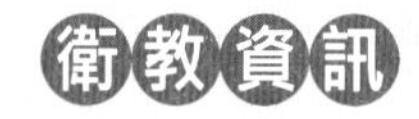

如何預防陰道炎？

★均衡飲食，避免油炸食物，多吃蔬菜水果以增加抵抗力。

★應正常作息，勿熬夜，要有充足睡眠。

★避免穿著緊身不透氣的衣物，應選用純棉質寬鬆衣物，不可使用衛生護墊，貼身衣物洗滌後應曝晒在陽光下，不可陰乾。

★陰道內不可沖洗。

★外陰部清潔使用溫水即可，避免使用清潔劑及肥皂。

★使用藥物治療，勿中斷，避免產生抗藥性。

★維持規律的生活型態（足夠的營養、運動、睡眠與休息）。

★如廁後，衛生紙由前向後擦拭，減少大腸桿菌染的機會。

〔補充資料：衛福部南投醫院〕

chapter

7

婦科常見惡性腫瘤

婦科常見惡性腫瘤

定義

婦科腫瘤範圍包括乳房及生殖系統，從乳房、外陰、子宮頸、子宮體、輸卵管、卵巢，均容易發生腫瘤，依解剖部位區分，婦科惡性腫瘤將近四十種。

常見的婦科惡性腫瘤：乳腺癌、子宮頸癌、子宮內膜癌、卵巢癌

＊早期婦科腫瘤的警訊

1. 出血

各種不正常陰道出血，應首先考慮婦科腫瘤的可能。

如果經量過多，經期延長，但月經規則，可能是子宮內膜肥厚，或良性子宮肌瘤；

若不規則陰道出血，可能是外陰、陰道、子宮頸、子宮、及輸卵管等惡性腫瘤的局部出血；

若只在性生活或排硬便時出血或赤帶，可能是早期子宮頸癌；

若幼女或停經後的陰道出血，多是惡性腫瘤；

卵巢腫瘤會分泌激素，也可能發生陰道出血。

2. 白帶異常

一般的陰道及骨盆腔的感染發炎，會產生異常的白帶；多數的良性腫瘤，較不會併發白帶異常，除非伴隨感染。但女性生殖系統惡性腫瘤，由於腫瘤壞死、或感染，會造成白帶增多、色澤及量的改變，如赤帶、血性、膿性、米水樣或異臭味……等。

3. 疼痛

早期惡性腫瘤少有疼痛症狀。乳房惡性腫瘤在快速增殖期，會有明顯的病灶疼痛、並遷延腋下、肩臂，且伴隨局部蘊熱。女性生殖系統惡性腫瘤，

會有下腹、腰背部、膝腿及性交疼痛。若惡性腫瘤合併感染發炎或晚期，疼痛是病人主要愁訴；若發生骨轉移痛，多會痛處不移，夕加夜甚，敲擊痛處疼痛加重。婦科惡性腫瘤的疼痛，需與內分泌功能失調、陰道或子宮頸感染、骨盆腔炎、子宮內膜異位症等鑑別診斷。

4. 腫塊

婦科腫瘤，由於生長部位不同，腫塊大小發現時機相差懸殊。乳癌的腫塊多無痛性、質地硬，且邊界不清；早期子宮頸癌，可能因為反覆感染就醫，經由陰道鏡檢查及切片確診，較少因發現腫塊而就診者；腹腔內的腫塊早期不明顯，若小於4cm並不易觸知，需透過超音波或MRI、CT、PET確診，故有少數無定期檢查的病人，發生惡性卵巢腫瘤或子宮肌肉瘤，巨大到佔據整個骨盆腔才就診；

＊婦科腫瘤誘發因素

1. 情緒壓力

性情急躁，長期壓力，過度精神刺激，導致免疫受損，促進腫瘤生長。

2. 荷爾蒙失調

肥胖體質、多囊性卵巢、內分泌疾病、因生育注射大劑量荷爾蒙者，易罹患婦科腫瘤。

3. 感染

人類乳突病毒（HPV），或疱疹病毒，導致子宮頸癌。

4. 免疫疾病

有免疫疾病者，如免疫性甲狀腺亢進、貝希氏症、紅斑性狼瘡…等，免疫系統對體內腫瘤細胞辨識不良，易產生惡性腫瘤。

5. 年齡

婦科腫瘤好發年齡大約在45歲至70歲。

6. 生育

晚生育或未曾生育者，較易罹患婦科腫瘤。

7. 月經

初經過早或停經過晚者。

8. 遺傳因素

家族女性近親長輩有婦科腫瘤者，其罹癌機率較高。

婦科腫瘤誘發因素

情緒	性躁、壓力、憂鬱——免疫受損、促癌生長
荷爾蒙失調	肥胖；多囊性卵巢；內分泌疾病
感染	HPV；皰疹病毒
免疫疾病	對體內辨識不良
年齡	好發年齡：45-70
生育	晚育或未曾生育
月經	初經早或停經晚
遺傳因素	

＊婦科腫瘤檢驗

腫瘤標記：CA-125 CA 15-3 CEA CA 19-9

乳突病毒：16、18 、6、11

荷爾蒙：ER、PR、Her2

β-hCG絨毛膜促性腺激素

AFP 胎兒蛋白

ALK-P 鹼性磷酸酶

乳腺癌

定義

女性乳房由約20個乳葉所形成，而每一乳葉含許多小葉，乳葉及小葉之間由許多乳管連接。乳腺癌是乳腺導管或乳葉上皮細胞異常增生，超過自我修復的限度而發生癌變，臨床上以腫塊為主要表現。乳腺癌可區分乳管癌及乳葉癌，而乳葉癌容易產生雙側乳癌。

● 乳腺癌區分——以乳管與乳葉區分

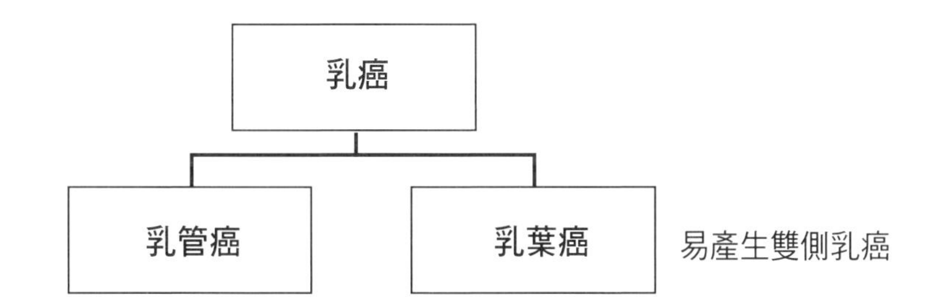

● 乳腺癌區分——以浸潤性區分

非浸潤性癌	原位癌；癌細胞局限在導管基底膜內。 小葉癌、導管癌。
早期浸潤性癌	癌組織突破基底膜，向間質浸潤。 小葉癌、導管癌。
浸潤癌	癌組織向間質內廣泛浸潤。 小葉癌、導管癌、單純癌、髓樣、硬癌和腺癌。
罕見型癌	大汗腺癌、鱗形細胞癌、粘液表皮樣癌、 類癌、未分化癌、分泌型癌。

●乳腺癌區分——以浸潤性區分

Luminal A （管腔 A 型）	荷爾蒙（+），HER-2（-） 荷爾蒙效果好，化療效果差。 預後較好
HER-2	荷爾蒙（-），HER-2（+） 賀癌平。 易復發、遠處轉移及預後較差
三陰性	荷爾蒙（-），HER-2（-） 化療效果好。 易復發及預後較差
Luminal B （管腔 B 型）	荷爾蒙（+），HER-2（+） 荷爾蒙、標靶治療皆有效。

●乳腺癌分期——國際 TNM 分期

原位癌	癌細胞局限在乳腺管內或小葉內。
第Ⅰ期	腫瘤小於2公分，沒有腋下淋巴結的轉移。
第Ⅱ期	腫瘤大小在2-5公分間；或腫瘤小於2公分， 但腋下淋巴結有1-3個轉移。
第Ⅲ期	浸潤性腫瘤大於5公分，且腋下淋巴結轉移。
第Ⅳ期	已有肺、肝、骨骼等遠處轉移。 廣泛浸潤粘連或潰破，淋巴結融合成塊固定。

＊乳腺癌鑒別診斷

乳腺纖維腺瘤	乳腺增生病
20-30歲女性。 堅韌、光滑結節、無粘連。	內分泌功能紊亂。屬硬化性腺病。

乳腺結核	乳房囊腫
炎性腫塊，時大時小。常有腋下淋巴結腫大。	積乳：哺乳或妊娠。 積血：外傷。

漿細胞性乳腺炎	乳腺惡性淋巴瘤
導管阻塞，無菌性炎症。急性期突然乳痛、紅腫、乳頭內陷、腋下淋巴結腫大。	迅速增大腫塊，質堅，邊界清楚，有彈性，無粘連。腋下淋巴結腫大。

＊乳腺癌高危險群

1. **女性良惡性腫瘤病史者**：如一側乳房曾患過、或乳房曾大量放射傷害、或曾罹患卵巢癌……等。
2. **生育因素**：無生育、或大於30歲才生頭胎。
3. **內分泌疾病**：如高泌乳素血症、甲狀腺亢進症。
4. **年齡與月經**：50歲以上、初經早或停經晚。
5. **遺傳因素**：家族乳癌病史。
6. **飲食習慣**：高脂肪、高熱量飲食。
7. **肥胖**。
8. **人工荷爾蒙**。
9. **免疫疾病**：容易導致對體內惡性細胞辨識力不良。
10. **情緒**：性情急躁，長期精神刺激，導致免疫受損，抑癌基因缺失，致癌基因增強。

＊主要致病因素：內分泌失調

乳腺組織是多種內分泌激素作用的靶器官，如：雌激素、黃體激素、催乳素、生長激素、皮質激素、甲狀腺素、胰島素……等，以維持乳腺的生長、發育及乳汁分泌的功能。而雌激素是乳腺發育的基本要素，內分泌失調，導致雌激素紊亂，是致癌的先決的條件。

＊乳腺癌臨床表現

1. **乳腺腫塊**：無痛性、邊界不清、質地硬、不光滑。
2. **乳腺疼痛**：乳腺癌初期少有疼痛，但若處於快速增殖期或誘發感染，可能併發熱痛；晚期乳腺癌疼痛多因發炎、或侵犯神經、或骨轉移。
3. **乳頭溢液**：可能是血性、或血清樣、或漿液性、或水樣、或膿性、或乳汁樣。
4. **乳頭異常改變**：乳頭糜爛、或乳頭回縮。
5. **皮膚的改變**：皮膚粘連、或橘皮樣皮膚變化、或靜脈曲張，甚至熱紅、水腫、潰瘍。

＊中醫病因病機

乳腺癌屬於中醫學的「乳痞」、「乳核」、「石癰」、「乳岩」、「乳痛堅」、「妒乳」、「乳癰」、「乳疽」、「乳癖」等範疇。

外因六淫外邪侵襲，內因情志失調，肝氣鬱結，復沖任失調，正氣不足，氣滯血凝，經絡阻塞……等因素，致邪毒瘀熱滯留，結滯于乳中所致。發病多因正氣虧虛、臟腑功能衰退，氣機紊亂，合併氣滯、痰凝、血瘀、毒聚。

＊中醫辨證分型

● 肝氣鬱結型

主症合併情志不遂，煩躁易怒，失眠脅痛。

● 衝任失調型

主症合併腰膝痠軟，月經失調，五心煩熱。

熱毒蘊結型

主症合併身熱，或局部腫熱。

氣血虧虛型

主症合併頭暈，虛弱，面色蒼白，形體消瘦。

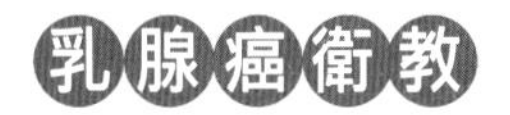

乳腺癌的高危險因子包括家族遺傳、環境因素、生活飲食習慣及荷爾蒙暴露等，是多因子而非單一，所以要全面預防並不容易。對於有乳癌家族史、初經早、停經晚及停經後肥胖者，應提高警覺，積極預防。

當發現有以下情況，應儘快至醫院接受檢查：

① 無痛性的乳房硬塊，邊界不清，質地硬實且逐漸增大。
② 乳房變形，突發性的兩側乳房大小不對稱。
③ 乳房外觀改變，如局部凹陷或凸出。
④ 乳房皮膚有潰瘍，乳部皮膚變粗，呈橘皮狀變化或紅腫、濕疹樣。
⑤ 乳頭有異常分泌物，尤其是血樣分泌物。
⑥ 乳頭內陷。
⑦ 腋下淋巴結腫大。

此外平時宜禁煙、禁止或少飲酒、少攝食脂肪性食物，多攝取纖維性食物；避免體重過重；適度運動，每週至少3次，每次至少30分鐘。由於乳癌與荷爾蒙有關，所以曾罹患乳癌者，平時應避免服用含有動物性荷爾蒙的物質，如蜂膠、蜂王乳或胎盤素等。至於豆漿或山藥這類含植物性雌激素的食品，根據日本的研究，其對乳癌的發生率並未提高，反而較低，所以適度攝取含植物性荷爾蒙食物，不至於有害處。

對於有乳癌家族史等屬高危險群婦女，應每月乳房自我檢查，每年做1次乳房超音波，2年做1次乳房攝影檢查。

檢查時機

★停經前婦女：每次月經開始後7至10天實施，此時乳房較柔軟，較不疼痛。

★停經或更年期婦女：每月固定1天，如1號或生日的日期，較不會忘記，甚至每天洗澡時花5至10分鐘好好檢查更好。

檢查方法

★用眼睛看一看，是否左右對稱、大小相似、皮膚有無凹陷、突起、橘子皮樣的變化、乳頭有沒有脫皮、糜爛或是凹陷。

★用手摸一摸，可以站著或躺著，最好是趁洗澡時抹上肥皂後，或是臨睡前躺在床上，在乳房上塗一些油性乳液，以利於手指滑動。利用左手檢查右乳，右手檢查左乳。

卵巢癌

定義

卵巢癌是婦科癌症死亡首位。卵巢位於骨盆腔深處，發生腫瘤不如乳房、子宮頸、子宮體、外陰等易於察覺，故發現往往已屆晚期，多已發生轉移，故預後較差。卵巢癌晚期五年平均存活率大約10%。

＊卵巢癌高危險群

1. 停經後55歲到75歲間的婦女。
2. 未曾懷孕，或晚生育，或晚停經。
3. 曾得過乳癌，或有卵巢癌家族史。
4. 遭輻射線污染。

＊卵巢癌病理分類

上皮細胞癌（epithelial tumor）

① 漿液性囊腺癌
② 黏液性癌
③ 子宮內膜樣癌
④ 透明細胞癌
⑤ 泌尿道移行細胞癌

生殖細胞癌（germ tumor）

間質細胞癌（sex cord-stromal tumor）

＊卵巢癌臨床表現

卵巢癌轉移途徑及部位：直接蔓延，或血行轉移，或淋巴轉移，或種植轉移、或擴散轉移。浸潤轉移，可侵犯大腸、小腸、腹膜、大網膜、膀胱、橫隔膜。遠處轉移可至肝、肺、骨骼。

卵巢癌早期通常沒有症狀。臨床症狀可見腹部腫塊，月經紊亂；腫塊壓迫影響消化系統及二便，可表現便秘、頻尿、腹痛、腹脹、納差、消化不良；腫塊壓迫神經表現腰腿痛，痠麻無力。

卵巢癌可產生大量淋巴液，表現胸悶、吸短、胸水、腹水、腹脹大；腫瘤引起淋巴結腫大，或單側下肢象皮腫；腫瘤扭轉，表現急性腹痛。

晚期卵巢癌表現消瘦、貧血、惡病質……。

＊中醫病因病機

卵巢癌屬於中醫學的「癥瘕」、「積聚」、「腸覃」、「石瘕」等婦科範疇。

病因：外感邪毒，內傷飲食，情志抑鬱。

病機：臟腑陰陽氣血失調，正氣虛損，痰、濕、氣、瘀，滯於衝任、胞脈。

＊中醫辨證分型

氣滯血瘀

主症合併肌膚甲錯，腹脹痛，舌紫暗有瘀斑。

痰濕凝聚

主症合併噁心、面浮腫、身倦、脈滑、舌淡暗、苔白膩。

濕熱鬱毒

主症合併口乾、便秘、尿黃、脈滑數、舌暗紅。

氣血虧虛

主症合併心悸、氣短、消瘦、神疲、脈虛弱、舌淡。

卵巢癌衛教

各年齡層女性都可能罹患卵巢癌，但大部分卵巢癌患者超過50歲。相對於子宮頸抹片檢查可揪出子宮頸癌，卵巢癌缺乏有效篩檢工具，加上早期沒有明顯症狀，極難被發現。而隨著腫瘤變大，可能會有腹脹、食慾不振、噁心嘔吐、排便習慣改變、頻尿、腹部可摸到腫塊、肚子變大、有腹水等症狀，但當這些症狀出現時，往往已經是比較晚期。建議可以在每年例行子宮頸抹片檢查時，順便做骨盆腔內診，若發現卵巢腫瘤，則再加做陰道內超音波及抽血檢查CA-125，高度懷疑時，也可安排電腦斷層或磁振造影檢查。

根據統計，BRCA基因突變的女性罹患乳癌的風險約50~87%，而罹患卵巢癌的危險性，有BRCA1基因突變約28~44%，BRCA2則約27%。也可諮詢專科醫師，了解自己是否有基因突變。

子宮內膜癌

定義

子宮內膜癌又稱子宮體癌（子宮體的內膜層）。子宮內膜發生癌變的主要因素，係因體內有過量的雌激素，未有黃體素抗衡。

*子宮內膜癌高危險群

1. 高齡（50~70歲）。
2. 未曾生育者、晚育、不孕。
3. 月經不規則、初經過早、過晚停經。
4. 肥胖、高血壓、糖尿病、膽囊病、甲狀腺病。
5. 多囊性卵巢、雌激素功能卵巢腫瘤。
6. 停經後使用雌激素（未同時使用黃體素）。
7. 使用Tamoxifen。
8. 家族有婦科腫瘤。

*子宮內膜癌病理分類

1. 子宮內膜樣腺癌：佔75~80%，預後較好
2. 腺性鱗狀細胞癌
3. 乳頭狀漿液性癌
4. 明亮細胞癌
5. 黏液性癌
6. 鱗狀細胞癌
7. 未分化癌

*子宮內膜癌臨床表現

1. **陰道出血**：停經前有不規則陰道出血、或經量增多、或經期延長；停經後持續性間斷性出血。

2. **陰道分泌物增多**：早期血性；晚期合併感染壞死，常有大量黃膿液體，惡臭。
3. **疼痛**：係因宮腔積血、或積膿，刺激子宮，常有痙攣性的絞痛、脹痛；若腫瘤增大，壓迫神經，即有下腹及腰腿疼痛。
4. **子宮增大**：表現下腹胞塊，質地軟、韌，活動度差。
5. **病灶轉移**：腹股溝淋巴結腫大，或肺、肝、腦的轉移。
6. **分型與轉移**：可區分瀰漫型及局限型。藉由淋巴轉移，直接浸潤、蔓延，或血行轉移。
7. **淋巴腺及放射線治療的切除併發症**：淋巴切除的併發症，會產生淋巴水腫、淋巴囊腫、靜脈栓塞、腸阻塞。放射線治療的併發症為腹瀉、頻尿、排尿疼痛。

＊中醫病因病機

子宮內膜癌屬於中醫學的「崩漏」、「五色帶」、「斷經後再經」、「癥瘕」等婦科範疇。

病因：肝腎陰虛，衝任二脈失調；情志憂思，血瘀氣滯；脾虛生濕，濕蘊化熱，濕熱注於胞宮；瘀血鬱結化為邪毒。

治療大致區分三期：

1. 早期

病機：肝鬱氣滯，濕熱瘀毒。

治則：疏肝理氣，祛濕解毒。

2.中期

病機：脾虛濕盛，瘀毒下結。

治則：健脾利濕，清熱解毒。

3.晚期

病機：肝脾腎俱虛，瘀毒阻滯。

治則：健脾補腎，滋陰清熱，通經活絡，削堅止痛。

＊中醫辨證分型

肝氣鬱結

主症合併便秘、尿赤、心煩、易怒、不眠、脈弦數。

脾虛痰濕

主症合併腰酸、神疲、納呆、便溏、脈細、舌淡。

肝腎陰虛

主症合併頭暈、耳鳴、煩熱、盜汗、失眠、頻尿。

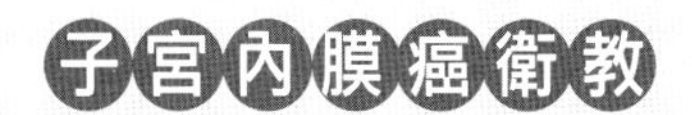

從2010年開始，子宮內膜癌的發生率已超越子宮頸癌，成為婦女生殖道癌第一名。子宮內膜癌最常出現的症狀就是「不正常出血」，停經前女性只要是非經期間的出血、或是經期間經血和血塊過多等異常現象，都要注意。子宮內膜癌好發年齡多為50~60歲停經婦女，停經後的婦女如果出血，建議趕快檢查。

子宮內膜篩檢不像子宮頸可做抹片，也沒有腫瘤標記，第一步通常是先照超音波，如果發現子宮內膜變厚，擔心病變，可以進一步做子宮內膜切片，切片進行病理化驗和診斷最直接。

一旦確認子宮內膜癌，建議做磁振造影檢查，因為子宮位於骨盆腔內，內膜癌細胞可能侵犯子宮肌肉層，磁振造影可以較清楚看見轉移與否，以及癌細胞侵入子宮肌肉層的深度；之後再做胸部X光檢查，查看是否發生胸部和肺部轉移。

子宮內膜癌的高危險群包括：肥胖、多囊性卵巢症候群患者、乳癌治療患者（Tamoxifen會刺激子宮內膜增生），還有患有三高、有乳癌、子宮內膜癌家族史的女性、初經來的早、停經晚的婦女。

女性不論是否已經停經，最好避免吃太多高脂肪食物，因為肥胖是子宮內膜癌的風險因子之一。脂肪會被體內某種酵素代謝成雌激素，如果過胖，這種雌激素就會增加，子宮內膜發生病變的風險就會提高。也不建議吃含雌激素的保健食品，如大豆異黃酮、蜂王乳、月見草油，以免雌激素過多，可能刺激子宮內膜發生病變。

子宮頸癌

定義

子宮頸癌係發生在宮頸陰道部，或移行帶的鱗狀上皮細胞，及宮頸管內膜的柱狀上皮細胞交界處的惡性腫瘤。早期症狀隱晦，或僅見表淺糜爛、少量白帶；中期以後白帶增多、腥臭、陰道不規則出血，尻、臀、大腿持續性疼痛，侵犯直腸、膀胱，可出現二便障礙。

＊子宮頸癌高危險群

1. 早婚、早育、多產。
2. 宮頸糜爛、性交混亂。
3. 包皮垢、荷爾蒙失調。
4. 病毒感染。如：人類乳突病毒（HPV）、疱疹 II 病毒（HSV-II）、梅毒、淋病、滴蟲、砂眼衣原體、人類巨細胞病毒（HCMV）。

人類乳突病毒 HPV

人類乳突病毒HPV 約有100種以上亞型，其中約有40種亞型可感染下生殖道，而以第16型及第18型最常見，致癌力也最強。其中感染第6、11、42、43、44型與生殖器疣（尖圭濕疣）有密切關係。

感染HPV後，會造成P53等抑癌蛋白質活性降低，引起細胞增殖與不受控制的生長。婦女篩檢，約有1/3 HPV陽性，但大部分不會癌變。

＊子宮頸癌病理分類

組織型態

演變過程為移行帶非典型增生，稱為癌前病變，進一步發展為原位癌，之後發展為浸潤癌。浸潤癌主要呈現糜爛型、外生型、內生型、潰瘍型。

病理分類

臨床上鱗狀上皮癌約占70%；腺癌約占20%；混合癌約占10%。又分為：1. 糜爛型。2. 菜花型。3. 結節型。4. 潰瘍型。

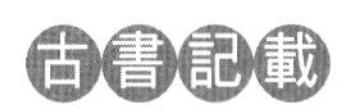

《孫思邈/千金方》

描述子宮頸癌的典型症狀：「崩中漏下，赤白青黑腐臭不可近，令人面黑無顏色，皮骨相連，月經失度，往來無常，小腹弦急，或苦絞痛上至心……腰背痛連脇，不能久立，思臥困頓……。」

提示主要症狀：白帶多，且有多種顏色，惡臭，月經不調，不規則出血，時多時少，伴下腹部不適，乃至不同程度的腹痛腰痛，久之形體消瘦，常臥不起。

《金匱要略/婦人篇》

「婦人之病因虛冷結氣，為諸經血斷絕，至有歷年血寒，積結胞門，寒傷經絡。 經候不勻，令陰掣痛，少腹惡寒，或引腰脊，下根氣街，氣衝急痛，膝脛疼煩，奄忽眩冒，狀如厥癲，或有憂慘，悲傷多嗔，此皆帶下，非有鬼神，久則羸瘦脈虛多寒。」

《朱丹溪》

「糟粕出前竅，溲屎出後竅。」

提示晚期：侵犯膀胱和直腸致使陰道、膀胱、直腸穿通。

＊子宮頸癌臨床表現

1. **陰道出血**：早期少量，晚期血量增多，侵犯至血管可導致大出血。
2. **白帶增多**：下腹疼痛，腰痛，燒灼感，發燒。
   早期：白帶黏液或漿液性；之後如米湯，混有血液。
   晚期：腫瘤壞死、感染，為混濁或膿樣，有惡臭。
3. **疼痛**：早期不痛；當癌侵犯周圍則有脹痛鈍痛；侵及腹膜則有劇痛，累及骨盆腔或神經產生腰及下半身痛。
4. **泌尿道症狀**：壓迫或侵犯膀胱，頻尿、尿血、尿道炎。壓迫輸尿管，腎盂積水或尿毒。

5. **消化道症狀**：侵犯直腸，下腹脹，裡急後重，排便困難、腸梗阻、便血，陰道直腸瘻管。
6. **其他症狀**：納差，消瘦，貧血，低熱，下肢腫脹，惡液質。

＊中醫病因病機及治則

子宮頸癌屬於中醫學的「崩漏」、「五色帶」、「帶下」、「癥瘕」等婦科範疇。

病因病機：臟腑虛損，正氣先傷，七情鬱結，脾失健運，水濕內聚，蘊積成痰，邪毒瘀阻與痰濕互結。

治則：扶正固本，解毒祛邪。

＊中醫辨證分型

肝腎陰虛型

主症合併腰痠、耳鳴、煩躁、失眠、便秘、五心熱。

肝鬱氣滯型

主症合併心煩、易怒、胸滿、脅痛、口苦、咽乾。

濕熱瘀毒型

以膿帶穢臭為主，合併尿黃、便乾、腹痛、納差。

脾腎陽虛型

主症合併腰膝冷痛、神疲、乏力、納差、便溏。

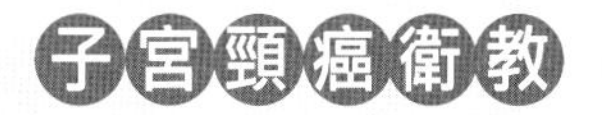

子宮頸癌衛教

早期子宮頸癌通常沒有明顯症狀，多是出現輕微、非特異性的症狀，很容易被忽略。常見症狀如持續性陰道分泌物、性交後出血、間歇性出血等。如果子宮頸癌侵犯到子宮旁臨近的正常組織和骨盆腔壁的神經時，則會有坐骨神經痛、下腹疼痛、及因尿路阻塞造成腎盂積水的現象。

目前已知人類乳突病毒（HPV）感染是子宮頸癌最重要的危險因子，主要是經由性行為傳播感染。危險因子還包括抽菸、多重性伴侶、長期使用口服避孕藥、性病史等。
HPV病毒持續性感染會引發子宮頸病變，其中第16型及第18型引起的子宮頸癌占7成，接種HPV疫苗可預防感染、降低罹癌率。一般建議12至13歲女性接種，疫苗保護力可達10年以上。不過，HPV疫苗僅能預防7~9成左右的子宮頸病變，且保護力並非終身，因此仍需定期接受子宮頸抹片檢查。

子宮頸癌進展緩慢，若能早期發現治癒率非常高。在台灣，30 歲以上的婦女可接受每年1次免費的子宮頸抹片篩檢，若連續3年檢查皆為陰性，之後可以考慮降低抹片的頻率。只要曾發生性行為的女性，都建議在發生性行為後3年起每年接受1次抹片檢查。若檢查結果顯示「病變異常」，就需要進一步進行陰道鏡以及切片檢查。

中醫治癌思路

中醫傳統辨證論治，著重於改善當前的症狀、糾正體質偏頗，及預防未發生的疾病。中醫治療惡性腫瘤，須辨證、辨病、辨病理三者合參，對於腫瘤的病性、病理、病勢，各種腫瘤的類型、期別、西醫治療副作用、病人體質條件，及邪正交爭後的變化……，整體考慮周全並掌握進展，否則變數太多易導致治療失敗。

以下數項中醫癌症治療思路，如腫瘤毒邪特性、個別腫瘤特質、腫瘤併發症、病人體質、辨病與辨證合參、中醫介入時機，皆須整體合參，不可偏一。本篇論述的中醫治癌思路，其原則性及概括性，可適用在全身各種惡性腫瘤，非僅侷限在婦癌，但仍須視各種不同狀況、證候及症象因應。

中醫治癌：辨證／辨病／辨病理

傳統辨證論治	治療惡性腫瘤
● 改善當前症象 ● 糾正體質偏頗 ● 預防未發疾病	● 病性、病理、病勢 ● 惡性腫瘤併發症 ● 西醫治療副作用 ● 邪正交爭

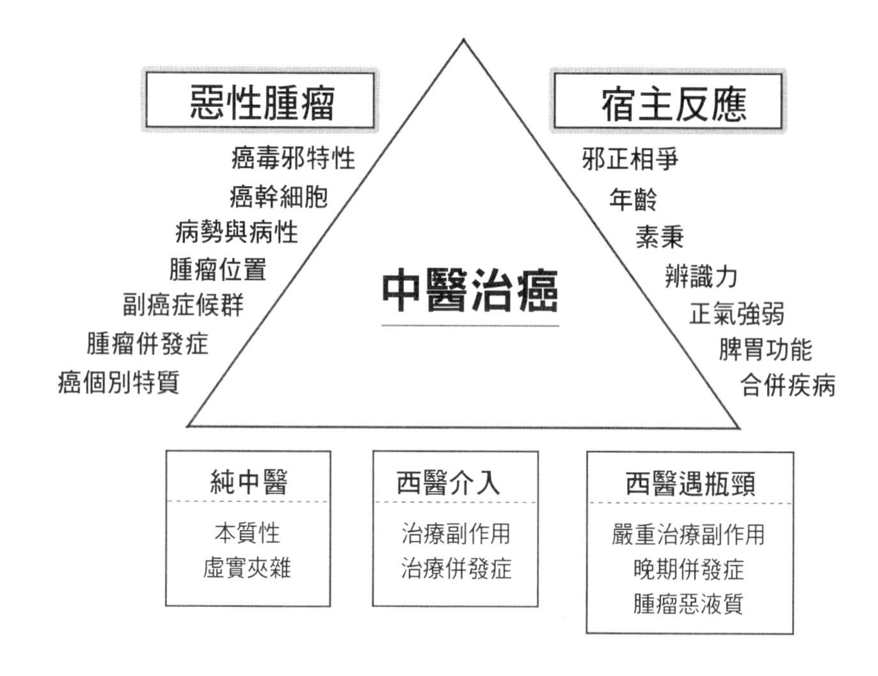

＊腫瘤毒邪特性

癌細胞生物特性

1. **癌細胞的自主性**：癌細胞脫離正常機體的控制，不間斷地生長繁殖和分化不良。
2. **癌細胞的浸潤性和轉移**：癌細胞易脫落、溶解和侵入周圍組織、血管、淋巴管，隨血流或淋巴液遠處播散，並在其他部位形成新的癌瘤。
3. **癌細胞特性的遺傳**：癌細胞能將它的自主性、浸潤性和轉移的特徵遺傳給子細胞，故腫塊可不斷增長，甚至廣泛播散，並仍保留其原有的惡性行為。

癌幹細胞

幹細胞的特性包括：1. 能自我更新；2. 能自我調節數量；3. 能分化成不同世系的細胞，或形成特定的組織。

一個癌組織的構成細胞中，只有少數能不停地生長繁殖。這群少數的癌細胞與幹細胞的特性相當接近，能不斷生長，具有永生不死、持續分裂與分化的能力。癌細胞的轉移特性，類似幹細胞因人體受傷組織的信號吸引，移動到遠處進行細胞再生。幹細胞的調控機制失靈，可能就是癌症發生、細胞獲得不朽生命和擴散到其他部位的重要原因。

血管新生

血管新生進行於生長、或發育、或損傷的修復上。例如在傷口癒合、女性經期、胎兒生長發育、斷肢接合、腦中風等。

腫瘤的血管新生，會是腫瘤從休眠期轉變成惡性、生長迅速、甚至侵襲其他組織或轉移的關鍵。腫瘤血管新生的程度，與腫瘤的惡性度及轉移有密切的關係。當腫瘤細胞增長分裂至0.2cm左右，會開始誘導癌細胞周圍血管的新生，以提供其養分和氧氣，甚至助其轉移。

腫瘤細胞誘發周圍血管新生，須藉由如血管內皮細胞生長因子（vascular endothelial growth factor,VEGF）及基本纖維母細胞生長因子（basic fibroblast growth factor,bFGF）等特異性蛋白作媒介。

＊個別腫瘤特質

例如：子宮頸癌與HPV病毒或其他病毒感染，有密切關係，臟腑虛損，正虛邪實，脾虛肝鬱，貫穿整個病程；內分泌腫瘤的分泌過亢，早期即常合併高血壓、高糖血症、甲狀腺亢進、煩熱、失眠……等陰虛陽亢，或陰虛血熱等症象；子宮內膜癌多屬熱毒、血瘀證，在化療結束後，若體力尚可，須儘快回復清熱解毒、活血化瘀的治療策略；腎細胞癌之惡性高血壓表現陰虛、熱毒、陽亢，需大劑量養陰退熱、重鎮安神。

＊癌症各階段併發症

惡性腫瘤特殊體質併發症

腫瘤病人因癌細胞的生物特性，血管內皮容易發炎，纖維蛋白酶原活性升高，各種部位癌細胞的特異發展，會產生有別於非癌症病人的的特殊體質條件，尤其是腫瘤活動進展期間，這種條件會長期存在，不容易消失，用中醫傳統辨證論治，難能折服，除非以大劑量的中藥處方持續治療，或西醫化放療，直至腫瘤活性降低後才會削減。

常見惡性腫瘤特殊體質併發症，如：腫瘤性高凝血症、副癌綜合症、高鈣血症、異位激素分泌綜合徵、代謝紊亂……等。

腫瘤佔位併發症

惡性腫瘤浸潤周圍組織，進而侵犯或壓迫神經、血管、淋巴、及內臟組織，繼而產生大量的淋巴滲出液及病理產物，產生各種佔位性併發症，有時這些併發症須立即處置並緩解，其臨床症狀的急性及嚴重程度，往往超過惡性腫瘤對病人的影響，甚至會急速惡化或死亡。

常見的惡性腫瘤佔位性併發症，如高顱內壓、惡性腹水、惡性胸腔積液；各種神經壓迫……等。

西醫治療併發症

1. **手術麻醉併發症**：手術會耗損正氣，降低免疫，增加感染、粘連機率，自主神經應激性紊亂，手術入路的腫瘤產生……。麻醉會抑制免疫，阻斷且干擾神經、內分泌、血管、淋巴、經絡氣血的運行……等。
2. **化療併發症**：損傷血管內壁、心肌內膜、子宮與卵巢、肝腎的傷害，神經與軟組織傷害，生長點與生長板、骨膜、上皮細胞、內外分泌腺體的灼傷與抑制細胞生長，骨髓回滲的抑制，形成骨髓空洞或纖維化，抑制與干擾腦、神經、脊髓、腎、肝、脾、肺、胰、胸腺、血管、睪丸、卵巢……的內分泌的促進與代謝的正常功能，癡呆的促發，第二種癌症的新生……。
3. **放療併發症**：導致細胞的灼傷、水腫、玻璃樣沉澱、硬化、縮小、纖維化、或萎縮、或壞死、或失去功能，血管、神經、骨髓、上皮細胞、軟組織、骨膜的抑制生長與灼傷，出血、萎縮、沾黏狹窄傳導障礙而發生疼痛、幻痛，抑制骨髓回滲形成骨質流失，骨髓空洞症，老化的提早……等。

4. **標靶藥物併發症**：腹瀉、痤瘡、皮疹、脂漏性皮膚炎、甲溝炎、手足症候群（手腳疼痛、發紅、腫脹、甚至化膿）、噁心、嘔吐、血球抑制、高血壓、掉髮、心律不整、疲倦與虛弱、光敏感、口腔黏膜發炎與潰瘍。

各期併發症須考慮癌症病人各個病程，所產生的各種併發症。如癌症初、中期，未經西醫化放療，體力尚可者，易併發高凝血症、高糖血症、高血壓、異位激素綜合徵、腫瘤熱、血球增多症……等。西醫介入治療後，會有各種治療併發症。惡性腫瘤晚期易有癌性疼痛、骨轉移、惡液質、腫瘤溶解……等併發症。

＊病人體質

病人的正氣強弱，是否有其他合併疾病，脾胃功能，年齡，都是攸關腫瘤治療的策略及效果。同一腫瘤在不同年齡，預後可能有極大差別，如惡性骨肉瘤、或生殖細胞瘤，在青少年極為凶險，但在中老年人卻預後較好；又如同是肝癌、肺癌，老年人的惡化進展速度可能較青年人緩慢。但是老年人罹癌，可能合併各種老化性疾病，且年老體衰不堪峻攻，亦是相當的考驗。另外，任何藥物皆須經由脾胃吸收，若脾胃功能過差，亦會影響治療進展。然脾胃功能非僅侷限在腸胃細胞的消化吸收力，身體每個細胞對營養、水分及藥物的接受能力及代謝力，亦是隸屬中醫的脾胃範圍。

＊辨病與辨證合參

治療惡性腫瘤，除了依據當前病人表現的臨床症象，以辨證論治區分主要證型外，更須考慮惡性腫瘤導致的病勢進展，及西醫治療進展。例如子宮內膜癌病人，即使臨症表現虛弱、氣血兩虛症象，但因癌症的特性，仍須考慮血瘀、血熱的病勢進展；或腫瘤腦轉移，導致顱內壓升高，儘管有明確的症象，仍應以降腦壓為優先治療。西醫介入治療期間，須優先考慮對西醫治療的副作用加以辨證論治，再考慮加上抗腫瘤治療。

中醫介入時機

須考慮純中醫治療，或中西醫合療，或西醫放棄後中醫接手。

若純中醫治療，腫瘤初、中期，多屬血瘀、熱毒證型，以活血化瘀、清熱解毒、淡滲利濕為主要治療對策；腫瘤晚期多屬氣血兩虛、或脾陽虛、或脾腎陽虛合併瘀熱階段。

中西醫合療，須以保護機體不受治療的副作用傷害，若西醫治療期間，病人體力尚可，仍需考慮加入適量的清熱解毒及活血化瘀藥。

西醫遇瓶頸後中醫接手，須考慮邪正強弱，若體力正氣尚可，直接以本態性腫瘤為治療策略；若體虛正弱難以修復，先以恢復身體基本功能為主，待正氣回覆後，再回到本態性治療。

中醫介入時機

純中醫治療	中西醫合療	西醫放棄後
● 初、中期 ・血瘀熱毒 ・活血化瘀 ・清熱解毒 ・淡滲利濕	● 正氣受損 ・保護不受副作用傷害	● 正氣尚可 ・以本態治療
● 腫瘤晚期 ・氣血兩虛 ・脾陽虛 ・脾腎陽虛合併瘀熱	● 體力尚可 ・需加入清熱解毒及活血化瘀藥	● 體虛正弱 ・先恢復身體基本功能 ・待正氣回復再回到本態性治療

癌病虛實寒熱判斷

＊瘀熱證階段

惡性腫瘤初中期，若以純中醫的治法，而無西醫介入治療，統括的證型是「瘀熱證」。其瘀熱的表現，可能是表裡三焦實熱、或表風熱、或陷胸、或結胸、或陽明腑熱。

惡性腫瘤快速進展期間，發展和傳變迅速，腫瘤血管新生獲取大量的血氧及營養，腫瘤細胞快速增生、鬱血，誘導修復，莫名的感染，腫瘤與免疫之邪正相爭，腫瘤發熱……等，是癌症初中期瘀熱證病機。

中醫治癌處方原則

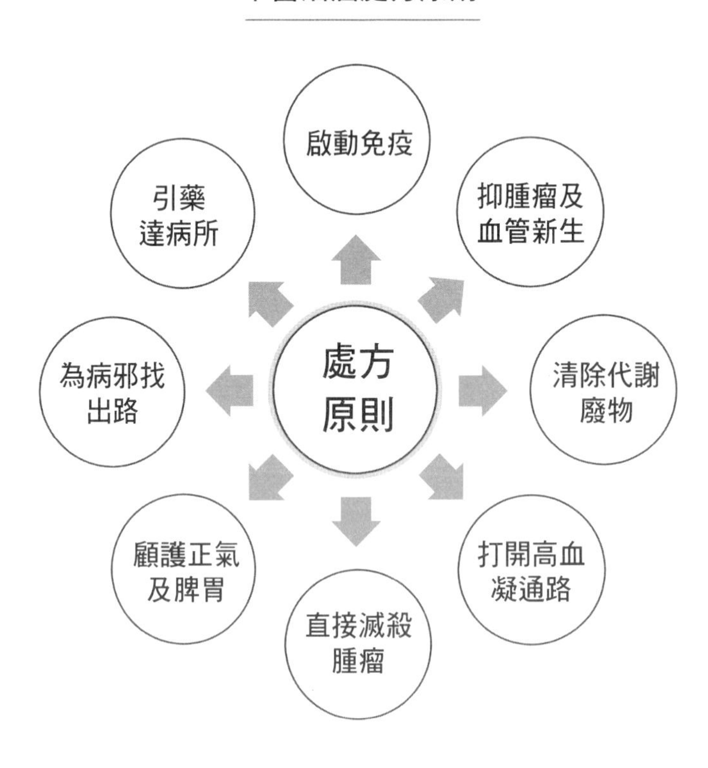

＊寒熱虛實夾雜

西醫介入治療期間，屬寒熱虛實夾雜階段：

1. 化療階段：氣血虛合併少陽熱。
2. 放療階段：氣陰兩虛。
3. 標靶治療：氣血虛合併瘀熱，或陰虛陽亢合併血枯。
4. 陳舊性惡性腫瘤，長期經苦寒攻峻：屬真寒假熱、或寒熱交雜，一旦糾正之後，病情就進入瘀熱證。

＊虛證階段

1. 化放療或長期中醫苦寒藥使用，血色素降低、低蛋白血症、BUN、Cr升高：脾陽虛、腎陽虛、脾腎陽虛。
2. 長期營養不良，蛋白偏低、貧血：脾氣虛、肝血虛、腎陰虛，兼有大熱。
3. 晚期虛證病機：癌經過化療或中藥苦寒藥物大量長期使用，仍控制不下來，腫瘤指數持續升高，病人血色素降低，或低蛋白血症，或低血鈉症，或BUN、Cr升高，即屬虛證階段。臨床可表現脾氣虛、或脾陽虛、或腎陽虛、或脾腎陽虛。

故晚期的治療，初期應先恢復脾胃功能，升高血色素，升高血中蛋白，糾正低血鈉，改善BUN、Cr等，以補脾胃、補氣血、補陽方式治療，如：香砂六君子湯、十全大補湯、或右歸飲、或加乾薑、附子、肉桂、人參、菟絲子、黃耆等益氣溫陽的中藥方劑治療，可恢復機體正氣，促進五臟的相互調節，陰陽氣血，沖任二脈各有所司。調節機體氣機，喚醒抑癌基因，增加機體抗癌力，使腫瘤標誌下降，當造血正常一段時間，可能腫瘤標誌會再度往上升，此時考慮已恢復本態，以活血化瘀而涼血治療。

癌症晚期虛證病機

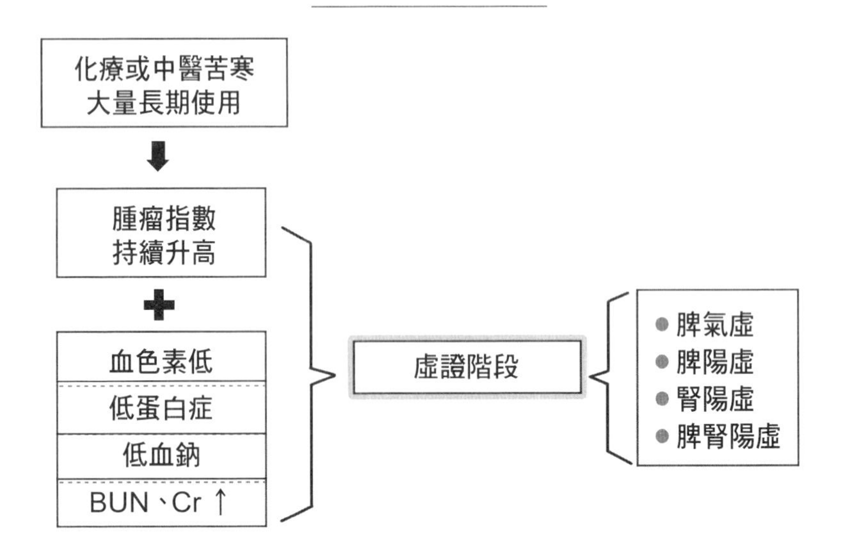

化療或中醫苦寒
大量長期使用
腫瘤指數
持續升高
血色素低
低蛋白症
低血鈉
BUN、Cr ↑
虛證階段
脾氣虛
脾陽虛
腎陽虛
脾腎陽虛

臨症論治

純中醫治療

癌症初、中期——本態性腫瘤：瘀熱證

〈定義〉

體力尚可，無血色素及蛋白濃度偏低，無Cr升高。

〈治則治法〉

清熱解毒藥：抑制腫瘤分裂及血管新生，解除感染及腫瘤分泌毒素。
活血化瘀藥：打開通路，抑癌血管新生，促血管修復，消解腫塊。
化痰利濕：清除代謝廢物，促進對腫瘤的偵測。

處方1 丹沒四物湯加方

丹參8~15錢 沒藥4錢 桃仁4錢 熟地黃5錢 當歸3錢 白芍4錢 川芎3錢 黃芩5~10錢 黃連3~8錢 黃柏5~10錢 蒼朮4~8錢 茯苓4~8錢 澤瀉4~8錢

〈適用〉

本態性腫瘤的通用方。任何癌症初發期，西醫未介入，或西醫副作用已代謝完，或西醫已放棄，中醫介入時，病人正氣不虛。

處方2 育生通經方加方

骨碎補8錢 續斷8錢 牛膝8錢 茜草8錢 丹參8~15錢 黃芩5~8錢 黃連3~5錢 黃柏5~8錢 蒼朮4~8錢 茯苓4~8錢 澤瀉4~8錢

〈適用〉

＊骨髓、肌肉、腎臟、肺臟的腫瘤。
＊偏向硬的腫瘤，如多發性骨髓瘤、橫紋肌肉瘤。

*骨髓、荷爾蒙亢奮之腫瘤，如骨肉瘤、乳腺癌、子宮內膜癌、攝護腺癌、甲狀腺癌。

*通經、破血、活血化瘀，通過由抑制骨髓中癌胚幹細胞來治療。

處方3 柴苓湯加方

柴胡4錢 黃芩5~8錢 半夏4錢 丹參8~15錢 甘草1.5錢 大棗5枚 桂枝5錢 茯苓4~8錢 澤瀉4~8錢 白朮5錢 黃連3~5錢 黃柏8錢

〈適用〉

肺、肝、腎之腫瘤首選方。肋膜、心包膜、縱膈腔積水、腹水、腦水腫。偏向水份瀦留，或細胞水腫，即中醫「水蓄」。腫瘤併發肝腎綜合症、上升等各種水腫。判斷以水蓄為主，不以病理切片為依據。

處方4 小柴胡湯加方

柴胡4錢 黃芩8錢 半夏4錢 丹參8~15錢 甘草1.5錢 大棗5枚 蒼朮5錢 青蒿8錢 知母8錢 地骨皮8錢

〈適用〉

屬少陽熱。偏向淋巴腫瘤、骨髓、肌肉層腫瘤、腫瘤淋巴轉移。

西醫介入後的中醫治療

中醫治療的主要目標，除了協助控制腫瘤外，並且治療及預防西醫治療毒副作用，增加西醫療效，維持良好生命狀態。

*手術後的治療

手術後1~2週，治療策略主要在解除麻醉劑的阻斷及干擾，恢復中樞神經的自動控制，改善低灌流，維持血壓，預防感染，加強代謝，促進化放療順利進行。

治則：補氣升提為主，輔以清熱利濕，理氣通便。

處方 **補中益氣湯加方**

黃耆20錢 甘草1.5錢 丹參4錢 當歸4錢 白朮5錢 陳皮4錢 升麻3錢 柴胡4錢 大棗5枚 黃芩5錢 木香4錢 元胡4錢

註：維持二便通利，可加茯苓、澤瀉、大黃等。

＊化放療期間的治療

第一階段用藥

處方 **小柴胡湯合併聖愈湯**（用丹參）

柴胡4錢 黃芩5錢 丹參5~8錢 甘草1.5錢 大棗5枚 黃耆15~20錢 熟地黃5錢 白芍4錢 當歸4錢 川芎3錢 蒼朮4錢 砂仁5錢

〈適用〉

西醫治療之任何階段。西醫治療初期或預防化放療的副作用，病人正氣較弱但經中藥處方可快速恢復者，屬氣血兩虛，餘熱未盡階段，以補氣、補血，活血、清熱，疏肝、和解為治療原則。

註：餘熱未盡階段，係屬疾病過程，尚存在腫瘤細胞分泌毒素、或代謝廢物阻滯、或藥物的灼傷或過敏、或細菌或病毒殘存、或自體免疫攻擊、或再灌流的傷害、或自由基誘導細胞傷害、或交感神經系統的活化……等狀態，中醫宜以少陽熱的思路論治。

第二階段用藥

處方 **小柴胡湯合聖愈湯，加薑附桂**（少量）

柴胡4錢 黃芩5錢 丹參5~8錢 大棗5枚 黃耆15~20錢 熟地黃5錢 白芍3錢 當歸4錢 川芎3錢 陳皮5錢 砂仁5錢 乾薑1~1.5錢 附子1~1.5錢 玉桂子1.5~3錢

處方 **自擬補腎方加黃耆、乾薑、附子、玉桂子**（薑附桂/少量）

丹參5~8錢 白朮4錢 茯苓4錢 甘草1.5錢 熟地黃5錢 當歸3錢 白芍4錢 川芎3錢 玉桂子1.5~3錢 乾薑1~1.5錢 附子1~1.5錢 黃芩5~8錢 黃耆15~20錢

〈適用〉

第一階段效果不佳，血球低下，低蛋白血症，損傷不易恢復，以補氣血效果不佳，屬氣血兩虛且陽虛階段，治以補氣活血疏肝，合併補陽。

第三階段用藥

處方 **自擬補腎方加人參、黃耆、乾薑、附子、玉桂子、黃柏**

熟地黃5錢 山茱萸4錢 玉桂子5錢 附子3~5錢 炒杜仲8錢 黃耆20錢 當歸4錢、人參3~5錢 乾薑3~5錢 黃柏5錢 陳皮8錢 砂仁4錢 蒼朮5錢

〈適用〉

第一、二階段用藥皆效果不佳。骨髓乾枯，低血鈉、低蛋白血症。各種系統如腦、神經、生殖系統的退化萎縮。屬腎陽虛階段，以大補腎陽為治療原則。

西醫遇瓶頸，中醫介入治療

1. 先補足低下部分，再回歸本態：以扶正為主，處方考量修復肝損傷、腎損傷、藥物肝炎、藥物性腎萎縮、藥物性的蛋白偏低，或貧血、骨髓抑制……等受干擾損傷及受抑制的功能，再加清熱化瘀藥。
2. 維持生命的過程，加上治療受干擾的部分：當受干擾已穩定，以維持生命的處方為主，加清熱化瘀藥。生命穩定了，抗腫瘤須回歸本態。
3. 其餘的須視臨床症狀做不同處置。

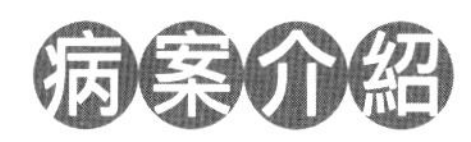

案1　乳腺癌化療後立即骨轉移

邱女，56歲。左側乳癌2期，HER2（+）/ PR（-）/ ER（+）。民國98年手術，術後化療（小紅莓4次＋紫杉醇4次）， 100年6月結束，化療後立即骨及肝臟轉移。

100年7月複檢，發現骨骼（胸椎T10，左髖，左大腿，多處骨轉移）及肝臟轉移，遂轉求診中醫診治。續作8次化療期間，同時搭配中醫治療。

化療期間

處方　水煎藥

陳皮8錢　砂仁4錢　沒藥4錢　丹參8錢　黃芩5錢　黃柏5錢　黃耆15錢　蒼朮8錢　熟地黃5錢　當歸3錢　柴胡4錢　白芍3錢　甘草3錢　（1劑/日）

〈治療思路〉

以聖愈湯合併小柴胡湯精神，協助化療順利完成。同時加重清熱化瘀藥抗癌。

化療結束回復本態

處方　水煎藥

陳皮8錢　砂仁4錢　沒藥4錢　丹參8~10錢　黃芩5~8錢　黃連3~5錢　黃柏5~8錢　蒼朮8錢　懷牛膝5錢　骨碎補8錢　生杜仲5錢　黑神丹3g（黑神丹：水蛭、地鱉/水丸）　（1劑/日）

註：追蹤至109年8月檢查皆改善，服藥期間仍職場工作。

〈治療思路〉

化療結束後，正氣回復，故以本態性腫瘤醫治。以通經方精神，加重清熱化瘀藥，抑制腫瘤，強筋健骨，保護骨骼，引邪出表。

案 2　乳腺癌術後，癌體未發現癌細胞

蕭女，52歲。乳腺癌3期，HER2（-）/ER（+）/PR（+），癌塊8cm，腋下淋巴結感染。先做8次化療（小紅莓4次+紫杉醇4次），之後手術。
第1次化療後1週，發生化療心毒性症：呼吸喘急，胸悶吸短，胸腔積液，頭痛眩暈，虛倦，手足腫脹，發蕁麻疹，睡眠障礙，面膚晦暗。脈弦數弱，舌胖大紫暗，舌下瘀深。

化療心毒性

處方 水煎藥

熟地5錢　當歸3錢　柴胡4錢　蒼朮4錢　黃芩4錢　陳皮5錢　丹參5錢　黃耆15錢　荊芥4錢　黃柏4錢　車前子4錢　（1劑/日）

〈治療思路〉

化療期間發生心臟毒性，常使化療難接續。
本案以補氣養血，清熱疏肝，化瘀利濕，緩解並改善心毒性諸多症象。加荊芥，配合化瘀清熱藥，改善蕁麻疹。化療期間，仍眠難，面膚晦暗，舌胖大紫暗，舌下瘀深

處方 水煎藥

熟地5錢　當歸3錢　柴胡4錢　蒼朮4錢　黃芩4錢　陳皮5錢　丹參5~15錢　黃耆10錢　荊芥4錢　黃柏4錢　沒藥4錢　（1劑/日）

*憂鬱低潮：加大棗10~15枚
*煩熱：加重黃芩、黃柏，加黃連
*胃不舒：加萊菔子8錢、砂仁4錢

〈治療思路〉

以小柴胡加聖愈湯精神，配合化療。舌質紫瘀顯，加重化瘀藥，糾正腫瘤高血凝及血管纖維性增生。

註：化療期間搭配中藥，體力佳，氣色改善，舌體紫暗瘀改善。化療結束後，手術癌塊縮成3公分（由0.9cm+1.5cm 組合而成），但切片找不到癌細胞，淋巴切片亦無感染證據。後續追蹤多年無復發。

案3　乳癌頸椎轉移

張女，56歲，乳癌骨轉移。

民國99年（51歲），發現乳癌，歷經手術及化放療。

民國102年（54歲），乳癌頸椎轉移，再次手術＋化放療＋抗荷爾蒙藥。

2次發病前，均先發甲狀腺亢進、黑棘皮症。

＊初診

104年（56歲），預防復發及治療骨轉移。

處方一　水煎藥

黃芩5錢 黃連3錢 黃柏5錢 丹參8~15錢 沒藥4錢 骨碎補8~15錢 生杜仲5錢 陳皮8錢 砂仁4錢 （1劑/日）

＊放療處肌萎縮：加黃耆10錢、熟地黃5錢

＊亢奮：加懷牛膝5錢

註：以上處方約每月服10劑，預防復發及轉移。

〈治療思路〉

處方以清熱化瘀藥為主，糾正腫瘤性瘀熱體質。加骨碎補、杜仲強筋壯骨，預防骨轉移。骨碎補活血袪瘀，補腎強骨，協助補腎藥預防骨轉移，協助化瘀藥抑制腫瘤。復消瘦，腹瀉，心悸，不眠。

處方二　水煎藥

生地黃5錢 生杜仲5錢 懷牛膝5錢 白芍5錢 丹參8錢 沒藥4錢 骨碎補8錢 黃連3錢 黃柏5錢 陳皮8錢 砂仁4錢 （1劑/日）

註：104~109年期間，曾發生3次甲狀腺亢進症象（陰虛陽亢、血熱症象），經持續服14劑後改善，再續服14劑鞏固療效。

〈治療思路〉

以補腎養陰處方引熱下行，改善陰虛陽亢高血鈣性骨轉移症象。加重清熱化瘀藥抑制腫瘤活性。

案 4　子宮內膜癌

陳女，61歲。子宮內膜癌3期，輸卵管轉移。手術後1~2週，虛弱，不排氣，傷口痛。

處方　水煎藥

黃耆20錢　甘草3錢　丹參4錢　當歸3錢　白朮4錢　陳皮5錢　升麻3錢　柴胡4錢　木香4錢　黃芩5錢　大黃1錢　延胡索4錢　（1劑/日）

〈治療思路〉

以補中益氣湯加方，改善手術麻醉對機體的抑制，改善頭部、心臟、腎臟血液的低灌流，同時預防感染及術後粘連。以上治療可令病人身體快速復原，迎接後續化療。

化放療期間，虛弱，動喘，低熱，血壓高，癢咳，大便多溏，服止瀉。

處方　水煎藥

柴胡4錢　黃芩5錢　半夏4錢　甘草3錢　丹參8錢　黃耆15錢　陳皮5錢　砂仁4錢　黃柏4錢　蒼朮8錢　大棗5錢　（1劑/日）

〈治療思路〉

以小柴胡湯加補氣化瘀藥，協助病人順利改善化放療期間虛弱狀態。因腸胃弱多溏便，故不加熟地黃，並加重蒼朮。若此方法仍難以改善，須酌加附子、玉桂子，並加重黃耆，或再加人參。若仍無法改善，且仍有肝衰、腎衰、低蛋白、低血球等症象，須改以大補腎陽治療。

體力改善後

處方　水煎藥

柴胡4錢　黃芩8錢　甘草3錢　丹參8錢　黃耆10錢　陳皮8錢　砂仁4錢　黃柏5錢　蒼朮5錢　大棗5錢（1劑/日）

〈治療思路〉

化療期間正氣尚可，減黃耆劑量，加重清熱藥，協助化療藥抗腫瘤。化療結束，體力尚可。

處方 水煎藥

黃芩5錢 黃連3錢 黃柏5錢 丹參15~20錢 骨碎補8錢 懷牛膝5錢 陳皮8錢 砂仁4錢 蒼朮5錢 （1劑/日）

〈治療思路〉

以本態性腫瘤治療，故以通經方精神，加重清熱化瘀藥。

案5 子宮內膜癌

王女，66歲。家族大腸癌史，個人糖尿病史，卵巢良性腫瘤史；子宮內膜癌。

卵巢腫瘤：民國64年術除右側卵巢，民國84年術除左側卵巢。

子宮內膜癌：103年12月台大手術，淋巴廓清，宮頸放療。

臨床症狀：便秘，口苦，低熱，盜汗，眠難、多夢，頭痛，巔痛，常年易感冒，虛弱，面膚黃晦，食不振，胃酸，舌暗紅，舌下瘀深。

處方 水煎藥

柴胡4錢 桂枝5錢 黃芩5錢 黃柏5錢 黃耆10~15錢 丹參10錢 桃仁4錢 骨碎補8錢 陳皮8錢 砂仁4錢 （1劑/日）

〈治療思路〉

常年易感冒，虛弱無華，故以柴胡桂枝湯精神，加重黃耆，改善體虛弱、容易外感、增強免疫對體內殘留惡性腫瘤的撲殺與辨識能力。加重化瘀藥，協助清熱藥，抑制腫瘤血管新生。骨碎補補腎化瘀，合併柴胡、白芍、黃柏，改善睡眠。陳皮、砂仁改善胃酸，增強消化能力。

案6 卵巢癌

賴女，48歲。卵巢癌3A（12cm），囊腫潰破。情感因素，怨念頗深，焦躁易怒，面膚晦暗。脈弦，舌質暗紅，舌下瘀深。化療期間，心搏速，動喘，手麻。

處方 水煎藥

黃耆15錢 熟地黃5錢 當歸3錢 川芎3錢 柴胡4錢 黃芩4錢 半夏4錢 陳皮8錢 蒼朮4錢 甘草3錢 黃柏3錢 白芍3錢 大棗5~8枚 （1劑/日）

＊血球低下：加重黃耆，加乾薑、附子、熟地

〈治療思路〉

以小柴胡加聖愈湯精神，護心並預防化療性損傷，令病患順利接續化療且無後遺症。

化療結束後，正氣偏弱

處方 水煎藥

黃耆10錢 當歸3錢 川芎3錢 丹參8錢 沒藥4錢 陳皮8錢 砂仁4錢 黃芩5錢 懷牛膝5錢 骨碎補8錢 （1劑/日）

〈治療思路〉

化療剛結束，正氣稍偏弱，故以黃耆補氣，加重化瘀藥，加懷牛膝、骨碎補，協助通經化瘀。

化療結束後，改處方如下：

處方 水煎藥

當歸3錢 川芎3錢 丹參8~15錢 沒藥4錢 陳皮8錢 砂仁4錢 黃柏5錢 懷牛膝8錢 骨碎補8錢 或再加黃芩5錢 黃連3錢 柴胡4錢 白芍3錢 （1劑/日）

〈治療思路〉

病人面膚晦暗，舌質瘀象重，化療後正氣不虛，旋即改以通經化瘀，清熱疏肝為主要處方。

怨念深積，頻曉以義理化解。

註：本案病人最初因超音波檢查，得知卵巢腫瘤12cm（但無經過切片，不知是良性或惡性）。原先極力要求以純中醫治療，但見其瘀象甚重，腫瘤惡性機會大，故再三要求務必轉赴西醫切除後，再回中醫治療預防復發。切除腫瘤時，發現為惡性且中心已潰破，若再慢些處置，可能潰破感染腹膜並腹腔轉移。

案7　腦腫瘤合併卵巢癌

莊女，61歲。

腦惡性腫瘤3期/左額葉，寡樹突惡性腦瘤（Oligodendroglioma）。102年11月，雙和醫院手術。103年11月復發，台大醫院手術，術後放療，預備放療結束之後接續化療。

放療期間配合中醫治療。（據病人先生轉述，西醫師曾告知餘命低於2年。）

放療期間體胖，腹大，虛弱，神滯，行暈，無華，舌暗紅，舌下瘀深。

處方　水煎藥

車前子4錢　澤瀉8錢　柴胡4錢　黃芩5錢　黃連3錢　半夏4錢　陳皮8錢　丹參8~10錢　沒藥4錢　桃仁4錢　大黃1~3錢　黃耆10~15錢　（1劑/日）

註：體力尚可，去黃耆。104年1月19日放療結束，MRI影像檢查：無須再化療。

〈治療思路〉

放療期間腦壓偏高，代謝廢物增多，故以大柴胡湯，加重清熱化瘀、並通利二便，改善放療性腦損傷，並協助抑制腫瘤新生。體力虛弱，神滯行暈，加黃耆改善腦神經損傷。

放療結束後，預防復發

處方　水煎藥

柴胡4錢　黃芩4錢　半夏4錢　丹參8~15錢　沒藥4錢　黃連1.5錢　黃柏4錢　陳皮8錢　砂仁4錢　骨碎補8錢　大黃2錢　（1劑/日）

〈治療思路〉

以大劑化瘀藥，合併清熱藥，抑制腦惡性腫瘤復發。腦手術及放療後的神經調節不穩定，故以小柴胡湯精神和解少陽。

＊104年6月，發現腹漸增大，按壓有腫塊，囑婦科檢查，發現卵巢腫瘤13cm。

＊104年7月31日手術，為卵巢惡性腫瘤10x13cm（clear cell）。

＊104年8月，MRI影像檢查：腦腫瘤無復發。

二瘤合治

處方 水煎藥

黃芩5錢 黃連3錢 黃柏5錢 丹參15錢 沒藥4錢 桃仁4錢 紅花3錢 懷牛膝5錢 陳皮8錢 砂仁4錢 大黃2錢 （1劑/日）

〈治療思路〉

以清熱化瘀，通利二便治療。

追蹤3年（106/6月），MRI影像/腦腫瘤無復發，持續治療卵巢癌。

案8 反覆發婦科惡性腫瘤

陳女，65歲。歷經罹患：乳癌→子宮內膜癌→卵巢癌，三種惡性腫瘤接續於化療結束後隔年發病。

卵巢癌術後不願再化療，轉求中醫治療，預防腫瘤新增及復發。

症象：病人自豪年歲雖大，但仍體胖潤澤，肌膚嫩白，體力佳。舌質暗瘀，舌下瘀深。

處方 水煎藥

懷牛膝8錢 骨碎補8錢 續斷8錢 茜草8錢 黃芩5~8錢 黃連3~5錢 黃柏5~8錢 陳皮8錢 丹參8錢 沒藥4錢 （1劑/日）

註：持續治療2年後，恢復60多歲老婦體態，瘀象改善。經追蹤10年，無再復發或新生腫瘤。

〈治療思路〉

病人乃60多歲老婦，歷經乳癌、子宮內膜癌、卵巢癌，3次手術及二輪化療，仍肌膚潤澤，精神體力好，實非幸事，此為腫瘤性異位激素分泌過亢，所以會反覆發生多種惡性腫瘤。

從抑制幹細胞思路，以通經方為主方，加重清熱化瘀藥，通經破瘀，削弱腫瘤性荷爾蒙，並改善瘀象，截斷腫瘤血管新生。歷經2年糾正體質，病人回復老婦體態，瘀象改善，腫瘤性荷爾蒙削減，才能確保平安不再復發。

案 9　惡性子宮肌肉瘤

洪女，49歲。惡性子宮肌肉瘤，民國102年8月手術，化療8次（紫杉+白金）。化療期間，面色黧黑，性情焦躁，脈弦，舌質暗瘀。

處方　水煎藥

柴胡4錢　黃芩5錢　半夏4錢　丹參8錢　大棗5枚　骨碎補8錢　熟地5錢　黃耆15錢　陳皮8錢　當歸3錢　（1劑/日）

〈治療思路〉

以小柴胡合聖愈湯，協助改善化療副作用。加重化瘀藥，協助抑制腫瘤血管新生。

放療結束後，預防復發

處方　水煎藥

懷牛膝8錢　續斷8錢　骨碎補8錢　蒼朮4錢　陳皮8錢　砂仁4錢　丹參8~20錢　黃芩8錢　沒藥4錢　桃仁4錢

＊燥渴：加黃連3~5錢　黃柏5~8錢　（1劑/日）

〈治療思路〉

化療結束後，正氣不虛，改以本態性（瘀熱證）腫瘤治療。

以通經方精神，從癌幹細胞抑制腫瘤復發，加重化瘀清熱，抑制腫瘤血管新生。

案 10　典型子宮頸癌

陳女，35歲。罹患子宮頸癌，化療期間身體虛弱，難接續。

臨床症狀：反覆感染多年後，白帶多，惡臭，出血，陰道直腸穿通（陰吹），二便前後陰出，反覆感染。頻尿、血尿、尿道炎、尿難，燒灼感，腹痛，腹脹，裡急後重，腰腿煩痛，氣逆上衝，虛弱，納差，消瘦，貧血，低熱。化療難接續，病人愁苦煩躁無奈。

處方 水煎藥

黃耆20錢　當歸4錢　丹參8錢　沒藥4錢　骨碎補8錢　陳皮8錢　砂仁4錢　蒼朮5錢　黃芩4錢　龍膽草8錢　乾薑1.5錢　附子1.5錢　茯苓4~8錢　澤瀉4~8錢　（1劑/日）

〈治療思路〉

以補氣養血化瘀、清利濕熱、酌加薑附補腎溫陽，協助抑制腫瘤，改善虛弱症象，抗菌及預防反覆感染。令病人體力改善後，可順利再接受化療。

案 11　晚期卵巢癌

王女，57歲。卵巢癌，腹腔及骨轉移。

化療期間症狀：嚴重腹水，腰腿以下嚴重水腫，淋巴硬腫，貧血，低蛋白血症，少尿，大便難，慘白無華，動喘，納呆，脹痞，虛弱，氣短。輸血多次，Hb=7.5 ALB=3 Cr=1.3 BUN=30

處方 水煎藥

柴胡4錢　黃芩5錢　半夏4錢　人參5錢　甘草3錢　大棗5錢　茯苓8錢　澤瀉8錢　丹參5~8錢　黃耆20錢　陳皮8錢　砂仁4錢　熟地黃5錢　乾薑5錢　附子5錢　玉桂子5錢　大黃0.5錢　川七3錢　（1劑/日）

〈治療思路〉

病人化療性心衰、腎衰、低蛋白血症、骨髓衰竭，症象屬中醫脾腎陽虛。故以大補脾陽腎陽處方溫化寒濕，並通利二便清除代謝廢物，才能力挽狂瀾，喚回正氣來復。

症狀改善，服後尿利，大量水瀉1日十餘次，日漸神清。腹水，淋巴硬腫，貧血，低蛋白，二便，虛弱，動喘，納呆，脹痞……等皆改善。

配合化療藥處方

處方 水煎藥

柴胡4錢 黃芩5~8錢 半夏4錢 丹參8~15錢 甘草3錢 茯苓4錢 澤瀉4錢 沒藥4錢 骨碎補8錢 黃耆10~15錢 熟地黃5錢 陳皮8錢 砂仁4錢 大黃0.5錢 川七3錢 （1劑/日）

註：體力恢復，繼續配合口服化療。

〈治療思路〉

體力恢復後，改以小柴胡合聖愈湯處方，配合化療。加重化瘀藥協助抗癌。加利濕藥預防心腎水濕代謝障礙。

參考書目

(1) 李政育、鄭淑鎂著：危急重症難治之病，中醫治則與臨床例舉。養沛文化館，台北，2017。

(2) 李政育、鄭淑鎂著：中西醫結合治癌新法。元氣齋出版社，台北，2016。

(3) 秦世雲編著：中醫婦科實踐錄。人民衛生出版社，北京，2013。

(4) 班秀文著：班秀文婦科醫論醫案選。中國醫藥科技出版社，北京，2014。

(5) 班秀文著：班秀文婦科奇難病論治。中國醫藥科技出版社，北京，2014。

(6) 高會主編：經帶胎產雜病論。中國中醫藥出版社，北京，2018。

(7) 羅元凱著：羅元凱婦科學講稿。人民衛生出版社，北京，2011。

(8) 王健、孫穎、王麗珍主編：婦科疾病診療手冊。第二軍醫大學出版社，上海，2009。

(9) 章真如著：章真如醫學十論。武漢大學出版社，武漢，1992。

(10) 楊家林、司徒儀主編：婦科專病中醫臨床診治，人民衛生出版社，北京，2000。

(11) 張明揚等編著：不孕症及生殖內分泌學。合記出版社，台北，2007。

(12) 曾嶔元等編譯：Robbins病理學，疾病的基礎。合記出版社，台北，2005。

(13) 張天鈞總編輯：當代醫學期刊。橘井文化出版社。

(14) 吳德朗總校閱編譯：哈里遜內科學。合計出版社，台北。

(15) 陳建和、楊沂淵、呂思潔編譯：實用免疫學。藝軒出版社，台北，2000。

(16) 孫儀、楊任民主編：實用中西醫結合神經病學，人民衛生出版社，北京，2000。

(17) 張秀成編著：現代實用抗癌中藥。北京科學技術出版社，北京，1999。

(18) 陳碧華編譯：彩色圖解婦產科學。合記出版社，台北，2006。

(19) 林偉平、翁明耀、陳育智編著：臨床檢驗項目。藝軒出版社，台北，2010。

(20) 廖繼鼎編著：臨床腫瘤學。合記出版社，台北，2010。

(21) 羅元愷主編：中醫婦科學。知音出版社，台北，1991。

(22) 陸青節編著：萬病醫藥顧問。大中國圖書公司，台北，1993。

Note

Note

Note

Note

Note

國家圖書館出版品預行編目資料

中醫婦科診治心法：中西醫結合/鄭淑鎂著. --二版.
-- 新北市：宏道文化事業有限公司, 2023.12
336面；23x17公分. --（中醫寶典；1）
ISBN 978-986-7232-96-0(精裝)

1.CST: 婦科 2.CST: 中醫治療學 3.CST: 中醫診斷學
4.CST: 中西醫整合

413.6　　112005096

中醫寶典 01

中西醫結合

中醫婦科診治心法

作　　者／鄭淑鎂

總 編 輯／徐昱
封面設計／陳麗娜
執行美編／陳麗娜
封面書名題字／鄭淑鎂
封面・內頁插圖／宛兒爺・shutterstock

發　　行／社團法人新北市中醫師公會
地　　址／新北市板橋區板新路107號3樓
網　　址／http//www.tcm.org.tw
電子信箱／ntccmda@gmail.com或 tcm.org@msa.hinet.net
電　　話／02-2964-6009
傳　　真／02-2956-3878

出 版 者／宏道文化事業有限公司
郵撥帳號／19934714
戶　　名／宏道文化事業有限公司
地　　址／新北市板橋區板新路206號3樓
電子信箱／sv@elegantbooks.com.tw
電　　話／02-8952-4078
傳　　真／02-8952-4084

二版一刷　2023年12月

定價 580元